图解青光眼
眼前节影像学检查及诊断

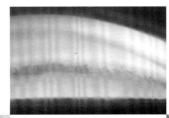

张秀兰 著

葛 坚 叶天才 审

张秀兰 中山大学中山眼科中心
葛 坚 中山大学中山眼科中心
叶天才 中山大学中山眼科中心

人民卫生出版社

图书在版编目（CIP）数据

图解青光眼：眼前节影像学检查及诊断 / 张秀兰著
. —北京：人民卫生出版社，2020
ISBN 978-7-117-29779-0

Ⅰ.①图… Ⅱ.①张… Ⅲ.①青光眼 – 影像诊断 – 图
解 Ⅳ.①R770.43-64

中国版本图书馆 CIP 数据核字（2020）第 023126 号

| 人卫智网 | www.ipmph.com | 医学教育、学术、考试、健康，购书智慧智能综合服务平台 |
| 人卫官网 | www.pmph.com | 人卫官方资讯发布平台 |

图解青光眼　眼前节影像学检查及诊断

著　　者：张秀兰
出版发行：人民卫生出版社（中继线 010-59780011）
地　　址：北京市朝阳区潘家园南里 19 号
邮　　编：100021
E - mail：pmph @ pmph.com
购书热线：010-59787592　010-59787584　010-65264830
印　　刷：北京盛通印刷股份有限公司
经　　销：新华书店
开　　本：889×1194　1/16　印张：20.5
字　　数：548 千字
版　　次：2020 年 3 月第 1 版　2020 年 11 月第 1 版第 4 次印刷
标准书号：ISBN 978-7-117-29779-0
定　　价：298.00 元
打击盗版举报电话：010-59787491　E-mail：WQ @ pmph.com
质量问题联系电话：010-59787234　E-mail：zhiliang @ pmph.com

Illustrated
Anterior Segment Examinations and Diagnosis of
Glaucoma

Authored by

Xiulan Zhang

Zhongshan Ophthalmic Center, Sun Yat-sen University

Reviewed by

Jian Ge

Zhongshan Ophthalmic Center, Sun Yat-sen University

Tiancai Ye

Zhongshan Ophthalmic Center, Sun Yat-sen University

人民卫生出版社

PMPH PEOPLE'S MEDICAL PUBLISHING HOUSE

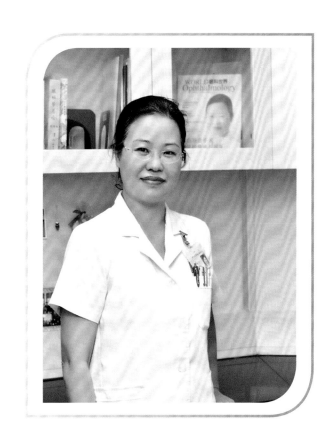

张秀兰　教授

Xiulan Zhang, M.D., Ph.D
Professor of Ophthalmology

中山大学中山眼科中心教授、主任医师、博士研究生导师
中山大学中山眼科中心临床研究中心主任
亚太眼科科学院院士
亚太青光眼学会理事
亚洲闭角型青光眼学会理事
亚太眼科影像学会理事
中华医学会眼科学分会全国青光眼学组秘书

张秀兰,教授、主任医师,博士研究生导师。中山眼科中心临床研究中心主任,眼科学国家重点实验室杰出 PI。亚太眼科科学院院士、亚太眼科学大会青光眼学术委员会主席(2018、2019)、亚太青光眼学会理事、亚洲闭角型青光眼学会理事、亚太眼科影像学会理事。中华医学会眼科学分会全国神经眼科学组委员、全国青光眼学组秘书。获得亚太眼科成就奖(2017)、亚非眼科学会荣誉奖(2018)、MICCAI OMIA 眼科影像杰出成就奖(2019)、世界最有影响力眼科医师 100 强(2014,第 50 名)。所在团队获 2009 年度教育部科技进步奖一等奖、2010 年度国家科技进步二等奖、2017 年广东省科学技术奖二等奖等。香港中文大学眼科微创手术技术培训顾问委员会委员,全球知名精细标注眼科影像公开数据库平台 iChallenge (https://eye.baidu.com)联合创始人。

从事眼科学临床、教学、科研工作 31 年,一直投身于青光眼前沿领域研究,包括青光眼病因学、青光眼与脑认知、眼科人工智能等。以第一主持人先后承担了 28 项科研课题,其中 1 项国家重点研发项目人工智能子课题、5 项国家自然科学基金面上项目;发表论著 200 余篇,其中包括 *Lancet*、*Medical Image Analysis*、*Ophthalmology*、*IOVS*、*BJO* 等 SCI 论文 128 篇;出版三本专著《图解临床青光眼诊治》《图解青光眼手术操作与技巧》(两本专著均获得人民卫生出版社"人卫好书奖"最高荣誉奖)以及最新力作《图解青光眼眼前节影像学检查及诊断》;组织翻译和编辑出版世界青光眼学会联合会共识系列(共十本),其中主译《儿童青光眼共识》《原发性开角型青光眼的诊断》;组织和编辑出版《亚太青光眼指南》;参编七部著作。*APJO* 杂志副主编,《中华眼科杂志》等多个杂志编委,国内外十余个杂志审稿人。唯一连续十年被评为中山眼科中心教学优秀教师并获得奖励,培养硕士、博士研究生 26 名。迄今在全国、世界各地学术演讲 428 场次。

Prof. Xiulan Zhang, MD, PhD, glaucoma specialist, is currently the director of the Clinical Research Center at Zhongshan Ophthalmic Center (ZOC), Sun Yat-sen University, P. R. China. She is the outstanding Principal Investigator of State Key Laboratory of Ophthalmology in China, and was listed as one of the TOP 100 most influential people in ophthalmology in the Ophthalmologist Power List 2014. She serves as a fellow of the Academy of Asia-Pacific Professor of Ophthalmology (AAPPO) and the board member of the Asia-Pacific Glaucoma Society (APGS), Asia Angle-Closure Glaucoma Club (AACGC); Asia-Pacific Ocular Imaging Society (APOIS) and the secretary of Chinese Glaucoma Society (CGS). She also served as the Convener of the Glaucoma Scientific Program of Asia-Pacific Academy of Ophthalmology (APAO) Congress 2018 and 2019. She was awarded the Achievement Award of APAO in 2017 and the Prestigious Achievement Award of Ophthalmic Image Analysis in 2019. She is the co-founder of the well-known annotated public ocular database—iChallenge (https://eye.baidu.com).

Prof. Zhang has been engaged in clinical practice, teaching and research of ophthalmology for 31 years. Her team is committed to the cutting-edge researches in glaucoma, involving glaucoma & artificial intelligence, glaucoma & brain cognition, microbiota & immunity in the pathogenesis of glaucoma, and treatment of refractory glaucoma. As the Principal Investigator, she has received 28 scientific grants and published more than 200 articles containing 128 SCI articles on peer reviewed journals including *Lancet*, *Medical Image Analysis*, *Ophthalmology*, *IOVS*, *BJO*, etc. Prof. Zhang has authored and published three books: *Illustrated Clinical Diagnosis and Treatment of Glaucoma* (*2014*) *and Illustrated Surgical Techniques and Pearls of Glaucoma* (*2016*), (Both were the best sellers of the year and received 'Excellent Publication' award of the People's Medical Publishing House of China) and the latest one *Illustrated Anterior Segment Examinations and Diagnosis of Glaucoma.* She also organized the translation and publication of the 10 books of WGA Consensus Series, and was the principal translator of two books: *Childhood Glaucoma and Diagnosis of Primary Open Angle Glaucoma.* She organized the translation and publication of the Aisa-Pacific Glaucoma Guidelines, Besides, she also wrote seven book chapters. She has served as the Associate Editor of *Asia-Pacific Journal of Ophthalmology* (APJO), the editorial board member of *Chinese Journal of Ophthalmology* etc. and the reviewer for more than 10 peer-reviewed journals as well. She is the only one in ZOC who won the 'Excellent teacher in Ophthalmology by bilingualism' (Rank #1) of Sun Yat-sen University of Medical School for consecutive ten years. She has trained 26 master and doctoral degree students. Up to now, she has given invited lectures for 428 times at home and abroad.

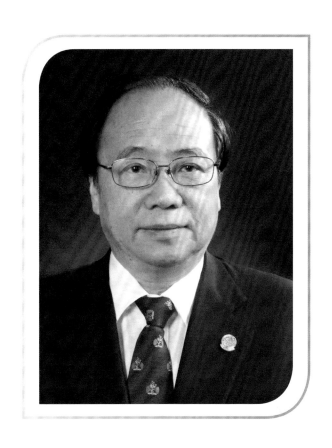

赵家良　教授

Jialiang Zhao, M.D., Ph.D
Professor of Ophthalmology

我国著名青光眼学家
北京协和医院教授、主任医师、博士研究生导师
国际眼科科学院院士和副主席
国际眼科理事会临床指南委员会委员
中国非公立医疗机构眼科专业委员会主任委员
曾任中华医学会眼科学分会主任委员
曾任中华眼科杂志总编辑
曾任北京协和医院眼科主任
曾任亚太眼科学会理事、副主席和防盲委员会主席

　　我很高兴应邀为张秀兰教授新著的《图解青光眼眼部影像学检查及诊断》一书作序。

　　青光眼至今仍然被认为全球首位的不可逆致盲性眼病，不少病人由此丧失了有用的视功能，造成终生的视觉残疾和身心痛苦，因此要帮助医生做好防治工作。许多眼科工作者为此做了大量的工作，并取得了重大进展，张秀兰教授是其中杰出的代表之一。她工作在著名的中山大学中山眼科中心，从事眼科工作已有30多年，积极投身于青光眼的研究和诊治工作，在青光眼的病因学、诊断和治疗方面积极探索，取得了一系列丰硕的成果。本书是她长期努力的最新成果。她敏锐地抓住了青光眼诊治中的关键问题——前房角检查，积累了大量资料，主要以照片和图像生动地阐述了青光眼诊断和鉴别诊断的重要问题。前房角是研究青光眼的关键部位之一，房水由此外流，根据前房角在房水外流时开放状态可以确定青光眼的性质和类型，众多的继发性青光眼也会在前房角部位留下痕迹，从而前房角检查有助于青光眼的诊断和鉴别诊断。根据前房角形态的变化，也可以预测一些看起来"健康"的人是否有可能发展闭角型青光眼，因此前房角检查已经成为眼科，特别是青光眼专科不可或缺的检查之一。前房角镜检查的历史可以追溯到1907年。

之后，检查的方法一直在进展，除了各种新型的前房角镜面世外，还出现了超声生物显微镜（UBM）、眼前节相干光断层扫描（AS-OCT）等眼前节检查技术，加上眼科彩色影像学和照相技术的快速发展，已经可以将清晰和精美的前房角图像用于青光眼的临床和研究工作。张秀兰教授选择了1500多幅高质量的图片生动和异常的前房角形态，以及各类青光眼的特点进行了细致的阐述，内容十分丰富，为各级眼科医师的学习和教学工作提供了有价值的参考。

　　我深信，本书的出版有助于提高我国青光眼的防治水平。感谢张秀兰教授为此所做的巨大努力，并为她取得的丰硕成果而感到由衷的高兴。

赵家良

2020年1月2日于北京

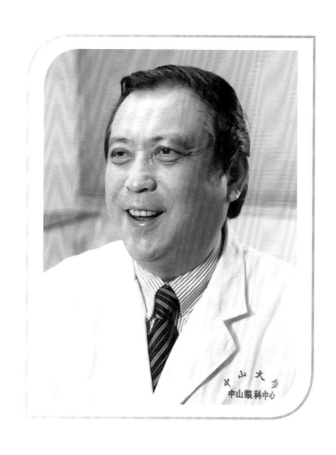

葛坚 教授

Jian Ge, M.D., Ph.D
Professor of Ophthalmology

我国著名青光眼学家
中山大学中山眼科中心教授、主任医师、博士研究生导师
国家 973 项目首席科学家
眼科学国家重点实验室终身名誉主任
中华医学会眼科学分会名誉主任委员
中国医师协会循证医学专业循证眼科学组组长
粤港澳大湾区眼科医师联盟首届主任
曾任中山大学中山眼科中心主任、院长
曾任中华医学会眼科学分会全国青光眼学组组长
曾任广东省医师协会眼科学分会主任委员

　　张秀兰教授从事青光眼专业研务30余年，不忘初心，砥砺前行，勤苦刻苦，孜孜满志，善于运用辩证的思路从事临床和临床研务工作，尤其擅长从繁复平凡的日常临床工作中发现规律，总结经验，形成特色，提高和改善着青光眼临床诊疗水平。

　　张秀兰教授已出版3本有关围绕青光眼相关的书籍，一本是《图解青光眼诊治》（2014年），另一本是《图解青光眼手术操作》（2014年），就是最好的例证，先后印刷5次，惠及15000余名眼科医生，同时荣获人民卫生出版社2017年度"人卫好书奖""优秀畅销品融合产品奖"，更是2011年主管编辑部唯一一本获奖图书。

　　如果说80年代是移动通信系统的滥觞，经过30年的发展，从FDMA、TDMA、CDMA、MIMO到massive MIMO，通信系统可利用的资源扩展到了频率、时间、码字、空间，随着5G技术的运动发展通信容量大增加高流量高通量低延迟快速便捷，张秀兰教授善于利用先进科学研究信息通讯技术手段，用图解的方式辅助青光眼临床诊治获得成功，特别适合图书作者在5G时代的传播扩散和普及。

　　本书共有6章300余页，特每页4幅照片佐计，真收录的青光眼眼前节影像至少过千，且绝大部分为作者在临床工作中亲自收集。正如宋代朱熹所言："少年易老难成，一寸光阴不可轻，未觉池塘春草梦，阶前梧叶已秋声。"其晴青光经，愈令人钦佩！

　　第三本《图解青光眼眼前节影像检查》特将经典的房角镜检查技术和UBM技术相结合，特别适合在5G时代和人工智能时代背景下与国际同行的深度交流，为提高和改善青光眼早期诊断诊疗效果和预后判断提供了一条有益途径，正如宋代江泳所言："问渠哪得清如许，为有源头活水来。"古问勤中得，黄窗万卷书，与不今足用，相关服务虚。"

　　我想张秀兰教授有理由自豪，把在提升和提高青光眼临床诊疗水平等方面做出了自己的独特贡献，成为国内外青光眼专家共识，所言，青光眼是一类需要终身随访治疗的不可逆致盲性眼病，尤其在我国的眼科医疗和眼健康还具有相当大的改善空间来不断满足人们对美好生活的向往方面临着重挑战，正如宋代汪山有所言："行路难，行路难，多歧路，今安在？发风破浪会有时，直挂云帆济沧海。"所幸我们生逢盛世，让我们共同努力，迎接挑战，直达希望的沧海。

　　如序前三本工作信息界为1G、2G、3G，我们期望张秀兰教授也会有4G和5G服的围绕青光眼专著陆续问世，提高和改善青光眼临床诊断、治疗、随访愈综合水平，解决眼病患者发音早！

　　　　　　　　　　　　　　　　葛坚

　　　　　　　　　　　2020年1月1日于广州

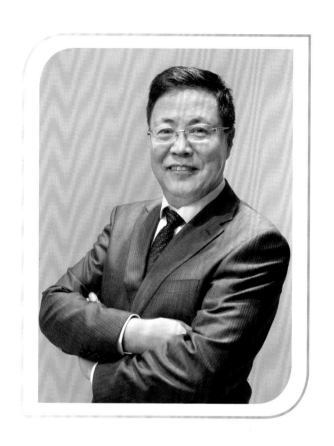

王宁利　教授

Ningli Wang, M.D., Ph.D
Professor of Ophthalmology

首都医科大学北京同仁眼科中心教授、主任医师、博士研究生导师
北京同仁眼科中心主任
全国防盲技术指导组组长
国家眼科诊断与治疗设备工程技术研究中心主任
首都医科大学眼科学院院长
中国医师协会眼科医师分会会长
中华预防医学会公共卫生眼科学分会主任委员
中国医疗保健国际交流促进会眼科分会主任委员
中国认知科学学会理事会常务理事
国际眼科科学院院士
亚太眼科学会主席
世界青光眼协会理事会成员
国际眼科理事会董事会成员

随着可见光、荧光眼、核磁、CT、相干等技术在眼科的应用，眼前节影像技术取得了长足发展。这些技术为眼科疾病的研究、诊断、监控、治疗效果的评价提供了全方位的手段。以上技术在临床广泛应用后又促进了疾病机制的研究，推动了新的诊断标准的诊断技术和规范，极大地促进了眼科的发展。

张秀兰教授从临床的角度出发，系统地阐述了以上技术的应用价值、应用和实践，提出了《眼前节影像诊断标准及解析》这一部从临床问题出发，为临床诊治服务的鸿篇巨著。凝聚了她和她的团队的辛勤和心血，完成了许多眼科医师想做但未能做的事，为我国眼科事业的发展、继续教育、技术提升做出了巨大贡献。

此书图文并茂，言简意赅，实用性符合临床实战，其中一些图片极具有文献价值，图片拍摄设计制作极为精良，彰显了科学性和艺术性，是一部优秀的图解专著。

如此多的图书搜集凝聚了她和团队十年的积累、学识和心血，图书的出版本身就是一种无私的奉献。

中山眼科中心是我国最优秀的眼科中心，眼科中心为该书的出版提供了丰富的样品和资料，因此，此书也是中山眼科中心为中国眼科事业做出的重要贡献。

书的价值在于是否能博得读者的喜爱，我一口气读完此书，达到"爱不释手"。相信此书的出版发行后一定能得到广大读者同行的喜爱。

此书同时也收集了我国许多著名学者发表的珍贵的精华图片，同时，此书也是我国眼前节影像学工作的总结，在许多同仁的辛勤奉献的读者也能在此书中找到自己的贡献。

影像学技术是眼科疾病诊断的重要环节，以往有关眼后段影像诊断书籍已出版了不少，但以眼前节为主题的书籍尚属罕见，此书的出版为眼前节疾病患者眼前节的影像诊断提供了一个重要保障。它将会成为眼科工作者的案头宝典。

最后感谢张秀兰教授和她的团队，感谢她们的辛勤，感谢中山眼科中心，也祝贺这一新书的出版。

葛坚

2020年2月5日于北京

11

硕士研究生导师

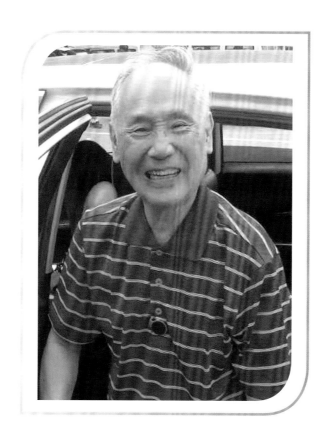

彭大伟　教授

Dawei Peng, M.D., Ph.D

Professor of Ophthalmology

我国著名青光眼学家

中山大学中山眼科中心教授、主任医师、博士研究生导师

曾任中山眼科中心青光眼科副主任

曾任中山眼科中心医教处处长

曾任中山医科大学临床药理基地副主任

曾留学日本、澳大利亚

博士研究生导师

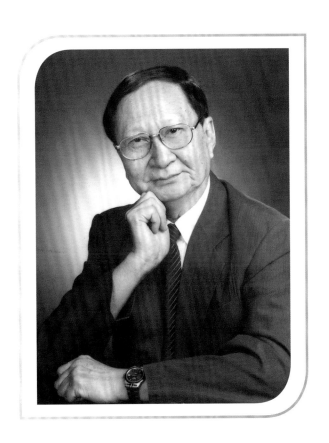

陈家祺 教授

Jiaqi Chen, M.D., Ph.D
Professor of Ophthalmology

我国著名角膜病学家
中山大学中山眼科中心教授、主任医师、博士研究生导师
曾任中山大学中山眼科中心主任、院长
曾任中华医学会眼科学分会全国角膜病学组组长

前　言

作为一名从业 31 年的青光眼专业医师，回过头来审视自己走过的学习成长之路，依然觉得青光眼是入门非常困难的学科。青光眼的世界很宽广，很复杂，从高眼压到正常眼压，从原发到继发，从前房到眼底，从眼睛到大脑，从结构到功能……青光眼以多种形态呈现在我们的面前。想要抽丝剥茧，以求水落石出，必须要有明晰的思路。

学习房角镜，是打开青光眼思维大门的第一扇窗。它帮助你在浩瀚的青光眼世界中，牢牢抓住最清楚、最重要的线索和思路，不会迷失方向。

根据房角镜下的形态，可以将前房角（简称房角）区分为宽角、窄角，各种房角的分型也能够尽收眼里。房角镜下还可以看到房角粘连与否、范围多少，这两步就能基本解释青光眼的病因：是开角还是闭角？是炎症还是外伤？……重要的是，房角镜不仅能够提供房角的信息，还可以通过它观察视盘形态的改变，帮助进一步明确诊断。诊断明确，对治疗方案可以迅速作出选择，如炎症引起眼压高，此时房角关闭了，无论怎么抗炎治疗也无效，但如果是宽角、房角开放，保守治疗则可能有效。因此，房角镜为青光眼的诊断提供了重要的信息，是重要的诊断工具。

房角镜也是极佳的培养临床诊治思维方法的工具。作为一名老师，我深感临床思维的培养对于一个初学者、年轻医师快速成长的重要意义，而看房角镜是教给学生青光眼诊治思维的第一课。青光眼的临床诊断往往分为以下几个层次：用裂隙灯检查先大致确定周边前房深度，初步判断是宽角还是窄角；然后看房角镜，进一步明确是宽角还是窄角，这一步非常重要，因为它对应着开角型还是闭角型青光眼的诊断；同时观察房角的粘连程度、视盘形态。这个追寻正确诊断的过程既培养了一个人的诊疗思维，又锻炼了一个人的思辨能力。首先，作出的初步诊断要能和房角镜下观察到的房角、视盘形态相符，两者相互照应；其次，若两者存在偏差，是否遗漏了关键的致病原因？这些都是需要我们去思考的。从房角镜这一最基本的检查入手，一开始就确立正确的检查模式，才能培养好的青光眼诊疗思维。

然而，房角镜的学习并不容易。最重要的原因就是房角镜检查主观性较大，现场示教也费时，并可能导致患者不适。如果能利用直观的教学图片或视频进行展示，无疑会提供极大的便利。近年来，除了房角镜、UBM、各种 OCT、各种前后段照相机、视野计、各种电生理检查仪器等眼科新技术和设备层出不穷。因此，在临床工作中我就不断积累相关的影像学资料，希望能利用这些先进的技术和手段，将片面、零碎、无条理的知识拼接起来，丰富我们的想象、武装我们的头脑，让诊治思路更清晰、更完整、更接近真理，从而帮助年轻医师快速成长。

经过数十年的积累和 1 年多的伏案写作，这本书终于呈现给了读者。相信这本书将带给年轻医师前所未有的惊喜，向他们展示房角检查中平时触及不到的奥妙。清晰、细致的图片会让你感受到著者的匠心独运，UBM 和 AS-OCT 等先进的影像学图像会带给你丰富的知识和视觉盛宴。万丈高楼平地起，根基最重要！打好基础，是事业成功的基石；永远学习，懂得从书本上获得知识和灵感的人是智慧的。衷心希望这本书的出版能帮助年轻一代不断进步、勇攀科学高峰！

和前两本著书的风格一样,这本书尽力以图代替文字,用图阐述事实和现象。但每一张图的背后都是多年艰辛的知识积累和收集。和前两本著书的风格一样,每一个字、每一个标点、每一张图、每一个标识,都出自著者之手。一如既往地坚持这种著书风格,是对读者的承诺、也是对品质的保证。

此书的目的是总结作者30余年的学习心得与体会,与有心学习青光眼的各位同道交流与分享。书中难免存在缺点、漏错、不足之处,敬请原谅和指正! 真诚希望读者们对书中值得商榷和争议的地方提出宝贵意见,当此书再版时,会让此书的品质得到更大的提升。

感谢所有给予过帮助、鼓励、支持的前辈、同道们! 感谢为此书默默奉献的家人、朋友、患者和我的学生们! 感谢中山眼科中心叶天才教授、王忠浩副主任医师、北京同仁眼科中心卿国平主任医师、河北沧州爱尔眼科医院周文宗副主任医师、浙江大学医学院附属第二医院眼科中心王凯军副教授、新加坡国立大学医院Chelvin Sng副教授、日本井上康先生提供了珍贵的图片;感谢上海天视科技发展有限公司李细威技术总监、北京高视远望科技有限责任公司李卫楠经理、天津索维电子技术有限公司付建富和顾丽宾经理、卡尔蔡司(上海)管理有限公司刘春、王建华经理、英国豪迈国际有限公司徐海朔、陈万友经理等提供相关仪器有价值的图片和资料;感谢宋云河、熊健博士、杨华军、蔡小于、李少丽、刘玉红等老师在收集临床资料上给予的帮助;特别感谢中山眼科中心王伟医师在影像学历史资料的收集和整理上的帮助;感谢贵州医科大学第二附属医院杨春满医师、中山眼科中心林凤彬、李飞、高凯、孙懿、程伟靖医师在文字审校上给予的帮助;特别感谢周柔兮博士、我女儿潘盈盈在图片绘制和修改上给予的帮助;感谢人民卫生出版社的支持和帮助!

最后,感谢中山眼科中心培养了我。中山眼科中心大量而丰富的病例资源、前辈和同道的指导和帮助,是三本著作顺利出版的基石。

到目前为止,前两本著作《图解临床青光眼诊治》(2014年)《图解青光眼手术操作与技巧》(2016年)分别印刷了5次和6次,惠及约15 000名眼科医师。《图解临床青光眼诊治》获得人民卫生出版社2015年度"质量效益奖",是同年五官编辑部唯一一本获奖图书,也是同年人民卫生出版社出版1 500种图书中评选出的前20名优秀书籍;《图解青光眼手术操作与技巧》获得了人民卫生出版社2017年度"人卫好书奖"最高奖项"优秀数字与融合产品奖",也是人民卫生出版社当年从1 000多本图书中脱颖而出的6本著作之一,更是当年五官编辑部唯一一本获奖图书。

愿这本《图解青光眼　眼前节影像学检查及诊断》著书和《图解临床青光眼诊治》《图解青光眼手术操作与技巧》一样,能成为广大眼科医师尤其青光眼医师热爱的实用参考书,陪伴他们的成长!

2020年1月1日于广州

目　录

眼前节影像学的发展

　　青光眼是全球首位不可逆性致盲眼病,主要分为开角型青光眼和闭角型青光眼。原发性闭角型青光眼(primary angle-closure glaucoma,PACG)是我国青光眼的主要类型,其致盲率是原发性开角型青光眼(primary open-angle glaucoma,POAG)的3倍。最新的数据显示,2013年全球约有6 000万名青光眼患者,随着人口老龄化和预期寿命延长,到2040年将有1.1亿青光眼患者。原发性闭角型青光眼有明显的种族差异,在原发性闭角型青光眼患者中,亚洲人群占全球的76.7%。华人是原发性闭角型青光眼高发人群,在广州基于人群的调查发现,在50岁及以上人群中各型青光眼患病率高达3.8%,原发性闭角型青光眼高危患者高达10.2%。面对如此众多的青光眼患者,医疗和公共卫生系统承受巨大挑战。

　　前房角(简称房角)评估是青光眼诊断及疗效评价的关键性检查,包括通过前房角检查鉴别开角与闭角型青光眼,诊断各种房角异常的青光眼,辅助评估房角关闭进展情况和治疗效果等。同时前房角评估也是激光治疗[选择性激光小梁成形术(selective laser trabeculoplasty,SLT)、房角切开)]、前房角手术(房角切开、房角分离)、其他各种微创青光眼手术(minimally invasive glaucoma surgery,MIGS)等青光眼治疗方案的基础性检查。因此,再怎么强调前房角检查在青光眼中的重要性都不为过。

(一)前房角评估方法的发展简史

　　目前,前房角评估手段主要基于眼前节影像学检查。前房角镜检查(gonioscopy)是最古老和传统的方法,并被广泛认为是"金标准"。其他眼前节影像学检查包括EyeCam、超声活体显微镜(亦称超声生物显微镜,ultrasound biomicroscopy,UBM)、眼前节相干光断层扫描(anterior segment optical coherence tomography,AS-OCT)和基于Scheimpflug照相技术的Pentacam等。100多年来,来自眼科、工程和产业界的先驱们为前房角评估费尽心血,贡献了他们的智慧,前房角影像学历史上的重要事件主要有:

　　1907年,Alexios Trantas首次报道了前房角检查。

　　1915年,Maximilian Salzmann首次采用接触镜查看前房角。

　　1938年,Goldmann发明Goldmann前房角镜。

　　1947年,Troncoso出版首部306页的前房角检查专著 *Gonioscopy*。

　　1960年,Shaffer提出Shaffer前房角分级系统。

1971 年,Spaeth 将虹膜特征加入 Shaffer 前房角分级系统(Spaeth 分级)。

1989 年,Fujimoto 实验室首次采用 OCT 技术对视网膜进行活体成像。

1991 年,Pavlin 设计出 UBM 原型机。

1991 年,David Huang 在 *Science* 发表 OCT 原理论文。

1993 年,Eric Swanson 设计首个眼科临床使用的 OCT 原型机。

1994 年,蔡司公司将 UBM 商业化并投放市场。

1994 年,Izatt 首次在实验室中使用 OCT 技术进行眼前节成像。

1996 年,蔡司公司推出第一代商业化的 OCT(OCT-1000)。

2000 年,可用于临床的第二代商业化 OCT(OCT-2000)发布。

2002 年,第三代商业化 OCT(Stratus OCT)发布并被广泛使用。

2005 年,首个商业化的眼前节 OCT(Visante OCT)投入临床。

2006 年,第四代商业化 OCT(频域 OCT)投入临床,OCT 技术飞速发展。

2006 年,Rabsilber 首次将 Pentacam 应用于眼前节定量分析。

2008 年,首个扫频光源眼前节 OCT(CASIA 1000)商业化。

2016 年,第二代扫频光源眼前节 OCT(CASIA 2)发布。

(二) 眼前节检查手段的原理、优势与不足

眼前节影像技术的革命性进展催生了仪器设备的更新换代,新技术、新设备层出不穷,更新周期不断缩短。它们极大地促进和改进了青光眼的诊疗效果,也推动了眼科影像学、图像分析技术等新兴专业的发展,但是现有的检查手段仍然算不上完美,各自有其优缺点,不能完全替代彼此。

1. 前房角镜检查(简称"房角镜检查")　可以动态、三维(3D)评估房角,同时观察 360 度房角,被认为是房角检查的"金标准"。前房角镜价格便宜、携带方便,可以在裂隙灯下操作,但也存在明显的不足。它最大的不足是高度依赖检查者经验,主观因素影响大,尤其是小梁网无色素或少色素时很难确定解剖标志。另外,光线照明和机械压迫程度不同均会干扰检查结果,而且需要具备角膜透明、患者配合、检查者有一定的经验和技巧等条件。尽管如此,前房角镜检查仍然是目前唯一能动态观察房角鉴别关闭和粘连、唯一能够同时进行房角检查和治疗(激光、房角手术)的手段。除此之外,还可以通过房角镜直接观察和评价视盘的形态。但是,即使是在发达国家,临床中房角镜检查也没有广泛开展,Quigley 教授和 Hoertzog 教授等都曾报道美国临床和社区眼科医师诊治的青光眼病例中只有约 1/2 进行了房角镜检查。我国没有准确的数据,但是鉴于我国各地区眼科诊疗水平的巨大差异,仍需要大力培训和提倡房角镜检查。

2. UBM　采用高频超声波作为检测能源,产生二维(2D)图像,提供房角横断面信息。与房角镜不同,UBM 可在不同光线环境下进行检查,评估明暗室条件下房角关闭情况,并能穿过透明及非透明组织,对活体前房角进行实时、整体、客观地观察,而且首次实现了房角形态结构的定量分析。UBM 是目前唯一能显示虹膜后结构(睫状体、悬韧带、前段脉络膜)形态和进行定量测量的眼前节影像学手段。UBM 能分析房角关闭的病因和机制,比如虹膜睫状体囊肿、肿物、渗出、高褶虹膜,指导青光眼手术决策。另外,对晶状体脱位的诊断和处理帮助非常大。UBM 也存在明显的不足,限制了它在临床的应用,包括:接触性检查,患者有不适并存在角膜损伤风险;检查耗时;卧位检查不能反映立位时的真实房角状态;依赖有经验的检查者才能获得高质量的图像;所获得的横断面图像需要与房角镜进行对照;也不能同时观察动态房角来

鉴别周边虹膜粘连（peripheral anterior synechia, PAS）。

3. AS-OCT　见表 0-0-1。AS-OCT 不同于前房角镜及 UBM, AS-OCT 可以无创、非接触、快速地对眼前节进行成像，包括角膜、双侧房角、双侧巩膜突、晶体前表面、虹膜表面。AS-OCT 不依赖操作者经验，尤其适用于闭角型青光眼的大规模筛查及患者量大的门诊。2002 年，广州何明光教授开发了 ZAAP 软件，简单、快速、直接测量眼前节参数，人工确定两侧的巩膜突后实现自动测量，重复性和一致性得到多个国家人群的验证，可应用于患者教育、随访分析和研究。基于 AS-OCT 和 ZAAP 开展了大量房角定量分析的研究，现已发现了一些闭角型青光眼全新的解剖学危险因素。但第一代 AS-OCT 与 UBM 类似，只有一个横断面的图像，导致局部 PAS 或具体房角关闭可能会被漏诊。

表 0-0-1　AS-OCT 与前房角镜、UBM 对比

	AS-OCT	前房角镜	UBM
接触角膜	非接触	需要	接触且需耦合剂
操作者经验	不需要	需要经验和技巧	高度依赖
患者不适	无痛苦	有	有
动态房角检查鉴别 PAS	不能	能	不能
分辨率	高分辨率	低分辨率	低分辨率
虹膜后结构	影像质量差	看不到	影像质量佳
扫描速度	快	-	慢
扫描范围	宽	-	窄
患者体位	坐位	坐位或卧位	坐位或卧位
屈光介质	适用于透明角膜	适用于透明角膜	可用于混浊角膜
定量测量	可	不能	可

AS-OCT 技术近年来发展迅猛，表 0-0-2 总结了目前商业化 AS-OCT 的主要技术特点。第一代 Visante AS-OCT 和 SL OCT 采用 1 310nm 光源，分辨率 10~20μm，为时域 OCT（Time domain OCT, TD-OCT）；RTVue/iVue 和 Cirrus HD OCT 采用 840nm 光源，分辨率约 5μm，为频域 OCT（Spectral domain OCT, SD-OCT），可以进行 2D 横断面扫描。SD-OCT 与 TD-OCT 相比扫描速度更快、分辨率更高，能更清楚显示解剖标志，如巩膜突、Schlemm 管、Schwalbe 线，但是穿透深度和扫描宽度下降、不能清晰显示虹膜后界，能测量的参数有限，限制了临床应用。

近年来眼前节扫频光源 OCT（Swept-source OCT, SS-OCT）的出现极大地拓宽了 AS-OCT 的应用前景。SS-OCT 在成像速度、3D 重建上实现技术飞跃，可 360 度 3D 立体重建眼前节。首先实现商业化的是 CASIA 1000，采用 1 310nm 光源，轴向分辨率为 10μm 左右，每秒 30 000 次 A 扫描。在新加坡基于社区的研究发现，CASIA 1000 诊断房角关闭的敏感性和特异性分别达到 82.5% 和 78.5%。最近，CASIA 2 上市，扫描速度、宽度、深度和清晰度进一步提升，而且装载了自动分析软件测量房角参数。

表 0-0-2 不同类型 AS-OCT 主要技术参数对比

型号		光波长/nm	分辨率/μm		速度(kHz)	扫描范围/mm	
			轴向	横向		深度	宽度
TD-OCT							
Visante OCT	Carl Zeiss	1 310	18	60	2.0	6	16
Slit Lamp OCT	Heidelberg	1 310	<25	20~100	0.2	7	15
SD-OCT							
Cirrus OCT	Carl Zeiss	840	5	15	27	2	9
Spectralis OCT	Heidelberg	870	7	20	40	1.8	9
Optovue/iVue	Optovue	840	5	15	70	2.3	12
Nidek RS 3000	Nidek	880	7	15	53	2.1	8
Revo NX	Optovue	830	5	18	110	2.4	16
SS-OCT							
CASIA SS-1000	Tomey	1 310	10	30	30	6	16
CASIA 2	Tomey	1 310	10	30	50	13	16
Topcon Triton	Topcon	1 050	8	20	100	13	16

AS-OCT 利用光学成像原理,最大的不足是不能观察到虹膜之后的组织结构(如后房与睫状体)。目前的 AS-OCT 测量通常使用巩膜突为标志,但是 20%~30% 的图像不能准确显示双侧巩膜突,尤其是闭角型青光眼。AS-OCT 不能进行动态房角检查鉴别房角关闭与粘连,而这是闭角型青光眼诊断的关键标志。此外,光学设备存在光学畸变,未来需要进一步改进成像技术和自动测量方法。

EyeCam 和 Pentacam:两种技术都可以 360 度成像,对全周房角进行观察。EyeCam 的优势是能捕捉彩色细节信息,与房角镜所见一致性较好,但是其需要在卧位进行接触性检查,耗时比房角镜长,熟练的检查者都需要 5~10 分钟而且观察范围有限,很难确定虹膜构型,费用也高。Pentacam 影像范围有限,不能动态检查,定量测量参数也较少。因此,这两个影像学手段在青光眼诊断的临床应用较少。

总的来说,目前还没有一种影像学设备能完全替代裂隙灯下动态房角镜检查,房角镜仍然是无可替代的低价、快速、第一手房角检查工具。到目前为止,其他眼前节影像学检查仍然是辅助工具,不能替代医生的房角镜检查。当然,眼前节影像学设备也有房角镜不能达到的优势:AS-OCT 可以快速、非接触成像,并进行定量分析;UBM 可以看到虹膜后的结构;UBM 可以在角膜混浊时进行影像检查;AS-OCT 可以获得不同光照条件下的房角宽度信息。因此,青光眼医师应全面、熟练掌握各种前房角检查手段,根据每个患者特点有针对性地选择检查方法。

(三) 问题、挑战与对策

我国幅员辽阔、患者数量众多,但是人口学和青光眼特征差异显著,地区间眼科设备配置和眼科医师水平差别明显。在美国成人中,高达 78% 的青光眼患者未被诊断(National Health and Nutrition

Examination Survey 2005—2008）。在新加坡华人中，85.1% 的青光眼患者不知道他们罹患青光眼（Singapore Chinese Eye Study）。我国虽然没有准确的数字，但是可以想象这一比例可能更大。因此，如何在繁忙的临床工作中，快速、准确地对青光眼进行诊断是年轻眼科医师面临的挑战。

我有幸在中国青光眼眼科殿堂——中山眼科中心青光眼科学习工作，承蒙多位青光眼大师的指导得到逐步成长。在科教研的工作中，责任感和道义感驱使我不断学习最新理论、收集图像资料、总结诊疗经验，希望将临床工作中所收获的心得体会传递给广大的年轻医师，造福我们的青光眼患者。因此，在接下来的章节，这本书将对经典的房角镜检查和上述不断发展的眼前节影像学检查——进行探讨。以第一章作为引子，道出眼前节影像学检查的意义，然后在第二章、第三章、第四章，分别系统介绍房角镜、UBM、AS-OCT 检查以及这些检查手段下的房角形态；在第五章，对原发性闭角型青光眼多模态特征进行阐述，展示三种主要手段对闭角型青光眼诊断带来的帮助；最后，在第六章展示大量房角及其他眼前节继发性改变的图像资料和诊断。此书最大的特点是，大量采用来源于临床一线的诊疗图片进行系统讲解，通俗易懂，同时又囊括了最经典和最前沿的技术与理论知识。

（四）未来可期

期望此书出版能让更多的眼科医师、研究生、进修医师，特别是从事青光眼专业的眼科医师掌握眼前节各种传统和最先进的检查技术，并抛砖引玉，吸引更多的从业者加入青光眼防治队伍。年轻眼科医师是眼科的未来，他们思想活跃、可塑性强，有望改进眼前节影像和后图像处理技术，结合机器学习技术和人工智能方面的开创性工作，更有效地帮助青光眼诊疗和管理工作。限于学识和水平，书中可能存在着不正确或误解之处，祈望读者与同仁们批评指正。值得一提的是，由于房角检查方法的不统一，会导致结果判断有差别。随着检查设备的发展、方法的完善和统一，相信，房角的检查会有更新的发展和变化。真诚地希望此书出版能帮助年轻一代眼科医师成长，造福更多的青光眼患者！

第一章

眼前节影像学检查的临床意义

眼前节影像学检查是诊断的基础:房角镜、超声活体显微镜(亦称超声生物显微镜,ultrasound biomicroscopy,UBM)、眼前节相干光断层扫描(anterior segment optical coherence tomography,AS-OCT)所观察到的窄角或宽角,决定了闭角型还是开角型青光眼的诊断;房角开放与粘连的程度,结合杯盘比、视网膜神经纤维层(retinal nerve fiber layer,RNFL)、视野的改变等结果,决定了病情的轻与重(早期还是晚期);双眼的解剖结构指标是否一致(前房深度、眼轴等),决定了原发性(双眼解剖结构一致)还是继发性(双眼解剖结构不一致)。

眼前节影像学检查也是治疗的依据:到目前为止,我国原发性闭角型青光眼诊断与治疗专家共识,手术治疗指征主要基于房角镜检查的结果[1-4]:房角粘连累计<180°、无视盘改变和视野损害者,可选择激光或手术方式行周边虹膜切开术或切除术;有白内障手术指征可行白内障摘除术;房角粘连闭合范围>180°、药物无法控制眼压者,应选择滤过性手术;有白内障手术指征者,可行青光眼白内障联合手术。

国际地域性和流行病学眼科学会(International Society of Geographical and Epidemiological Ophthalmology,ISGEO)对原发性闭角型青光眼(primary angle-closure glaucoma,PACG)提出了新的分类系统,按照疾病的自然病程将传统的PACG分成三个阶段[5]:①可疑原发性房角关闭(primary angle-closure glaucoma suspect,PACS);②原发性房角关闭(primary angle-closure,PAC);③PACG。这种分类也是基于房角镜下的检查结合视神经相关检查而制订的。近年来,美国[6]、欧洲[7]、亚太青光眼指南[8]均采用这一分类系统制订手术治疗方案。

下面通过十个典型病例阐述眼前节影像学检查在青光眼诊断和治疗中的作用。

典型病例一

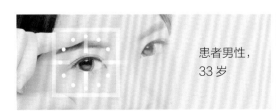

患者男性,33岁

主诉	左眼视力下降 1 年余	
视力	右眼 0.6	左眼 0.1
眼压 /mmHg	右眼 12	左眼 46

　　诊治过程:裂隙灯下检查,双眼角膜、前房、瞳孔、虹膜都基本正常;晶状体轻度混浊;眼底彩照显示视盘杯盘比(C/D)右眼 0.4~0.5(横径 0.4,垂直径 0.5),左 0.6~0.8(横径 0.6,垂直径 0.8),余未见异常。双眼近视度数约 550D。显然,这是个青光眼。见图 1-1-1。

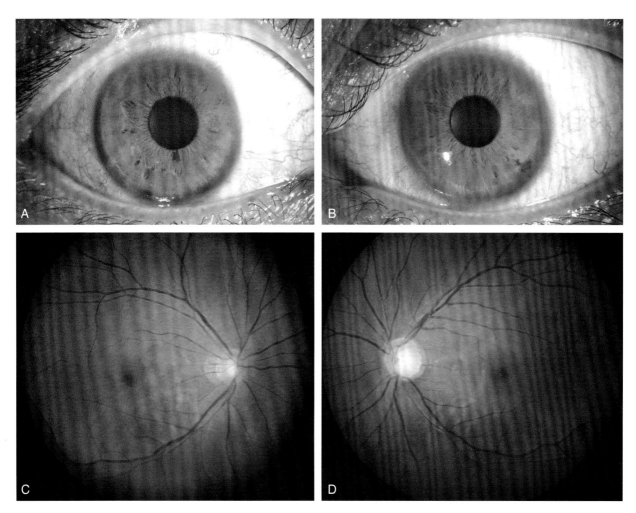

图 1-1-1　双眼眼前节照相和眼底杯盘比检查
A、B:双眼外观无异常;C:右 C/D 0.4~0.5,左 C/D 0.6~0.8

　　但这是闭角型还是开角型青光眼呢? 原发还是继发呢?

　　房角镜下:双眼房角 W(开放),双眼房角所见基本相同。见图 1-1-2。

　　初步诊断:①POAG(早期 od,晚期 os);②屈光不正 ou。

　　进一步处理:①检查视野,明确视功能损害严重程度,修正诊断;②左眼给予药物降低眼压,如最大剂量不能控制眼压,建议抗青光眼手术治疗。

　　视野检查结构显示,双眼呈现典型的青光眼视野缺损,符合右眼早期、左眼晚期的视功能改变。见图 1-1-3。

　　病例一带来的启示:

　　1. 在显著的眼压高、杯盘比增大的临床体征下,诊断青光眼是不难的,关键是青光眼的类型,这里房

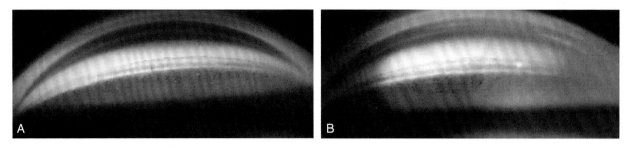

图 1-1-2　双眼房角镜检查

A、B:房角镜检查,右眼(A)与左眼(B)所见基本相同,静态下都是宽角,全周都可见房角所有结构(虹膜根部附止靠前,遮挡部分睫状体带),因此为宽角、开放。记录为 W(开放)

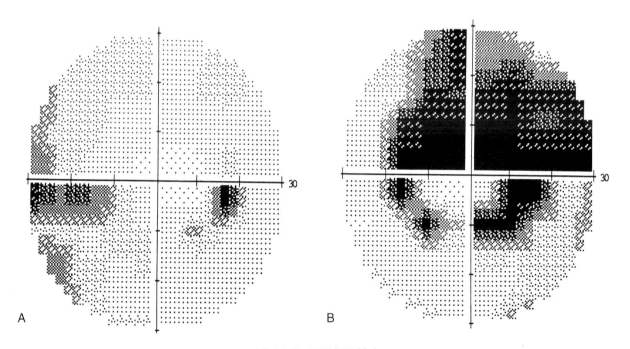

图 1-1-3　双眼视野检查

A:右眼呈现鼻侧阶梯损害表现;B:左眼呈现上、下弓形缺损表现

角镜检查起了关键的作用。房角镜下双眼房角显示宽角,决定了是开角型青光眼(图 1-1-2)。在临床上,如果没有房角镜的情况下又怎么办呢? 可以利用 Van Herick 房角分级方法初略评估周边前房深度(详见第二章第四节"五、房角的分级检查"),就是利用裂隙灯观察双眼周边前房深度判断房角宽与窄。这个患者双眼周边前房深度都是 1/2 CT(角膜厚度,corneal thickness,CT),基本对称,可粗略估计是宽角。见图 1-1-4。

2. 这个病例为何是原发性而不是继发性青光眼呢? 支持原发性疾病诊断的体征,主要指双眼具备相似的解剖结构,如同样是深前房、宽房角,或者同样是浅前房、窄房角、短眼轴、厚晶状体等。在临床上,最简单、最实用的指标是前房深度。支持继发性疾病诊断的体征,显著的表现是双眼前房不对称。本例裂隙灯下双眼周边前房深度对称,房角镜下所见基本相同,所以诊断为原发性。测量前房深度,目前比较可靠的方法是 UBM(详见"第三章　UBM 检查及 UBM 下的房角形态")。本例患者双眼 UBM 结果如下,可见双眼前房深度对称,见图 1-1-5。当然,最终诊断应结合房角镜检查房角情况、UBM 检查双眼前房深度、房角形态,以及 A 超检查双眼眼轴是否一致,才能完整地正确诊断原发性或继发性青光眼。

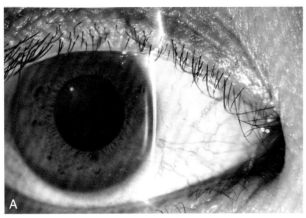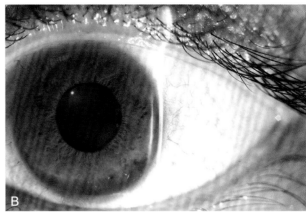

图 1-1-4 裂隙灯检查双眼周边前房深度

A、B:双眼周边前房深度都是 1/2 CT,基本对称,可粗略估计为宽角

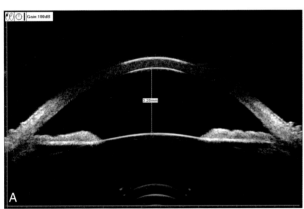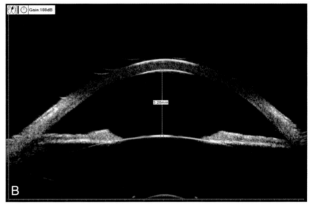

图 1-1-5 UBM 检查双眼前房深度

A、B:A 为右眼,B 为左眼,双眼前房深度都是 3.28mm,对称

典型病例二

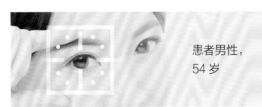

	主诉	双眼视物模糊 3 个月余	
患者男性,54 岁	视力	右眼 1.0	左眼 0.5
	眼压 /mmHg	右眼 34	左眼 45

诊治过程:裂隙灯下检查,双眼虹膜向前膨隆,周边前房浅,瞳孔小,晶状体轻度混浊,前置镜下观察眼底欠清楚。有眼压高、周边前房浅,是可以下青光眼诊断的。见图 1-2-1。

但确实是闭角型青光眼吗?严重程度有多大呢?换言之就是房角粘连情况如何?眼底视杯情况怎样?房角镜下双眼表现:右眼 N3(1~5 钟点粘连,余开放,C/D 0.3);左眼 N3(全周粘连,C/D 0.5~0.6)。见图1-2-2。

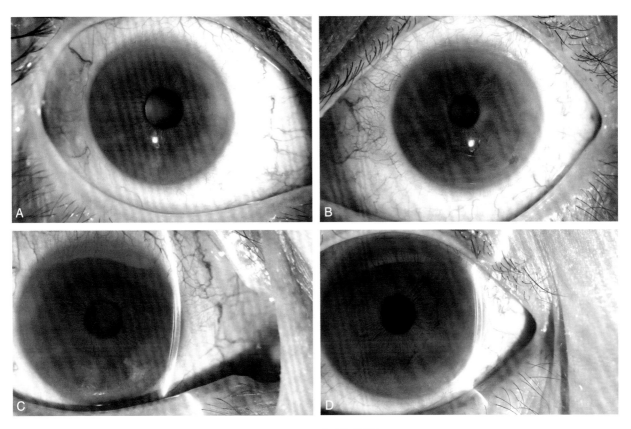

图 1-2-1 双眼眼前节照相

A~D:右眼(A、C)、左眼(B、D)检查基本一致:虹膜膨隆,周边前房浅、呈裂隙状

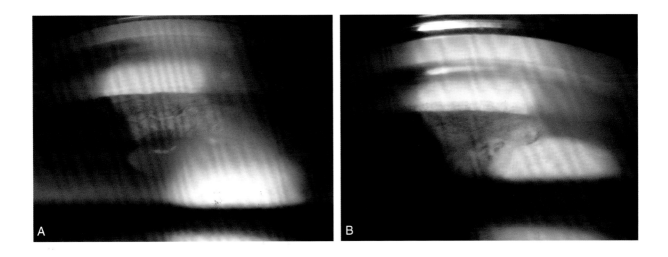

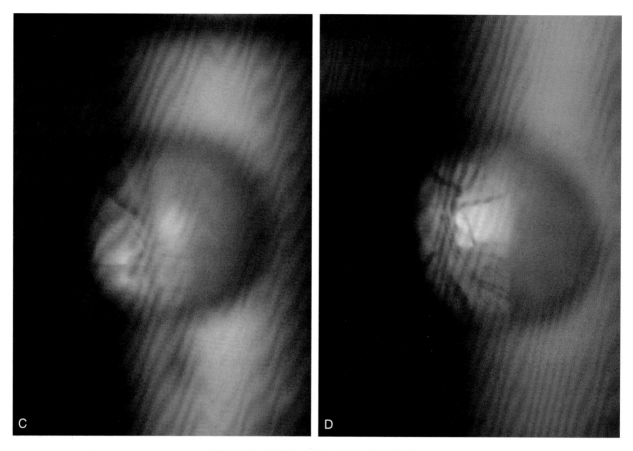

图 1-2-2　双眼房角镜下房角及视盘检查

A:右眼静态下显示窄角,仅见上 1/3 小梁网;动态下 1~5 钟点粘连,余开放。此图显示静态下下方的房角所见。记录为右眼:N3(1~5 钟点粘连,余开放);B:左眼静态下显示窄角,仅见上 1/3 小梁网;动态下全周粘连。此图显示静态下下方的房角所见。记录为左眼:N3(全粘);C:房角镜下右眼 C/D 0.3;D:房角镜下左眼 C/D 0.5~0.6

初步诊断:原发性慢性闭角型青光眼(早期 od 进展期 os)。

进一步检查:给予 UBM、A 超、B 超检查,证实双眼具备同样的浅前房、窄房角、短眼轴表现,支持上述诊断。见图 1-2-3。

进一步处理:①检查视野,明确视功能损害严重程度;②右眼周边虹膜切除术(手术或激光);左眼小梁切除术。由于双眼前房深度很浅、眼轴很短,左眼若选择小梁切除术,术后发生恶性青光眼风险高,临床上可根据眼部具体情况选择:①手术周边虹膜切除术;②白内障超声乳化吸除联合人工晶状体植入术(phacoemulsification and intraocular lens implantation,Phaco+IOL);③青光眼白内障联合手术等。术后均需监测眼压变化,必要时辅助局部降低眼压药物控制眼压。

病例二带来的启示:双眼具备相似的解剖结构,浅前房、窄房角和房角关闭、短眼轴等支持原发性闭角型青光眼的诊断。房角镜、UBM 和 A 超在诊断中起了十分重要的作用。

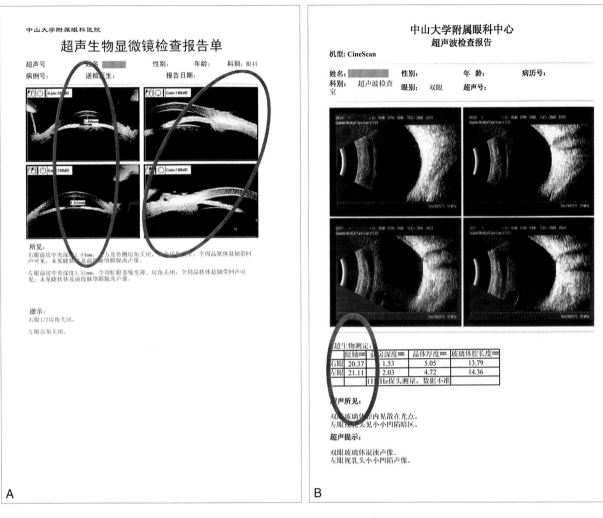

图 1-2-3　双眼 UBM 和 AB 超检查

A：UBM 检查显示双眼具备同样的浅前房（右眼前房深度 1.44mm，左眼 1.51mm）、窄房角和房角关闭；B：A 超显示双眼具备同样的短眼轴，右眼 20.37mm，左眼 21.11mm

典型病例三

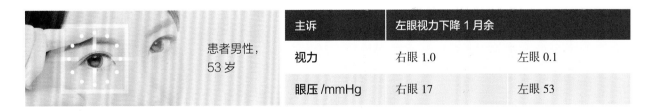

| | 患者男性，53 岁 |
主诉	左眼视力下降 1 月余
视力	右眼 1.0	左眼 0.1
眼压 /mmHg	右眼 17	左眼 53

　　诊治过程：裂隙灯下检查，右眼外观正常。左眼虹膜明显向前膨隆，中央前房深度明显比右眼浅。双眼解剖结构不对称，应当考虑继发因素。最常见因素为晶状体源性，如晶状体悬韧带松弛或不全脱位。见图 1-3-1。由于左眼角膜没有水肿，瞳孔没有散大，缺乏急性发作的临床体征，考虑慢性无症状性起病。

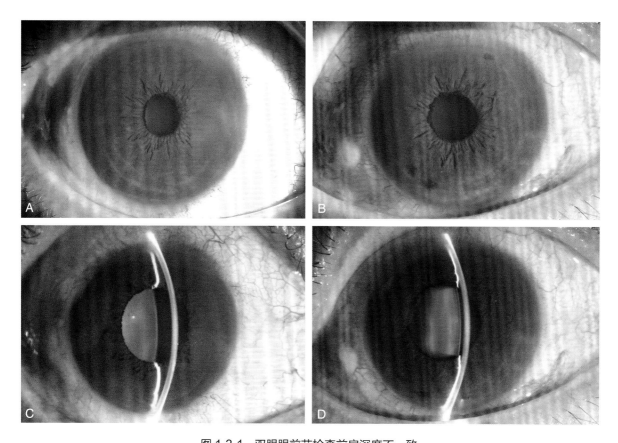

图 1-3-1 双眼眼前节检查前房深度不一致

A~D:双眼前房深度不对称。右眼前房深(A、C),左眼前房浅(B、D)。左眼角膜无水肿,瞳孔无散大,虹膜未见萎缩灶。

初步诊断:①继发性慢性闭角型青光眼 os;②晶状体不全脱位 os。

进一步检查:由于左眼前房太浅,无法行房角镜检查,遂行双眼 UBM 检查。检查发现,双眼前房深度不一致,左眼前房浅、房角关闭、晶状体不全脱位。支持上述诊断。见图 1-3-2。

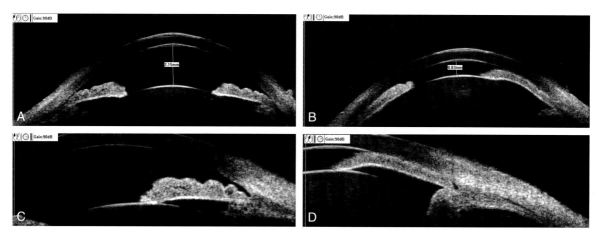

图 1-3-2 双眼 UBM 检查

A~D:UBM 检查,右眼(A、C)前房深度 2.15mm,左眼前房深度 0.83mm。左眼除 3~5 钟点外晶状体脱位(D 图示意该钟点处晶状体悬韧带回声不见)、房角关闭(B、D)

追问病史:经常打羽毛球。

进一步处理:摘除左眼晶状体。

病例三带来的启示:当双眼前房深度不对称的时候,一定要查找继发因素,最常见是晶状体源性。原因可能与外伤有关(尽管无主诉)。UBM 能提供关于前房、房角、晶状体等方面的信息,对诊断帮助很大。

典型病例四

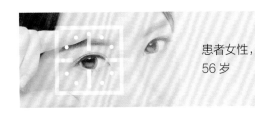

患者女性,56 岁

主诉	左眼红痛、失明 1 个月	
视力	右眼 0.4	左眼无光感(NLP)
眼压 /mmHg	右眼 18	左眼 56

诊治过程:左眼显然是"急性发作"了,支持体征:视力下降、眼压高、角膜水肿、瞳孔散大、虹膜膨隆、周边前房浅,见图 1-4-1。但是原发性还是继发性呢? 体征一:裂隙灯下对侧眼中央和周边前房深度与发作眼类似;体征二:房角镜检查,右眼:N4(开放,C/D 0.1)。尽管左眼角膜水肿无法检查,但裂隙灯下可见周边前房和右眼一样浅。因此考虑原发性。

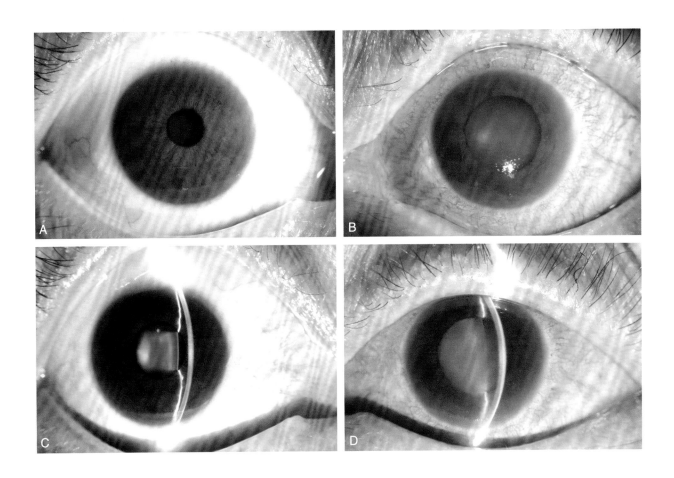

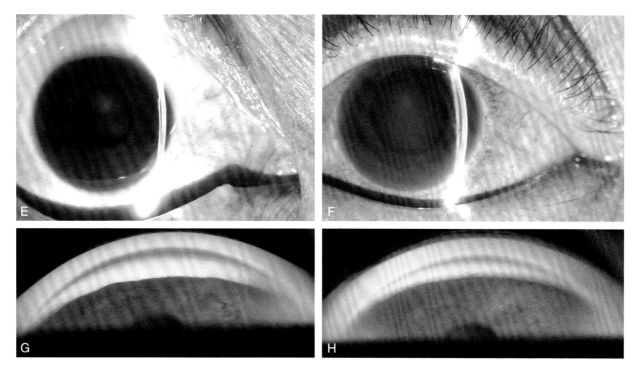

图 1-4-1　双眼裂隙灯和房角镜检查

A、C、E、G：右眼；B、D、F、H：左眼，急性发作，角膜水肿、瞳孔散大、前房浅。但对侧眼右眼中央和周边前房深度与发作眼类似；G、H：右眼房角镜检查，静态下 N4(G)，动态下开放(H)，记录为 N4(开放)。房角镜下 C/D 为 0.1。左眼因角膜水肿无法行房角镜检查

初步诊断：原发性急性闭角型青光眼（临床前期 od，急性发作期 os）。

进一步检查：①UBM 和 AB 超检查，明确前房深度、房角情况、眼轴、修正诊断；②给予抗炎药物减轻炎症反应；③降低眼压；④左眼待检查完善、炎症消退后再进一步处理。

UBM、AB 超和 AS-OCT 检查结果见图 1-4-2。支持初步诊断。

进一步处理：右眼激光周边虹膜切除术（laser periphery iridotomy，LPI），左眼因无光感，抗炎后行小梁切除术，或根据晶状体情况选择其他术式。

病例四带来的启示：遭遇"急性发作"，最先检查的应当是对侧眼，以明确"急性发作"眼是原发性还是继发性。本例患者的对侧眼，裂隙灯下中央和周边前房深度与发作眼类似，房角镜检查，也是窄角，检查结果记录为 N4(开放)；UBM 检查显示双眼前房深度基本对称、双眼均为窄角；A 超显示双眼均为短眼轴。即双眼具备相似的解剖结构（浅前房、窄房角、短眼轴），应诊断为原发性急性闭角型青光眼。另外，急闭危害很大，急闭发作后没有及时就诊，高眼压长达 1 个月，视力完全可以像这个患者一样失去光感。

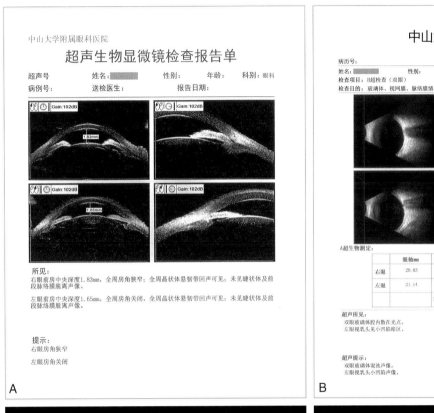

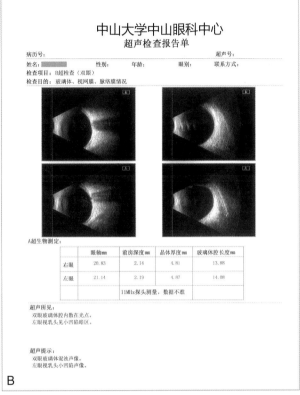

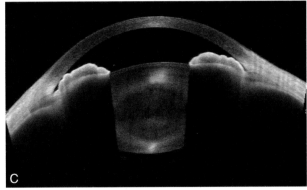

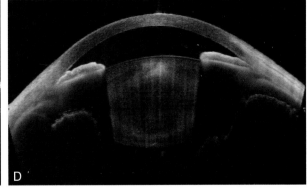

图 1-4-2　双眼 UBM、AB 超和 AS-OCT 检查

A：UBM 结果显示前房深度右眼 1.83mm，左眼 1.65mm。双眼前房深度相差 0.18，考虑到左眼可能因角膜水肿测量有误差，双眼前房深度可以考虑基本对称。双眼房角形态均为窄角，右眼房角狭窄，左眼房角粘连；B：A 超结果显示右眼 20.83mm，左眼 21.14mm，双眼眼轴对称；C、D：AS-OCT 检查显示双眼虹膜均呈现膨隆型改变

典型病例五

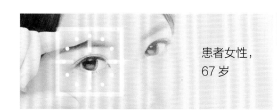

患者女性，67岁

主诉	左眼突发眼痛、头痛，左额部有碰撞史	
视力	右眼 0.7	左眼 0.03
眼压 /mmHg	右眼 18	左眼 44

眼前节相关检查结果如图 1-5-1。

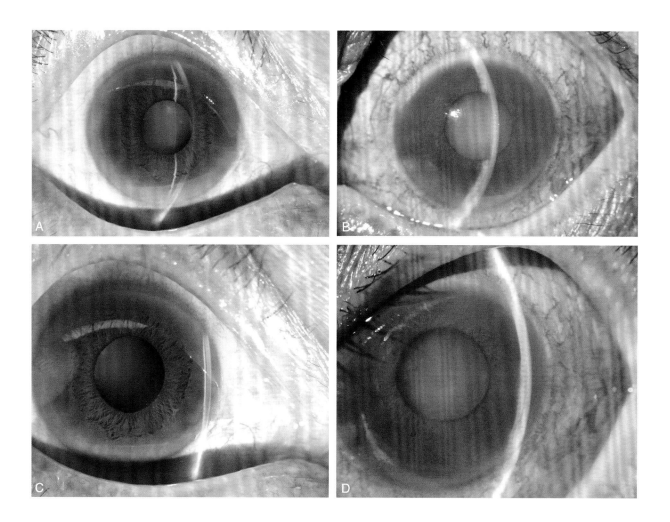

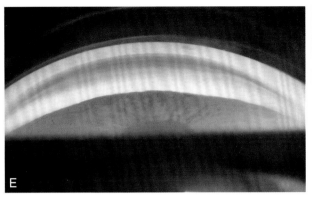
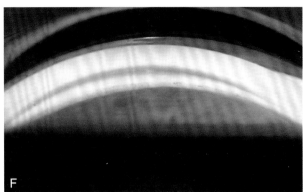

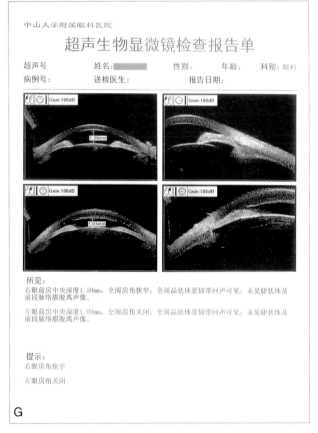

图 1-5-1　双眼眼前节相关检查

A、C:右眼中央前房深度正常(A),周边前房浅(C);B、D:左眼急性发作,角膜水肿、瞳孔散大、中央前房浅(B),周边前房也浅(D);E、F:右眼房角镜下 N4(E),动态下开放(F),记录为 N4(开放)。左眼角膜水肿及前房太浅无法检查房角镜;G:UBM 示意双眼前房深度不对称,右眼 1.59mm,左眼 1.03mm;右眼房角狭窄,左眼房角关闭

诊治过程:这个病例和病例四类似,看眼前节照片就知道左眼也是"急性发作"了。同样的问题还是"原发还是继发"。这里非常关键的一点就是看对侧眼的情况。该例患者对侧眼在裂隙灯下周边前房深度也是浅的,房角镜和 UBM 下也是浅前房、窄房角。也就是说,双眼本身就具备闭角型解剖结构。现在左眼在此基础上发生了继发性改变(双眼房角深度不对称,相差超过 0.2mm)。所以左眼有混合因素。追问病史,患者左额部有碰撞史。高度怀疑外伤所致晶状体悬韧带的松弛或不全脱位。因此:

初步诊断:①混合型青光眼(原发性 + 继发性急性闭角型青光眼)os;②原发性急性闭角型青光眼(临床前期)od;③晶状体不全脱位或悬韧带松弛 os。

处理意见:右眼 LPI;左眼抗炎药物减轻炎症反应;降低眼压;完善检查,择期晶状体摘除手术。

病例五带来的启示:该病例是病例三和病例四的结合。急性闭角型青光眼(急闭)有原发急闭和继发

急闭。原发急闭是双眼具备相似的解剖结构基础上发生的青光眼,双眼都需要处理,如病例四。继发急闭通常单眼发病(亦有双眼同时发生者)。当前房深度双眼不对称的时候,两眼相差 0.2mm 以上,一定要查找继发因素,继发因素很多,最常见是晶状体源性、炎症、药物、肿瘤、真性小眼球等。处理原则以解决继发因素为主。另外,当在双眼具备相似的解剖结构基础上发生的继发改变,应当考虑为混合因素,如病例五。

典型病例六

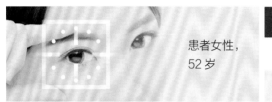

患者女性,52 岁

主诉	右眼红痛视力下降 1 个月	
视力	右眼 0.02	左眼 0.7
眼压 /mmHg	右眼 44	左眼 18

眼前节相关检查结果如图 1-6-1。

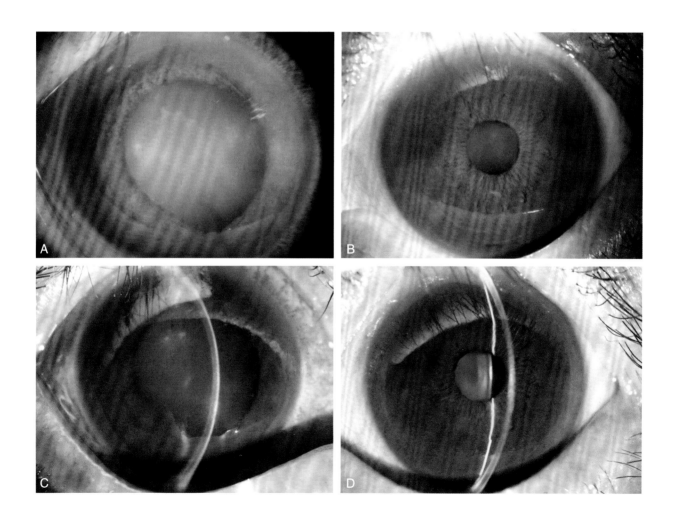

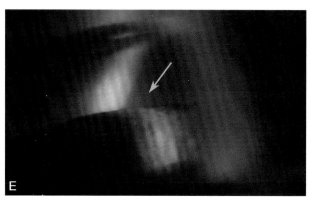
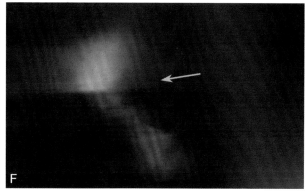

图 1-6-1　双眼眼前节照相和房角镜检查

A、C:右眼"急性发作"表现:角膜水肿、前房浅、瞳孔散大、青光眼斑;B、D:对侧眼为左眼,周边虹膜膨隆、前房浅、具备闭角型解剖特点;E、F:左眼房角镜检查,静态下虹膜高隆,房角狭窄(E),动态下房角开放(F),为 N4(开放)。右眼因角膜水肿无法进行房角镜检查

　　诊治过程:根据上面的病史、眼前节照相、对侧眼(左眼)房角镜检查结果,参考病例四、病例五的启示,初步诊断原发性急性闭角型青光眼(急性发作期 od,临床前期 os)似乎没有什么问题。为了确诊,行 UBM 检查也发现双眼窄房角、前房深度基本对称。支持原发性诊断。见图 1-6-2A。

　　进一步检查:A 超,惊奇地发现这是一例真性小眼球患者! 见图 1-6-2B。回过头为患者拍了个眼外观照,小眼球的感觉就在眼前! 见图 1-6-2C。

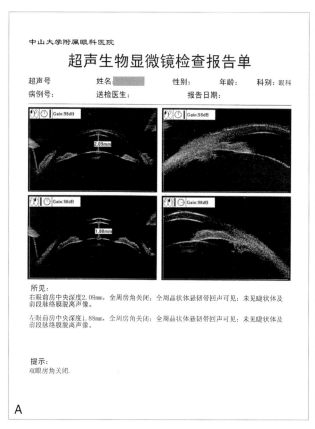

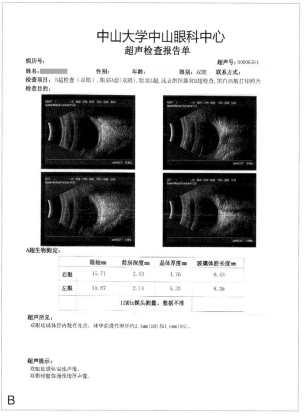

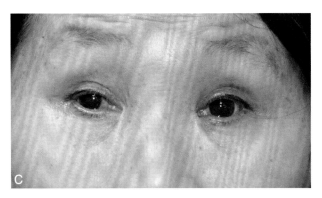

图 1-6-2　双眼 UBM、AB 超和眼外观照相检查

A:UBM 显示双眼房角窄、关闭,前房深度基本对称,右 2.09mm,左 1.88mm;B:A 超
检查发现右眼眼轴 15.71mm,左眼为 15.87mm;C:双眼呈现"小眼睛"外观

修正诊断:①真性小眼球继发性急性闭角型青光眼(急性发作期 od,临床前期 os);②真性小眼球 ou。

处理意见:经睫状体平坦部玻璃体切割术(pars plana vitrectomy,PPV)联合经睫状体平坦部晶状体切除术(pars plana lensectomy,PPL)od,LPI os。手术后眼外观照见图 1-6-3。

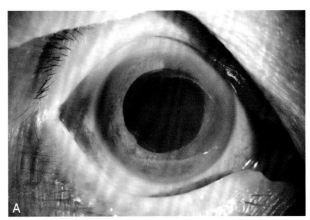
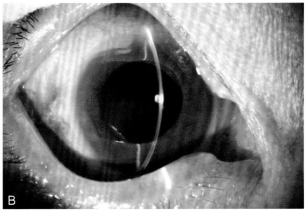

图 1-6-3　右眼 PPV+PPL 术后

A、B:右眼 PPV+PPL 顺利完成。瞳领区清亮,晶状体缺如

病例六带来的启示:真性小眼球患者通常前房深度比正常人异常浅,比如有一例患者右眼 1.38mm、左眼 1.27mm,这很容易引起医师们的注意。但眼轴短、前房却不浅的确比较少见。本例患者前房深度右眼竟然还有 2.09mm、左眼也有 1.88mm,这极易让医师们忽视眼轴的检查。如果本例没有做 A 超检查、而安排了常规右眼小梁切除术,结果是不堪设想的。A 超提供眼轴、B 超提供眼后段情况、UBM 提供前房深度,是诊断和治疗十分重要的工具。要细致检查体征和完善检查,不要忽略一些平时不起眼的检查。

真性小眼球继发性急性闭角型青光眼是罕见且十分特殊的病例[9,10],发病机制复杂、滤过性手术风险极高。要先处理未发作眼,防止在发作眼治疗期间发作。真性小眼球继发急闭,要探讨安全、有效的手术方式,应避免滤过性手术,将风险降到最低。手术方式,应根据具体情况分析后定夺,从眼后段行晶状体咬切(保留晶状体前囊膜与否)联合前节玻璃体切除,或者经睫状体扁平部前节玻璃体切除联合超声乳化白内障吸除术等都是可以考虑的术式,是否 I 期植入人工晶状体或如何植入人工晶状体尚有不同的争议。

典型病例七

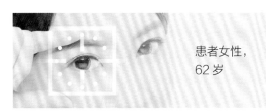

患者女性，62岁

主诉	左眼压高 1 年多无法控制	
视力	右眼 0.04	左眼 手动 / 眼前
眼压 /mmHg	右眼 12	左眼 40

眼部检查：右眼白内障很重，后囊下混浊为主，眼底窥不清。左眼人工晶状体（IOL）眼，眼底呈现高度近视改变。

诊治过程：左眼为何眼压高？诉 Phaco+IOL 前没有眼压高过，但也有可能是正常眼压性青光眼（normal tension glaucoma，NTG）/POAG、但术前没有发现。可以参考眼底杯盘比，但左眼眼底呈现高度近视改变，视盘淡白、凹陷不明显，较难判断视神经损害程度，加上目前视力仅有手动 / 眼前，无法做视野，所以很难确定左眼白内障手术前就存在青光眼。那到底什么原因导致眼压高呢？还有什么检查可以进一步帮助诊断？房角镜检查就是本例最适宜的检查，结果见图 1-7-1。

追问病史：右眼 20 年前受伤（拳头伤），左眼 30 年前受伤（自己跌倒撞伤）。

进一步检查：行 UBM 检查，证实房角后退、虹膜根部离断的事实。见图 1-7-2。

最终诊断：①继发性开角型青光眼 os；②陈旧性眼挫伤合并房角后退 ou；③混合型白内障（老年性 + 并发性）od；④ IOL 眼 os；⑤高度近视眼底病变 ou。

处理意见：右眼：如果视网膜视力计检查（retinometer，预测白内障手术后视力的检查）视力有提高，可考虑白内障摘除。术前角膜内皮检查，确定角膜内皮计数是否能耐受手术。左眼：药物先降低眼压，如果眼压无法控制，考虑抗青光眼手术。

病例七带来的启示：在这个例子中，房角镜检查起着关键的作用。发现房角后退是导致眼压增高的原因，也追溯到既往的外伤病史。

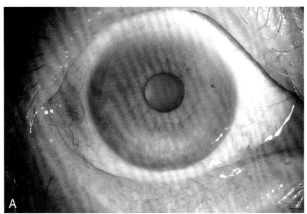
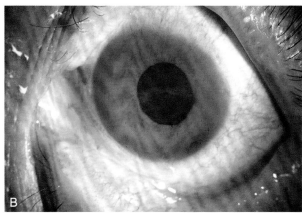

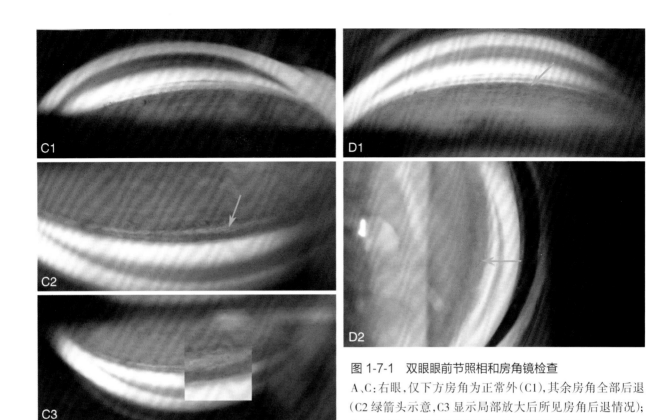

图 1-7-1　双眼眼前节照相和房角镜检查

A、C：右眼，仅下方房角为正常外（C1），其余房角全部后退（C2 绿箭头示意，C3 显示局部放大后所见房角后退情况）；B、D：左眼，全周房角后退（D1、D2 绿箭头示意）

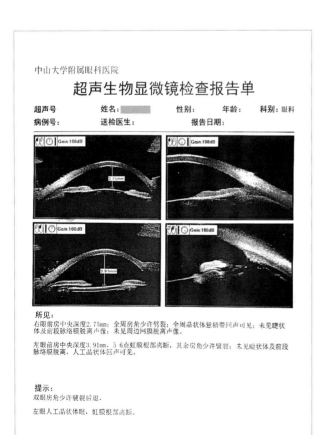

图 1-7-2　UBM 检查证实有外伤性房角损伤

UBM 检查，发现双眼房角有劈裂、后退，左眼还有虹膜根部离断

典型病例八

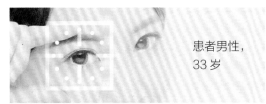

患者男性，
33岁

主诉	双眼反复胀痛、视力下降10个月	
视力	右眼0.03	左眼0.2
眼压/mmHg	右眼39（三种降眼压药物下）	左眼11（三种降眼压药物下）

眼前节相关检查结果如图1-8-1。

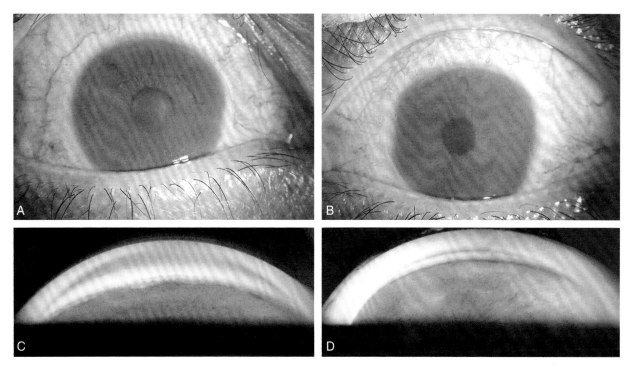

图1-8-1　双眼眼前节照相和房角镜检查

A、C：右眼，角膜水肿，细小类羊脂状KP(+)(A)。房角镜静态下全周周边部虹膜呈现炎症外观，色素脱落明显，周边部虹膜不规则山峰状隆起，粘连至小梁网上，多量污秽色素沉积在小梁网上(C)；B、D：左眼角膜轻度水肿，细小类羊脂状KP(+)(B)，房角镜静态下全周虹膜平坦，虹膜呈现炎症外观，色素脱落明显，周边部虹膜有波浪状起伏，但全周仍可见睫状体带(D)

诊治经过：患者双眼葡萄膜炎反复发作，发作时角膜水肿，类羊脂状KP阳性。见图1-8-1A、B。每次炎症时眼压高达50^+mmHg。每次给予甘露醇静滴、全身激素静滴、局部激素+降眼压药，眼压可控制。如此反复了好几年。

初步诊断：葡萄膜炎继发性青光眼ou。

但为何三种降低眼压药物下右眼眼压不能控制、左眼可以控制呢？房角镜检查解释了这个原因：右眼全周房角不规则粘连关闭，而左眼房角仍开放，尚未粘连。见图1-8-1C、D。长期、反复的炎症就是导致房角粘连、小梁网功能遭受损害的原因。

处理意见：右眼需抗青光眼手术干预，术后继续抗炎治疗；左眼可继续药物降眼压治疗。

病例八带来的启示：房角镜检查通常是揭开眼压升高的秘密武器。

典型病例九

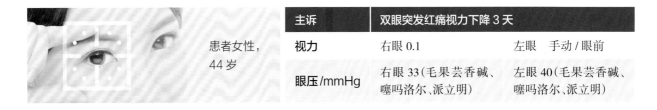

主诉	双眼突发红痛视力下降3天	
视力	右眼 0.1	左眼 手动/眼前
眼压/mmHg	右眼 33（毛果芸香碱、噻吗洛尔、派立明）	左眼 40（毛果芸香碱、噻吗洛尔、派立明）

眼前节相关检查结果如图 1-9-1。

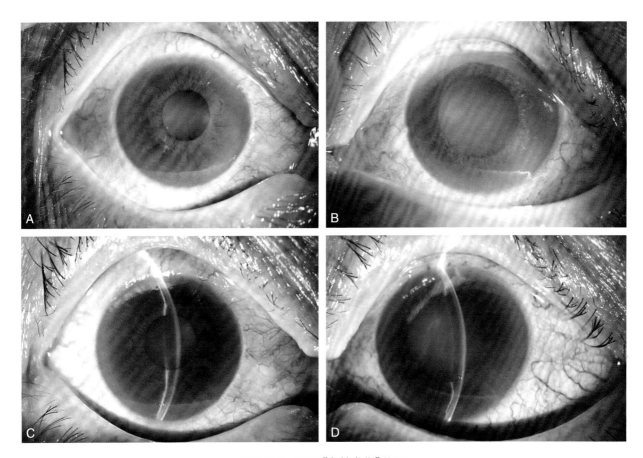

图 1-9-1 双眼"急性发作"体征

A~D：双眼均表现"急性发作"体征：角膜水肿、瞳孔散大、前房浅。右眼（A、C），左眼（B、D）。右眼瞳孔已经缩小（当地病历记录为瞳孔散大 5mm×5mm 大小），左眼瞳孔散大仍明显

诊治经过：根据症状、体征，又是一例急闭！

初步诊断：原发性急性闭角型青光眼（急性发作期）ou。

　　但本例是双眼同时发病！原发急闭一般单眼发病,或者双眼先后发病,很少双眼同时发病。需要查找能够导致双眼同时房角关闭的局部或全身情况。因角膜水肿无法行房角镜检查,于是行 UBM 检查。结果发现:双眼前房均浅,双眼睫状体脱离。见图 1-9-2。能够引起双眼睫状体脱离的病变通常需要考虑来自眼后段的疾病,尤其是炎症性疾病。于是立即行眼底彩照、B 超、眼底荧光造影(FFA)、OCT 等相关检查,发现双眼局部视网膜脱离、脉络膜脱离,视盘血管扩张、渗漏,后极部多灶性视网膜色素上皮损害,视网膜神经上皮层脱离等。见图 1-9-3。

　　修正诊断:Vogt- 小柳原田综合征(Vogt-Koyanagi-Harada syndrome,VKH)继发性急性闭角型青光眼 ou。

　　处理意见:抗炎为主。局部、全身糖皮质激素治疗。

　　病例九带来的启示:双眼同时发生的继发性急性闭角型青光眼,需要寻找来自全身或局部的病变,炎症性病变是最常见的原因之一,如 VKH[11]。另外全身使用过某些药物如抗胆碱药物(阿托品)、磺胺衍生物(磺胺类抗生素、乙酰唑胺和氢氯噻嗪类利尿剂等)、抗抑郁药物(文拉法辛、帕罗西汀等)、喷雾剂(如异丙托溴铵、β 受体激动剂等)、托吡酯、华法林、其他一些全麻药等,也可引起双眼同时发作的急闭[12]。排除诊断需要借助影像学检查手段,包括 UBM 检查、眼底彩照、B 超、FFA、OCT 等。

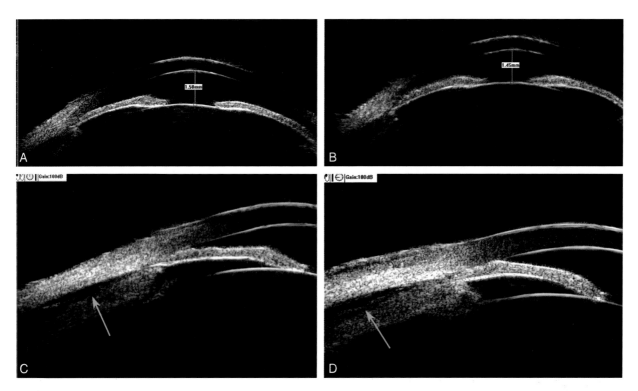

图 1-9-2　双眼 UBM 检查
A~D:UBM 检查,发现双眼前房均一致浅,右眼 1.50mm(A),左眼 1.45mm(B);双眼睫状体脱离(绿箭头),右眼(C),左眼(D)

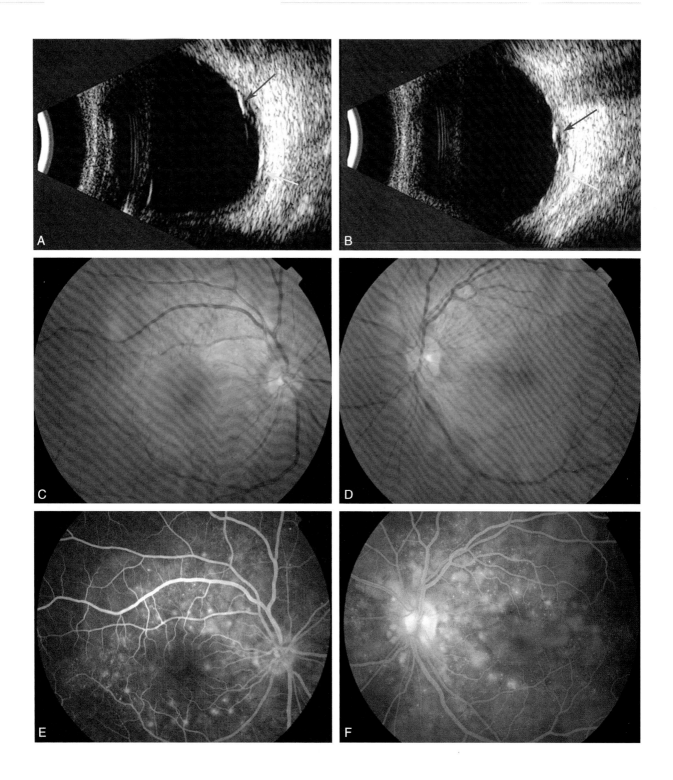

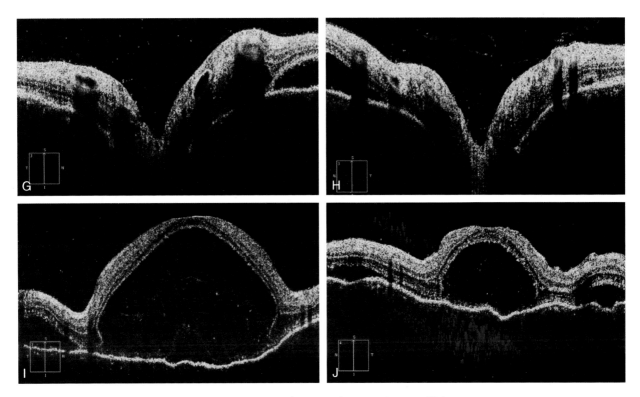

图 1-9-3　双眼眼底彩照、B 超、FFA 和 OCT 检查

A、C、E、G、I：右眼；B、D、F、H、J：左眼。B 超(A~B)提示双眼局部视网膜脱离(红箭头)、脉络膜脱离(黄箭头)；眼底彩照(C、D)和 FFA(E、F)显示，双眼视盘血管扩张、渗漏，后极部多灶性视网膜色素上皮损害，荧光素渗漏，晚期多湖状视网膜神经上皮脱离；OCT(G~J)显示双眼视盘、黄斑区、后极部视网膜水肿、视网膜神经上皮层脱离

典型病例十

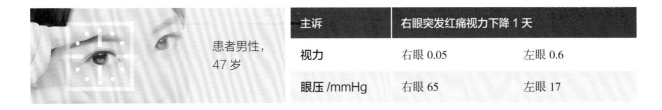

主诉	右眼突发红痛视力下降 1 天	
患者男性，47 岁		
视力	右眼 0.05	左眼 0.6
眼压 /mmHg	右眼 65	左眼 17

眼前节相关检查结果如图 1-10-1。

诊治经过：病史、眼部检查初步支持原发性急性闭角型青光眼(右眼急性发作期，左眼临床前期)诊断。由于前房极浅，无法行房角镜检查。行 UBM 检查，提示双眼前房深度分别仅有 1.03mm、1.15mm。见图 1-10-1。双眼对称性的极浅前房甚为少见，需要查找导致前房如此浅的原因。UBM 除提示虹膜与晶状体高度向前膨隆外，无法给出晶状体更多的信息。A 超提示晶状体厚。于是进行 AS-OCT 检查，见图 1-10-2，提示双眼球形晶状体。

最终诊断：①球形晶状体继发性急性闭角型青光眼(急性发作期 od，临床前期 os)；②球形晶状体 ou。

处理意见：双眼摘除晶状体。

病例十带来的启示：影像学检查对青光眼的诊断十分有价值。AS-OCT 功能类似 UBM(详见"第

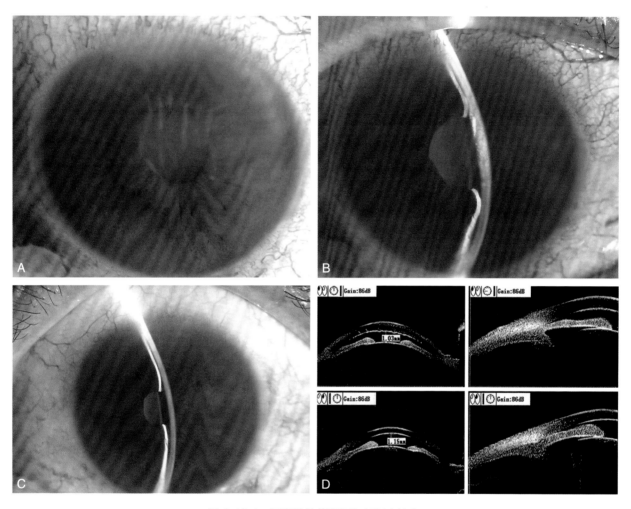

图 1-10-1　双眼眼前节照相和 UBM 检查

A:右眼急性闭角型青光眼发作表现,角膜水肿,急诊入院;B:发作眼前房极浅;C:对侧眼前房亦极浅;D:UBM 双眼前房右眼 1.03mm,左眼 1.15mm,前房角狭窄,虹膜显著向前膨隆,未发现晶状体脱位

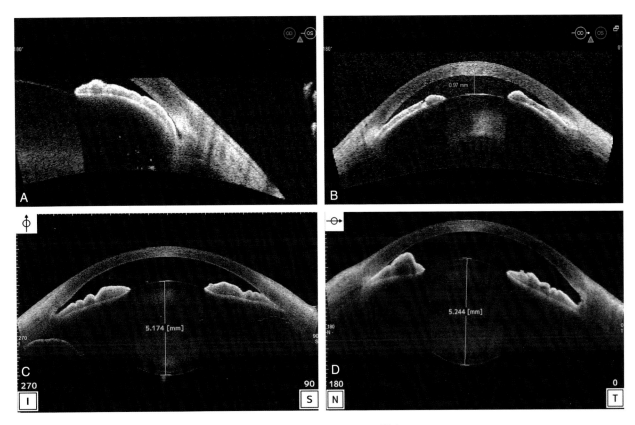

图 1-10-2　双眼 AS-OCT 检查

A~D：AS-OCT 提示双眼晶状体呈球形，右眼晶状体厚度为 5.174mm（C），左眼 5.244mm（D）。晶状体虹膜隔极度前移。270-90/I-S 表示从左至右分别代表下方和上方的房角；180-0/N-T 分别代表鼻侧和颞侧的房角

四章　AS-OCT 检查及其下的房角形态"），但无创、不接触，在临床上有着广泛的应用前景。目前扫频 AS-OCT 可以清晰扫描至晶状体后囊，并对晶状体进行分级，这对晶状体疾病的诊断很有帮助。

参 考 文 献

1. 中华医学会眼科学分会青光眼学组 . 原发性青光眼早期诊断的初步建议 . 中华眼科杂志，1987，23（1）：127.

2. 中华医学会眼科学分会青光眼学组 . 中国青光眼工作指南 . 中华眼科杂志，2005，41（12）：37-41.

3. 中华医学会眼科学分会青光眼学组 . 我国原发性青光眼诊断和治疗专家共识 . 中华眼科杂志，2008，44（9）：862-863.

4. 中华医学会眼科学分会青光眼学组，中华医学会中华眼科杂志编辑委员会 . 我国原发性青光眼诊断和治疗专家共识 . 中华眼科杂志，2014，50（5）：382-383.

5. Foster P J，Buhrmann R，Quigley H A，et al. The definition and classification of glaucoma in prevalence surveys. Br J Ophthalmol，2002，86（2）：238-242.

6. Prum BE，Jr.，Herndon LW，Jr.，Moroi SE，et al. Primary Angle Closure Preferred Practice Pattern（R）Guidelines. Ophthalmology，2016，123：P1-P40.

7. PPP European Glaucoma Society Terminology and Guidelines for Glaucoma，4th Edition - Chapter 3：Treatment principles and options Supported by the EGS Foundation：Part 1：Foreword；Introduction；Glossary；Chapter 3 Treatment principles and options. Br J Ophthalmol，2017，101：130-195.

8. Asia-Pacific Glaucoma Society. Asia Pacific Glaucoma Guidelines.3rd Edition. Amsterdam，Netherlands：Kugler Publications，

2016.

9. Yalvac IS, Satana B, Ozkan G, et al. Management of glaucoma in patients with nanophthalmos. Eye, 2008, 22 (6): 838-843.

10. Wu W, Dawson DG, Sugar A, et al. Cataract surgery in patients with nanophthalmos: results and complications. J Cataract Refr Surg, 2004, 30 (3): 584-590.

11. Datoo O'Keefe GA, Rao NA. Vogt-Koyanagi-Harada disease. Surv of Ophthalmology, 2017, 62: 1-25.

12. Lachkar Y, Bouassida W. Drug-induced acute angle closure glaucoma. Curr Opin Ophthalmol, 2007, 18: 129-133.

第二章

房角镜检查

房角镜检查是房角检查中最重要的手段[1-6]。它的优势在于:能够提供色泽信息如小梁网色素沉积、房角有无新生血管等;可以半定量、定性描述房角参数;能区分静态、动态下的变化;动态检查下,能真实反映房角关闭的情况。到目前为止,房角镜检查仍然是临床上诊断各类型青光眼最重要和最主要的手段,也是治疗的主要依据。

第一节 房 角 镜

房角的观察可以通过折射(透镜,直接房角镜)或反射(棱镜,间接房角镜)原理获得。见图 2-1-1。

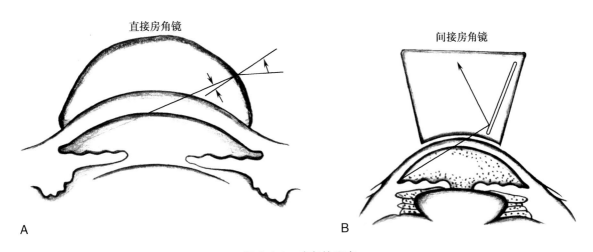

图 2-1-1 房角的观察
A:直接房角镜的工作原理;B:间接房角镜的工作原理

房角透镜,如 Koeppe 型房角镜,可直接观察到房角结构,主要用于小儿检查。见图 2-1-2。

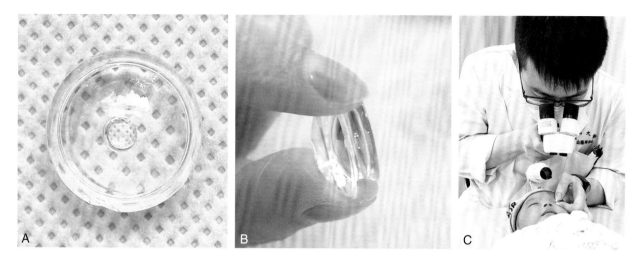

图 2-1-2　直接房角镜及检查体位

A~C:Koeppe 型房角镜的正面观(A),Koeppe 型房角镜的侧面观(B)。婴幼儿房角检查很困难,临床上主要采用全麻下手持裂隙灯检查,患者采用体位为仰卧位(C)。Koeppe 房角镜放置在眼球表面,可直接观察到房角结构

　　房角棱镜,原理是通过反射原理间接观察到房角,因此,看到的实际图像是相反方向的。有多个产品类型,包括 Goldmann、Volk、Zeiss、Posner、Sussman 型等。就镜面本身,房角镜有单面、双面、三面、四面、六面等多种规格。临床上最常用是单面房角镜。见图 2-1-3。针对微创手术、激光治疗、拆线、小儿检查等需求,也有一些特殊类型的房角镜。见图 2-1-4。

　　房角镜检查的体位有坐位和卧位。

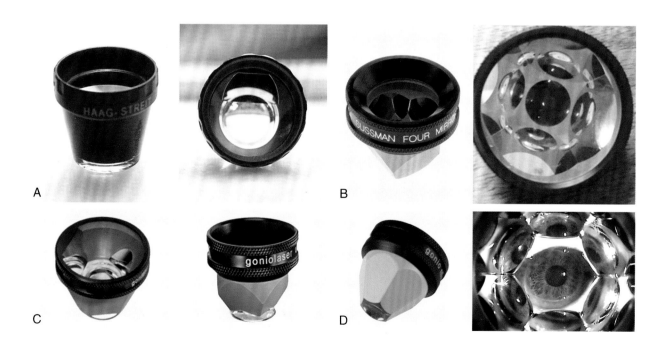

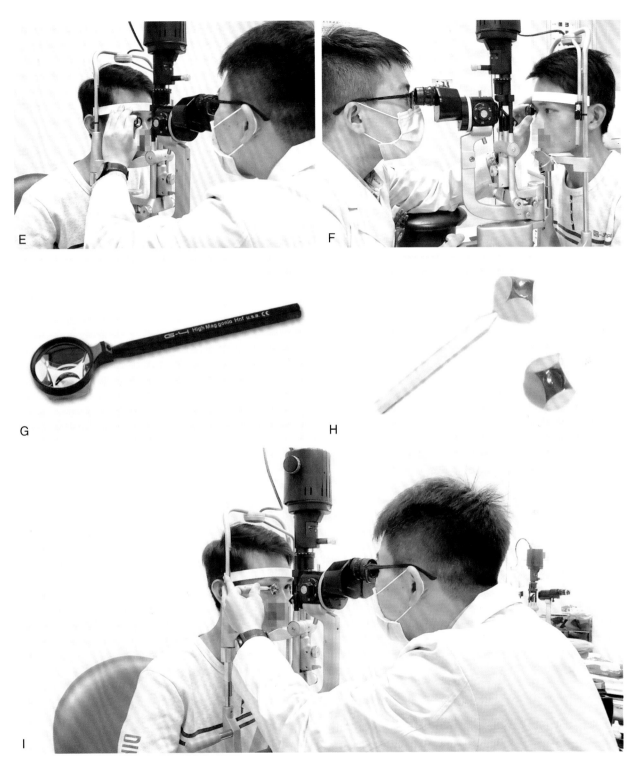

图 2-1-3 不同类型的间接房角镜及检查体位

A:Goldmann 型单面房角镜;B:Sussman 型四面房角镜;C:Volk 三面、四面房角镜;D:Volk 型六面房角镜;E~F:采用坐位进行房角镜检查。表面麻醉下,在裂隙灯下进行检查,房角镜需要通过凝胶接触角膜面;G:Volk 型四面手持房角镜;H:Zeiss 型单面手持房角镜;I:采用坐位进行手持房角镜检查。表面麻醉下,在裂隙灯下进行,房角镜可直接通过自身泪液贴附角膜面。图片 C、D、G 由英国豪迈授权使用

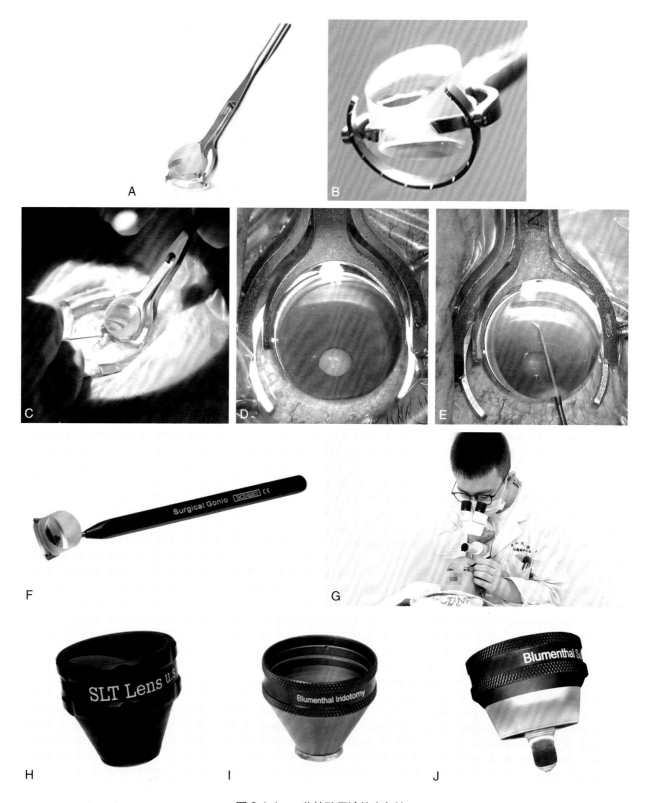

图2-1-4 一些特殊用途的房角镜

A~E:Volk型TVG手术房角镜,适用于直视下微创青光眼手术和所有房角术式。采用直接成像原理,正像,左右手通用;
F~G:SG型手术房角镜适用于房角手术和术后检查,由于镜头外轮廓小巧,特别适用于小儿患者和小睑裂。体位是仰卧位,
配合者可以坐位;H~J:激光手术房角镜。有小梁成形术(SLT)专用镜头(H)、周边虹膜切开镜(I)、拆线镜(J)。图片A、B、C、
F、H、I、J由英国豪迈授权使用

第二节　正常房角的解剖结构

正常的前房角有五个解剖结构:周边部虹膜、睫状体带、巩膜嵴(巩膜突,也称后界线)、小梁网、Schwalbe 线(前界线)。其中,最重要的结构是小梁网。小梁网分为上 1/3 小梁网(前部小梁网),色素少,和下 2/3 小梁网(后部小梁网),色素较多。下 2/3 小梁网,也称为功能小梁网,其内就是 Schlemm 管,看到功能小梁网代表房角开放。由于房角镜检查主观性较强,通常以看到巩膜嵴为标志,意味着能准确看到功能小梁网[5-7]。因此巩膜嵴是最重要的结构定位,是判断房角是否开放的重要标志,也是 UBM、AS-OCT 等房角结构定量测量的参照标志。见图 2-2-1~ 图 2-2-6。

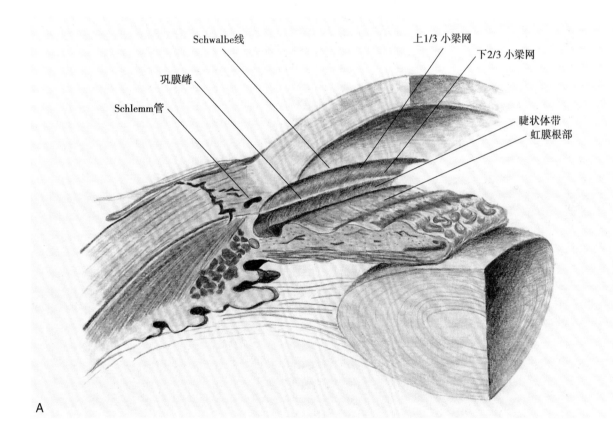

A

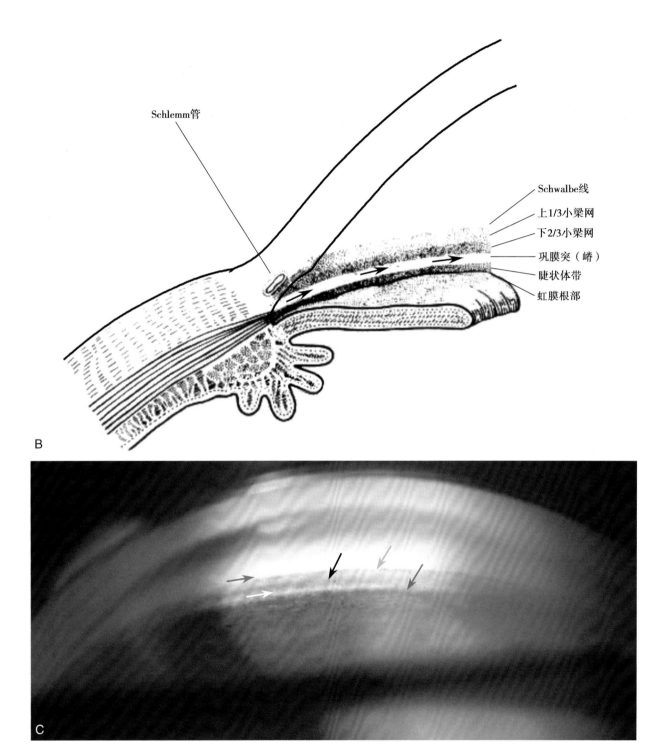

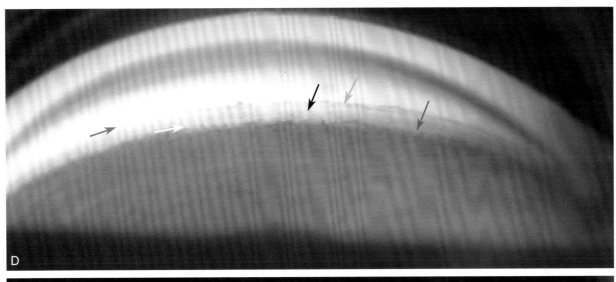

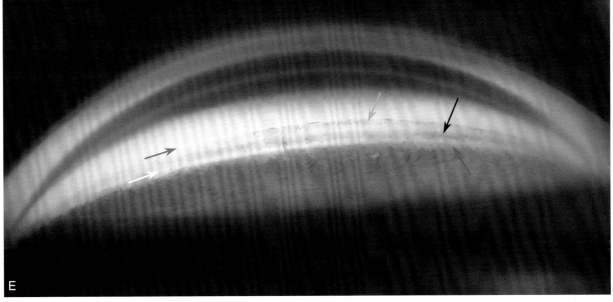

图 2-2-1 正常房角的结构

A:房角的主要结构示意图;B:正常人房角可见五个结构:Schwalbe 线、小梁网、巩膜突(嵴)、睫状体带、虹膜根部。小梁网分为色素较淡的上 1/3 小梁网和较多色素的下 2/3 功能小梁网。小梁网是房水外排最主要的通路,下 2/3 小梁网其内就是 Schlemm 管管腔;C:房角镜下,蓝箭头示意 Schwalbe 线,绿箭头示意色素较淡的上 1/3 小梁网,黑箭头示意较多色素的下 2/3 功能小梁网,白箭头示意巩膜嵴,红箭头示意窄睫状体带,部分被虹膜根部组织覆盖;D、E:同 C 图。小梁网色素均较 C 图所见淡

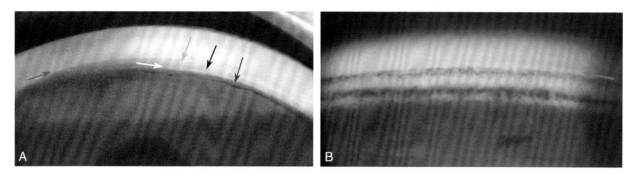

图 2-2-2　正常 Schwalbe 线

A:蓝箭头,一条白色半透明弧形稍凸的细嵴,就是 Schwalbe 线,是角膜与房角的交界区域,有一定的个体差异。绿箭头示意色素较淡的上 1/3 小梁网,黑箭头示意较多色素的下 2/3 功能小梁网,白箭头示意巩膜嵴,红箭头示意宽的睫状体带;
B:蓝箭头示意白色的 Schwalbe 线

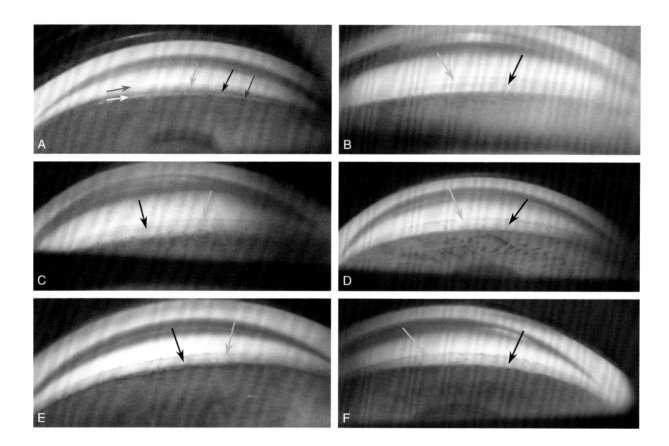

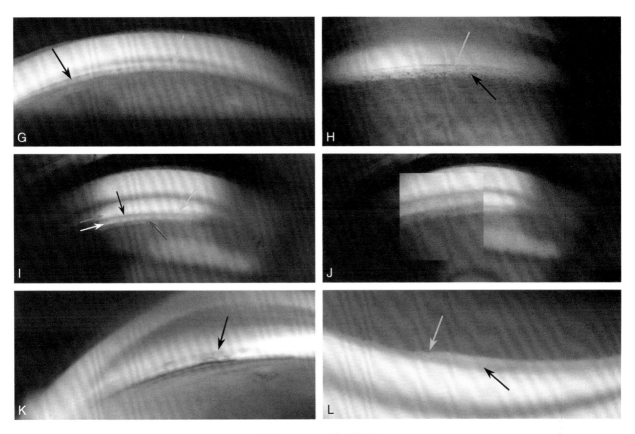

图 2-2-3 正常小梁网

A:房角镜下,蓝箭头示意 Schwalbe 线,绿箭头示意色素较淡的上 1/3 小梁网,黑箭头示意较多色素的下 2/3 功能小梁网,白箭头示意巩膜嵴,红箭头示意窄睫状体带,部分被虹膜根部组织覆盖;B~F:小梁网色素多少存在个体差异。有些人无论上 1/3 小梁网(绿箭头),还是下 2/3 功能小梁网(黑箭头),色素均较淡;G、H:色素略显污秽。绿箭头示意上 1/3 小梁网,黑箭头示意下 2/3 功能小梁网;I、J:有时候下 2/3 小梁网区域会显示充血(黑箭头),其实是它后面的 Schlemm 管充血所致。图中其他标识,蓝箭头示意 Schwalbe 线,绿箭头示意色素较淡的上 1/3 小梁网,白箭头示意巩膜嵴,红箭头示意窄睫状体带;K:黑箭头示意小梁网区域充血;L:黑箭头示意小梁网充血,绿箭头示意房角粘连与开放的交界点

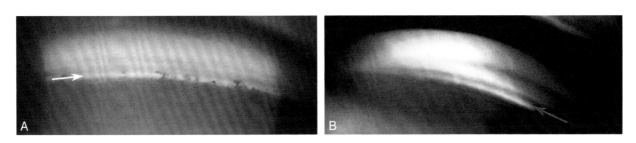

图 2-2-4 正常巩膜嵴

A~B:示意正常巩膜嵴外观(A 白箭头,B 红箭头),为一条稍突起的白色线或带

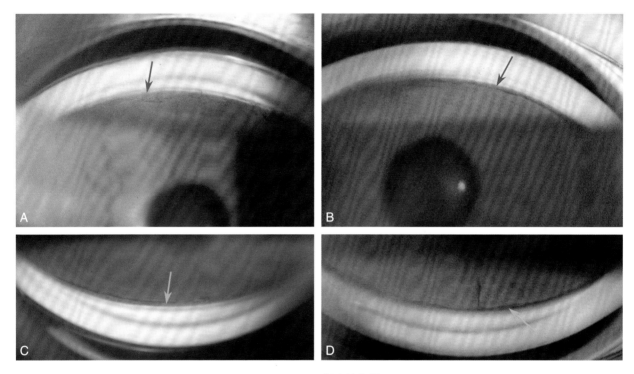

图 2-2-5　正常睫状体带

A:窄睫状体带(红箭头);B:宽睫状体带(红箭头);C、D:房角镜显示上方较宽的睫状体带(绿箭头)。1 岁左右房角隐窝发育完全、睫状体带裸露,它位于巩膜嵴后一条灰蓝色或暗棕色带。真正解剖学宽度取决于虹膜根部附止水平。亚洲人虹膜根部附止靠前,因此亚洲人睫状体带较窄

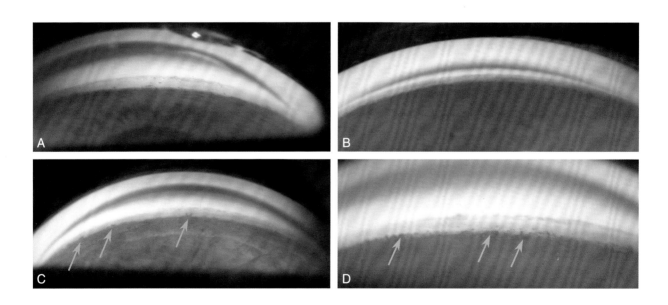

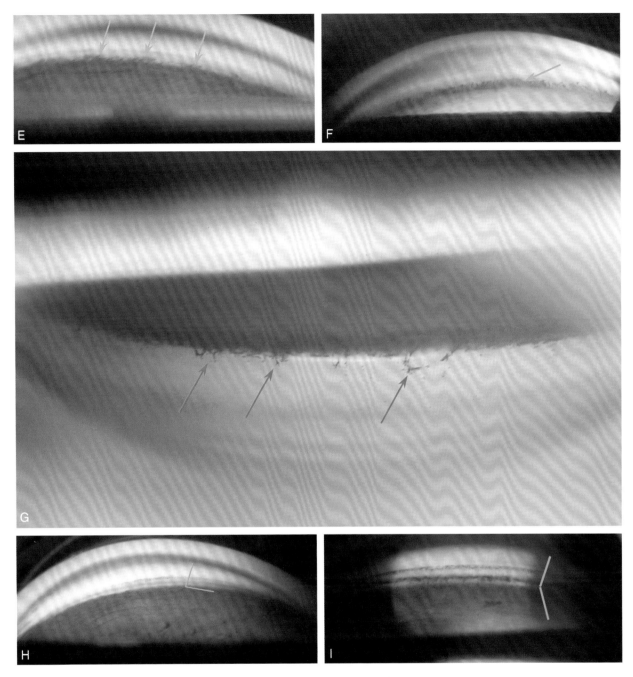

图 2-2-6 正常周边虹膜形态

A、B:正常人虹膜形态呈现平坦,一些正常人虹膜也可呈现轻微隆起或轻微凹陷,能清晰可见五个房角结构;C~F:有时候会看见少量残留的中胚叶组织(梳状韧带,C、D,绿箭头),较多的梳状韧带(E、F,绿箭头);G:蓝箭头示意梳状韧带;H:示意虹膜平坦;I:示意虹膜明显向后凹陷(绿色折线表达向下倾斜的虹膜形态)。图片 G 由周文宗主任医师提供

第三节　房角入口与房角宽窄

房角入口是指角膜 - 小梁网与周边虹膜两条假想切线的角度,房角入口大小可直接反映房角宽窄的情况,见图 2-3-1。

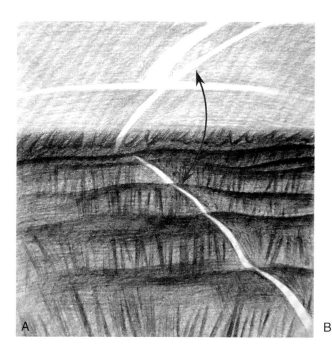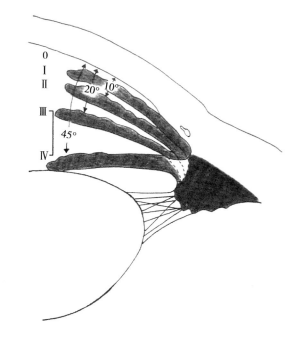

图 2-3-1　房角入口

A:房角入口是角膜—小梁网与周边虹膜两条假想切线的角度;B:按照 Shaffer 分级[8,9],房角入口可分为 0°~45°。一般认为 <20°(鸟嘴状)属可关闭窄房角;≤10° 被认为高危窄房角,不可避免会闭合,应进一步做动态检查

房角的宽与窄,取决于房角入口和周边虹膜的形态。周边虹膜的形态又与虹膜根部附止水平、睫状体的形态密切相关。临床上观察房角的宽与窄可通过观察房角入口、房角镜下所见、周边前房深度三个角度来表达。后两者将分别在本章第四节中房角镜静态检查和 Van Herick 分级[10]方法中阐述。

第四节　房角镜的检查

房角镜检查分为静态和动态检查。

一、静态检查

静态检查确定	宽角
	窄角

静态检查：是指行房角镜检查时，患者眼睛平视前方，检查者没有对眼睛施加任何压力，观察到房角的自然状况。它分出宽角、窄角。见图2-4-1。

宽角（W）：房角入口宽，虹膜平坦或略凹陷，检查者眼睛平视能见所有房角结构，反映正常人和开角型青光眼的状态。

窄角（N）：房角入口由于虹膜不同程度膨隆，以及由于虹膜根部附止水平不同、粘连以及睫状体前位/前旋或肥大等原因导致狭窄，不能窥见各级房角结构。国际上多用虹膜小梁网接触（iridotrabecular contact，ITC）即虹膜接触后部小梁网或更前的结构来表达窄角的定义[11]。反映闭角型青光眼的状态。窄角可分为NⅠ、NⅡ、NⅢ和NⅣ，也可表述为N1、N2、N3和N4。窄角的分级详见后面分级方法中阐述。

检查方法：患者双眼平视正前方，目光和检查者平齐为佳。裂隙灯光放在垂直于角膜缘的方向上，用短窄的小光束，避免棱镜倾斜、加压及光束经过瞳孔。

静态检查需要观察的内容：包括房角入口的宽度，周边虹膜形态，房角结构解剖标志的可见度等。

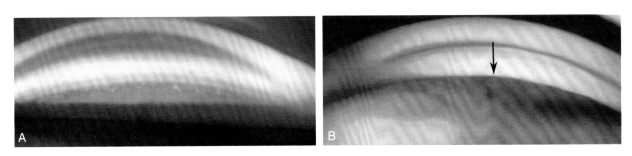

图2-4-1 宽角与窄角的区别

A：原发性开角型青光眼患者的房角，具有和正常人一样的外观，虹膜平坦，房角入口宽，可见全部房角结构；B：原发性闭角型青光眼患者的房角，周边虹膜膨隆，房角入口狭窄、不见房角结构（黑箭头以下未见任何房角结构）

二、动态检查

动态检查确定　开放

粘连（闭合）

动态检查：行房角镜检查时，检查者人为增加一定的压力，并适当增加光线照明度，增加房角深处结构的可见度，以确定静态检查发现的房角狭窄是接触性或是粘连性。如果能看到功能小梁网，意味着房角开放，否则为粘连（闭合）。

动态检查提供的是房角粘连与开放的情况，间接反映疾病的严重程度。粘连范围越大，通常意味着小梁网功能越差，临床上往往对应有更高的眼压、更大的杯盘比、更差的视野。

检查方法：向着房角镜面的同一方向转动眼球和加压。让患者眼睛向着镜面方向转动，同时手握房角镜向着同一方向对房角镜稍稍加压（以便增加房角的能见度）。

动态检查需要观察的内容包括虹膜根部附止位置，睫状体带宽度，虹膜周边前粘连的形态、位置与范围，以及房角结构的其他异常细微变化等。粘连的范围需要用钟点数来表达，注意间接房角镜下所见的图像为反向的。见图2-4-2~图2-4-4。

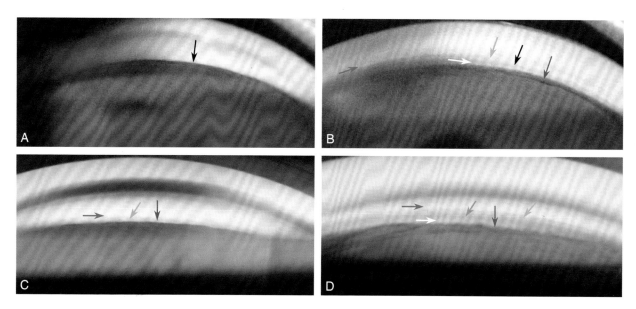

图 2-4-2　房角镜下的静态和动态检查所见示教 1

A、B:A 示意静态下虹膜高度膨隆(黑箭头),不见房角结构,记录为窄Ⅳ或 N4 ;B 示意动态下可见房角所有结构(红箭头示意睫状体带,白箭头示意巩膜嵴,黑箭头示意下 2/3 功能小梁网,较多色素,绿箭头示意上 1/3 小梁网,蓝色箭头示意Schwalbe 线);C、D:C 示意静态下虹膜中度膨隆,未见到功能小梁网以下结构(红箭头),可以见到 Schwalbe 线(蓝箭头)和上1/3 小梁网(色素淡,绿箭头),记录为窄Ⅲ或 N3 ;D:示意动态下房角开放,可见所有房角结构(不同颜色的标识同 B)

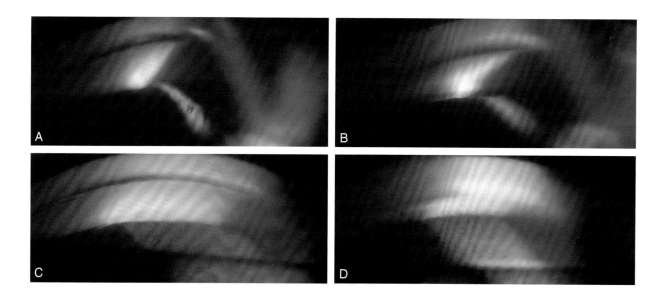

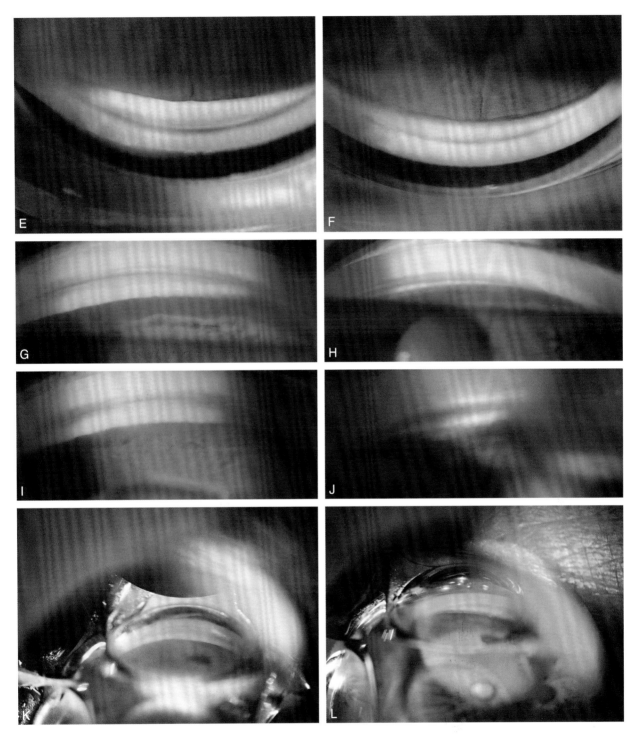

图 2-4-3　房角镜下的静态和动态检查所见示教 2

A、B:患者一,静态下虹膜高度膨隆,不见房角结构(A);动态下可见房角结构,可见充血的下 2/3 小梁网(B)。记录为窄Ⅳ或
N4(开放);C、D:患者二,静态下虹膜中度膨隆,不见房角结构(C);动态下可见房角结构,可见窄睫状体带(D)。记录为窄
Ⅲ或 N3(开放);E、F、G、H、I、J:同 A、B、C、D 表现;K、L:Zeiss 型房角镜观察静态(K)和动态(L)的表现。静态下不见所有房
角结构,动态下可见所有结构,为开放房角。记录为窄Ⅳ或 N4(开放)

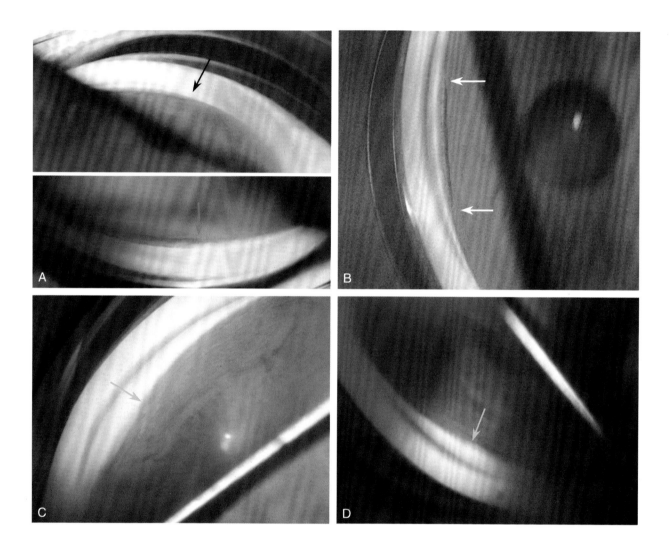

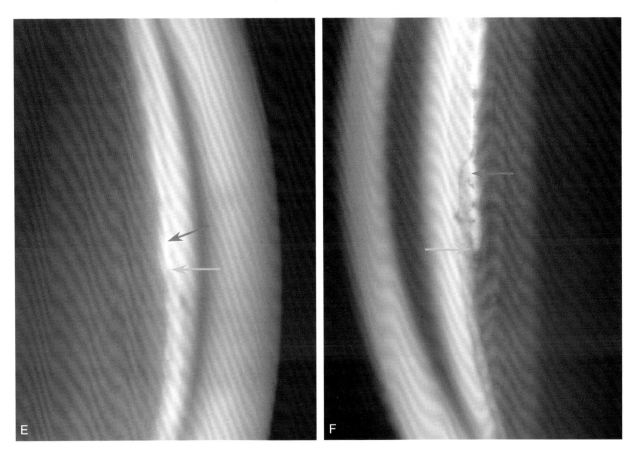

图 2-4-4　动态检查下的房角粘连

A:患者一,右眼,动态下显示粘连和开放,有明显的分界,分界点一个在 7 点钟(黑箭头),一个在上方 12 点钟(蓝箭头),因此粘连范围是 12~7 点钟,开放是 7~12 点钟;B:患者二,左眼,动态下粘连和开放的分界点在 2:30 点钟和 3:30 点钟,因此 2:30~3:30 点钟开放,3:30~2:30 点钟粘连;C~D:患者三,左眼,动态下粘连和开放的分界点,一个在 4 点钟,另一个是 2 点钟,因此动态下 2~4 点钟粘连,4~2 点钟开放;E~F:患者四,右眼,动态下,3~9 点钟粘连(绿箭头显示粘连与开放分界点),9~3 点开放,可见巩膜嵴(蓝箭头)

三、静态和动态检查的意义

正如第一章提到,眼前节影像学检查是诊断的基础:房角镜、UBM、AS-OCT 所观察到的宽角、窄角,决定了开角型还是闭角型;房角开放还是粘连,以及粘连的程度,结合杯盘比、视野等结果,决定了病情的轻与重(早期还是晚期);双眼的解剖指标是否一致,决定了原发性(双眼解剖结构一致)还是继发性(双眼解剖结构不一致)。事实上,房角镜的作用尤为突出。我国传统的原发性闭角型青光眼(primary angle-closure glaucoma,PACG)分类[1-4]主要是基于房角镜检查的结果。见表 2-4-1 和表 2-4-2。

表 2-4-1　静态与动态对应的临床意义

静态下	宽角(W)	与开角对应,如原发性开角型青光眼
	窄角(N)	与闭角对应,如原发性闭角型青光眼
动态下	开放	房角的粘连情况,间接反映疾病的严重程度,如:
	粘连	原发性慢性闭角型青光眼(早期 od 晚期 os)

表 2-4-2　房角镜下所见的主要四个方面

静态下	动态下	临床所见
W（宽角）	开放	见于正常人、POAG、NTG、OHT*
W（宽角）	粘连	见于炎症或其他原因导致，为继发性损害 **
N（窄角）	开放	见于高危房角（按照 ISGEO 分类，为可疑原发性房角关闭），常见于原发性急性闭角型青光眼的对侧眼（临床前期）
N（窄角）	粘连 1/4，1/2，3/4，全粘连	见于原发性闭角型青光眼的不同疾病时期

  *POAG：原发性开角型青光眼；NTG：正常眼压性青光眼；OHT：ocular hypertension，高眼压症
  ** 炎症导致的继发性损害，见图 2-4-5。

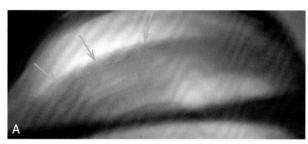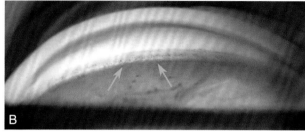

图 2-4-5　静态下宽角所见的粘连

A、B：静态下房角呈现宽角，虹膜平坦，可见五个房角结构。但可见到不同形状的周边虹膜前粘连（A 绿箭头，B 绿箭头之间）。最常见原因为炎症所致，为继发性损害

　　正如第一章已提到，ISGEO 对 PACG 提出不同的分类系统，按照疾病的自然病程将传统的 PACG 分成三个阶段[12]：①PACS；②PAC；③PACG。见表 2-4-3 和表 2-4-4。

表 2-4-3　ISGEO 分类

PACS	窄角、无粘连	没有青光眼性视神经损害证据
PAC	窄角、有粘连	没有青光眼性视神经损害证据
PACG	窄角、有粘连	有青光眼性视神经损害证据

表 2-4-4　我国与 ISGEO 诊断原发性青光眼

ISGEO 诊断	我国原发性闭角型青光眼	
	原发性急性闭角型青光眼	原发性慢性闭角型青光眼
PACS	临床前期	早期
PAC	先兆期	早期、进展期
PACG	慢性期、绝对期	进展期、晚期
APAC（AACC）*	急性发作期、缓解期	

  *APAC，acute primary angle closure；AACC，acute angle closure crisis

正如第一章也提到,眼前节影像学检查是治疗的依据。到目前为止,我国原发性青光眼诊断与治疗专家共识,手术指征仍然基于房角镜检查的结果[1-4]:房角粘连 <180°,选择周边虹膜切除术(激光或手术)或白内障超声乳化吸除联合人工晶状体植入术(有白内障手术指征);房角粘连 >180°,选择滤过性手术或青白联合手术(有白内障手术指征)。

临床上有两种特殊情况[13]:一是房角粘连超过180°,但没有出现显著的视神经功能损害。按照 ISGEO 分类,仍然归属于 PAC;二是房角粘连没有超过180°,但已经有显著的视神经功能损害。按照 ISGEO 分类,归属于 PACG。两种分类导致的处理有一定的不同。另外,随着超声乳化白内障手术技术和各种新型抗青光眼手术方式的开展,当今青光眼手术治疗已经发生了许多的变化。白内障超声乳化吸除联合人工晶状体植入术、透明晶状体的摘除、屈光性晶状体手术均已成为治疗青光眼手术的手段之一[14,15]。但无论如何,房角镜检查为各种手术方式提供了决策依据。

四、房角粘连的特点

原发性闭角型青光眼房角粘连通常呈现均匀一致的沿 Schwalbe 水平线的粘连或爬行粘连,房角干净、无炎症表现。早期可先出现锥状粘连、宽基底粘连(图 2-4-6)。

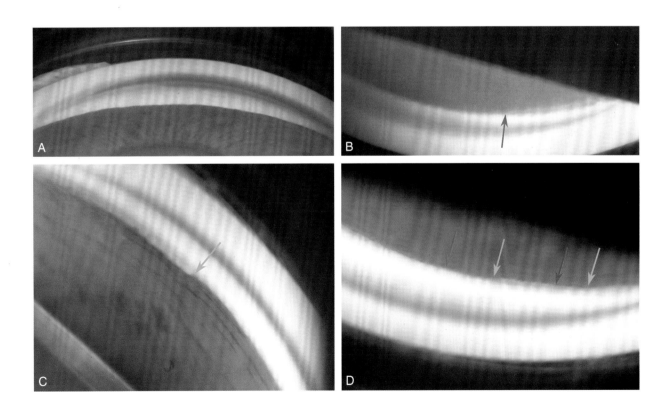

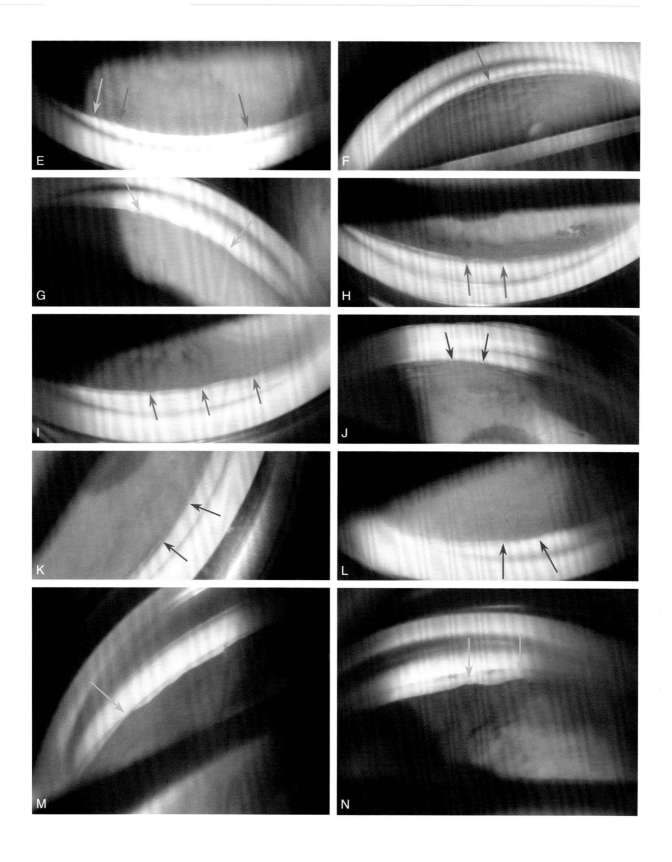

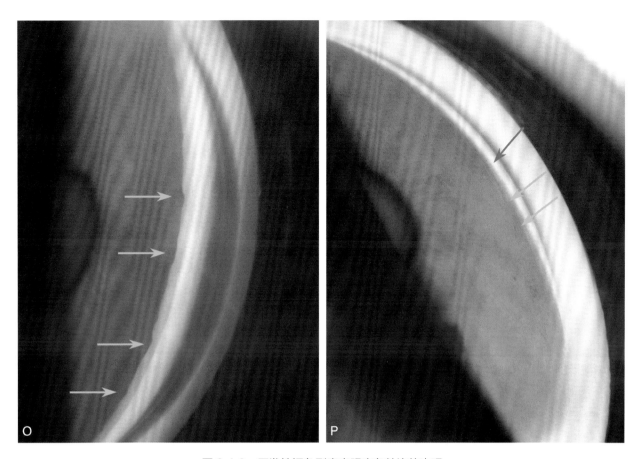

图 2-4-6 原发性闭角型青光眼房角粘连的表现

A:全周房角均匀一致的粘连,静态下完全看不到房角结构,为 NⅣ/N4;B:粘连与开放交界处(蓝箭头),蓝箭头左边均匀一致的粘连,右边房角开放;C:粘连与开放交界处(绿箭头),绿箭头右边均匀一致的粘连,左边房角开放;D:绿箭头与红箭头之间是开放的房角,左边绿箭头与深蓝箭头之间是粘连的部位,深蓝箭头往左,房角再次开放;右边红箭头与浅蓝箭头之间是逐渐爬行粘连的部位,浅蓝箭头往右房角再次开放;E:两蓝箭头之间粘连均匀一致,右边蓝箭头往右房角开放;左边蓝绿之间为开放的部位,绿箭头往左房角再次粘连;F:粘连与开放交界处(蓝箭头),蓝箭头左边均匀一致的粘连,右边房角开放,可见窄睫状体带和略充血的下 2/3 小梁网;G:两绿箭头之间示意从左到右的均匀一致的爬行粘连,房角干净;H:二个锥状粘连(蓝箭头);I:三个锥状粘连(蓝箭头);J~L:为宽基底粘连(两红箭头之间);M~O:一个或多个锥状粘连;P:两绿箭头之间为宽基底粘连,蓝箭头往左为均匀一致的房角粘连,蓝、中间绿箭头之间房角开放,右边绿箭头往右房角开放

继发性闭角型青光眼的房角粘连,则是超越 Schwalbe 线的粘连,通常是不一致、不均一的各种形态表现(图 2-4-7),而且房角多伴有原发病的痕迹,如炎症表现、色素沉着、房角挫伤、新生血管等。继发性闭角型青光眼多为单眼发病,另眼为宽角、开放。如环扎术后患者,术眼 360° 房角缩短、向前膨隆,最终房角全周粘连,而对侧眼为正常房角形态。继发性闭角型青光眼也可表现为双眼,如双眼葡萄膜炎继发性闭角型青光眼。积极寻找继发因素对诊断十分重要。详见"第六章 房角及其他眼前节继发性改变"。

原发性闭角型青光眼房角粘连,通常鼻侧先于颞侧粘连,颞下方最后;另外,房角粘连与开放的交界点,最常见是在两对角线上,如 1~2、4~5、7~8、10~11 点钟。当然 12 点和 6 点钟也是常见交界点。所以除了要学会上、下和两侧房角镜的检查,应学会 360° 全周完整检查,并在交界点处来回转动寻找交界点。见图 2-4-4A、C、D、E、F,图 2-4-6B、C、F,以及图 2-4-8。

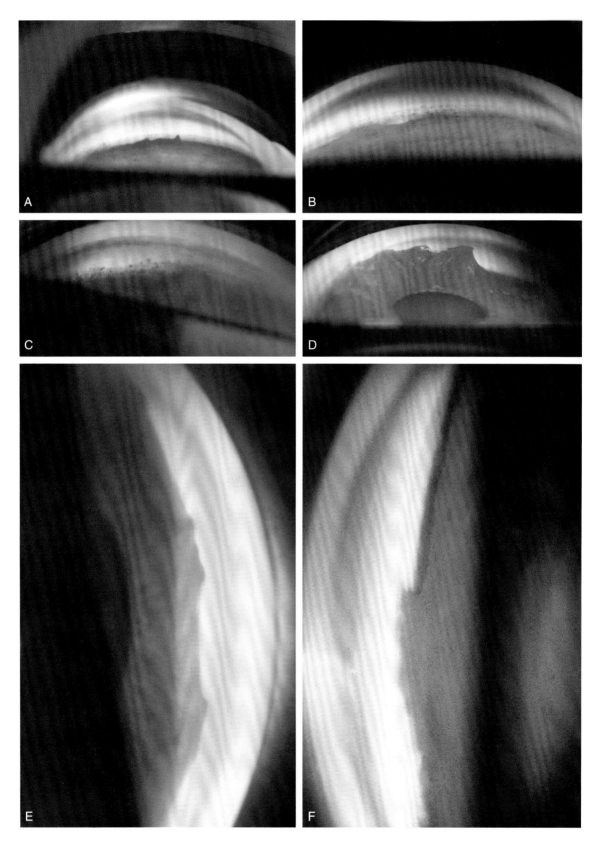

图 2-4-7 继发性闭角型青光眼房角粘连的各种不同表现

A:房角粘连呈现不规则锥状粘连;B、C:房角呈现不规则粘连,伴炎症外观;D、E:房角呈现山峦状不规则粘连;
F:房角呈现不规则局部粘连

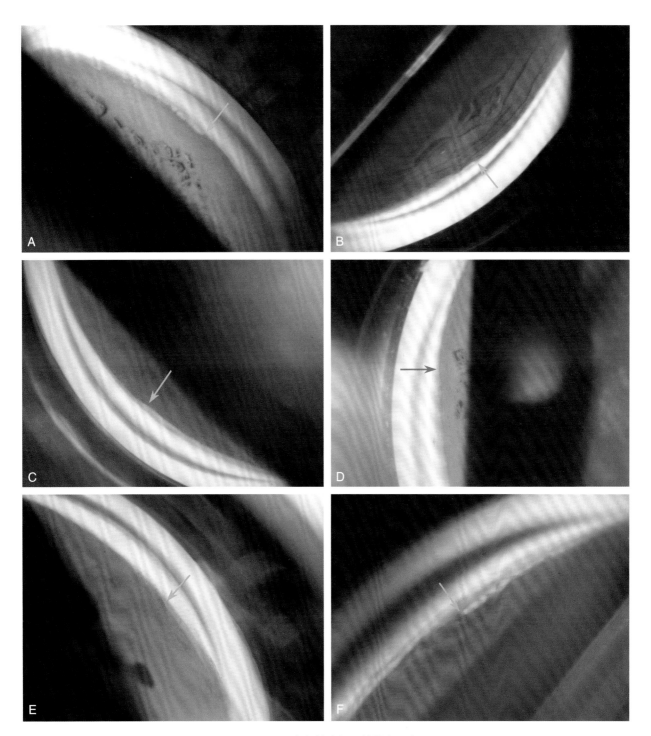

图 2-4-8 房角粘连与开放的交界点

A:粘连与开放的交界点在 7 点钟;B:交界点在 10 点钟;C:交界点在 2 点钟;D:交界点在 3 点钟;E:交界点在 7 点钟;F:交界点在 4 点钟

五、房角的分级检查

房角分级方法,是评价房角宽度的数字分级及其与房角潜在闭合可能性的相互关系。分级方法有 Van Herick 分级(1969)[10],Scheie 分级(1957)[16],Shaffer 分级(1960)[9],Spaeth 分级(1971)[17]。但事实上, Van Herick 分级属于周边前房深度分级,它通过评估周边前房深度初略判断房角宽窄。

1. Van Herick 分级[10]　评估周边前房深度,即颞侧角膜缘周边角膜内皮与周边虹膜前表面距离。用相当于角膜厚度(corneal thickness,CT)多少来表示。这实际上是利用裂隙灯初步判断房角宽与窄的方法。 <1/4CT 被认为是可关闭房角。见表 2-4-5 和图 2-4-9。

表 2-4-5　Van Herick 分级

基础	房角结构	分级(闭合可能性)
周边前房深度(CT,角膜厚度)	虹膜角膜同位	0(闭合)
	裂隙 <1/4CT	1(高度危险,可疑)
	1/4CT	2(可能)
	1/4~1/2CT	3(不可能)
	≥1CT	4

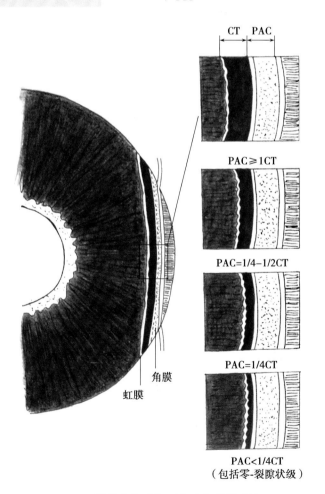

图 2-4-9　Van Herick 分级方法

Van Herick 分级(PAC,为周边前房深度;CT,为角膜厚度)

正如本章第三节提到,临床上观察房角的宽与窄可通过观察房角入口、房角镜下所见、周边前房深度三个角度来表达。这里提到的周边前房深度,就是利用 Van Herick 分级来进行描述的。

通过裂隙灯检查周边前房深度,可以快速初步判断房角是宽还是窄。如果是宽,可以把诊断缩小在"开角型青光眼、高眼压症、正常眼压性青光眼、正常人"的范畴。如果是窄,可以把诊断缩小在"闭角型青光眼"的范畴。这样,在繁忙的临床工作中,就可以节约很多时间,并能非常清晰地分类诊断患者。

但这个方法是有限度的,因为有些患者,周边前房深度看似不浅,房角镜下可能是窄;有些看似浅,房角镜下有可能却是宽角。导致这种现象的原因,正是我们在临床上诊断为"非瞳孔阻滞"或"联合机制"或"多种机制共存"型房角形态的患者。在本章第三节提到,房角的宽与窄,取决于房角入口和周边虹膜的形态。周边虹膜的形态又与虹膜根部附止水平、睫状体的形态密切相关。例如,当虹膜形态呈现高褶虹膜构型时,这类型的周边虹膜在裂隙灯下并不膨隆(即周边前房并不浅)而表现为宽角,但行房角镜检查时却发现房角呈现窄角。所以,对周边前房深度把握不准确时,建议进行房角镜检查。事实上,进一步确诊应通过房角镜、UBM 或 AS-OCT 等综合判断。

但无论如何,通过裂隙灯看周边前房深度判断房角宽与窄,能在短时间内分出绝大多数的患者是开角(宽角)还是闭角(窄角),在临床工作中是非常实用的。见图 2-4-10 和图 2-4-11。

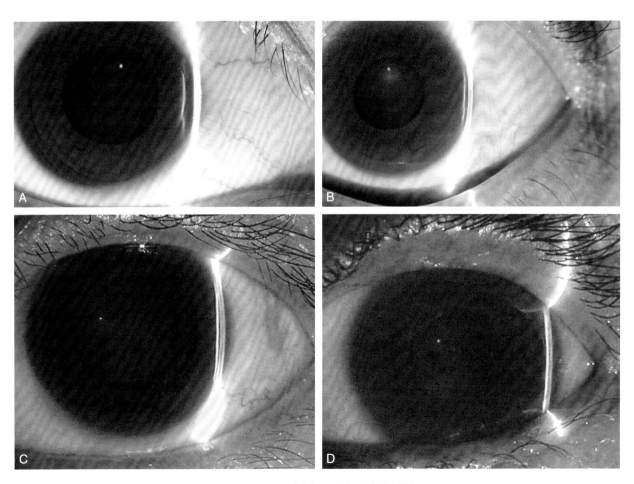

图 2-4-10 裂隙灯下房角宽窄的判断

A:按照 Van Herick 分级,正常人或开角型青光眼拥有较深的周边前房深度(>1CT);B:正常中年人的周边前房深度(>1/2CT);C:闭角型青光眼窄而浅的 <1/4CT 的周边前房深度;D:呈裂隙状(<1/4CT 至消失)周边前房的闭角型青光眼

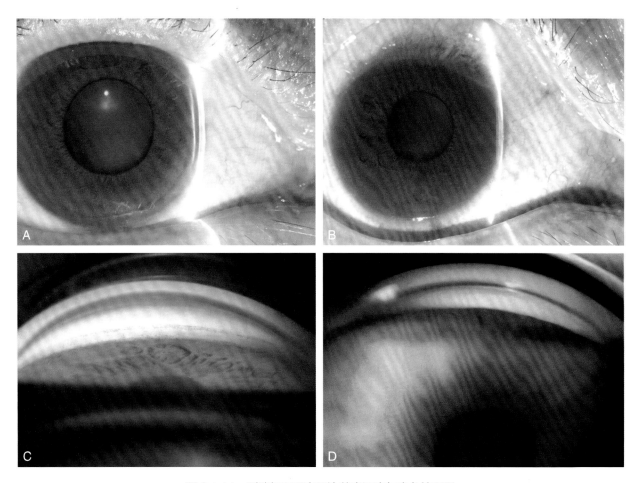

图 2-4-11 裂隙灯下观察周边前房深度与房角镜所见

A、C:按照 Van Herick 分级,周边前房深度 >1/2CT(A),对应的房角镜下检查为宽角(C),可见所有房角结构;B、D:周边前房深度裂隙状(<1/4CT~ 消失)(B),对应房角镜下检查为窄角(D),不见房角结构

2. Scheie 分级(静态)[16] 国内以此分类的居多。但目前国外已较少采用此分级方法。见表 2-4-6 和图 2-4-12。

表 2-4-6 Scheie 分级(静态)

房角结构	说明	分级	房角闭合判断
全部结构可见		宽 W	不可能
未见虹膜根部	即可见睫状体带	窄 NⅠ或 N1	不可能
未见睫状体带	即可见巩膜嵴	窄 NⅡ或 N2	可能
未见后部小梁网	即可见上 1/3 小梁网	窄 NⅢ或 N3	高危、可疑
未见前部小梁网	即可见 Schwalbe 线	窄 NⅣ或 N4	闭合或可疑

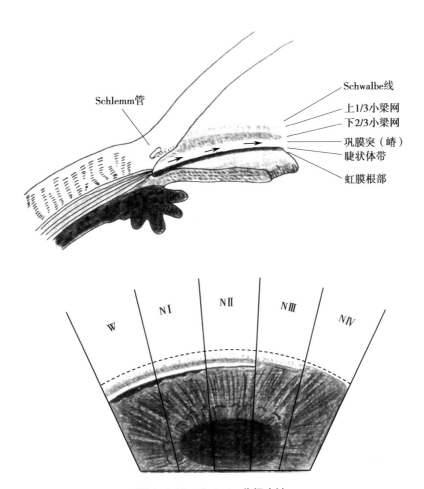

图 2-4-12 Scheie 分级方法

3. Shaffer 分级(静态)[9] 是目前国际上应用最广的方法。见表 2-4-7 和图 2-3-1。

表 2-4-7 Shaffer 分级(静态)

基础	房角结构	分级	房角闭合判断
虹膜角膜角宽度*	宽开(40°~30°)	4~3	不可能
	中等窄(20°)	2	可能
	非常窄(10°)	1	高危,可疑
	裂隙或闭合(5°~0°)	裂隙 -0	最终会闭合或已经闭合

*<20°(窄房角、鸟嘴状,属可关闭窄房角)

Scheie 分级和 Shaffer 分级在一定程度上有对应关系(但不是所有病例都完全的对应),见表 2-4-8,仅供参考:

表 2-4-8 Scheie 和 Shaffer 分级的部分对应关系

Shaffer 分级	0 级	1 级	2 级	3 级	4 级
	0°（闭合）	10°	20°	30°	40°
Scheie 分级	未见 Schwalbe 线	可见 Schwalbe 线	可见前部小梁	可见巩膜嵴	可见睫状体带
	N Ⅳ	N Ⅳ	N Ⅲ	N Ⅱ	N Ⅰ

比较 Scheie 分级和 Shaffer 分级，著者认为 Scheie 分级方法更接近客观，因为它是根据"看到"或"看不到"某个结构来判断分级的。而后者 -Shaffer 分级，是通过目测角度来分级，存在更大的主观性。从分级来看，N Ⅰ~N Ⅱ（N1~N2）属于宽角的范畴，N Ⅲ~N Ⅳ（N3~N4）才是真正意义上的窄角。

4. Spaeth 分级（静、动态）[17] 最细致但也是最复杂的分级方法。见表 2-4-9 和图 2-4-13。

表 2-4-9 Spaeth 分级（静、动态）

基础	虹膜根部实际附止 *	分级（闭合可能性）
	Schwalbe 线前	A（闭合）
	Schwalbe 线后	B（闭合）
	巩膜嵴及其附近	C（可能）
	睫状体带前部	D（不可能）
	睫状体带后部（极宽，至少见 1.0mm）	E（不可能）
虹膜角膜角宽度	0°、10°、20°、30°、40°	0°~40°
	陡嵴或隆起	s
	匀称平坦或稍向前凸	r
周边虹膜形态	向后凹陷	q
	小梁网色素沉着 **	0~4 级

* 静态检查所见的周边虹膜表面水平加括号，如（A）（B）（C）……
** 0 级（没有色素），1 级（轻微），2 级（中等），3 级（多量），4 级（非常大量）

目前国内学者采用的房角分级，是综合了上述国外几种分级的方法。但国外这几种分级方法并不完全一一对应，临床上应用时要注意。

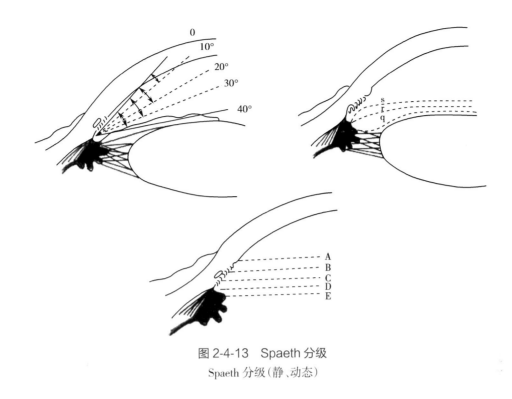

图 2-4-13　Spaeth 分级
Spaeth 分级（静、动态）

六、房角镜下的其他改变

除观察房角宽与窄、开放与粘连外，房角镜下所见到的任何异常表现如色素增多、KP 沉着、Schlemm 充血、炎症、新生血管、肿物、发育异常等都应该如实记录。正常人小梁网色素因人而异（图 2-2-3）。按照 Spaeth 分级，小梁网色素分为 0 级（没有色素）、1 级（轻微）、2 级（中等）、3 级（多量）、4 级（非常大量）。但由于主观性太强，难以在不同检查者中得到统一。建议如实描述所见。异常色素增多常见于炎症、外伤、色素播散综合征等，详见"第六章　房角及其他眼前节继发性改变"。

七、房角镜检查的记录

房角镜检查貌似很复杂、很难懂、很难掌握，但事实上，只要思路正确，加上熟能生巧，房角镜检查一样会变成一件非常简单的事情。谈到思路正确，正像前面阐述的那样，房角镜静态检查主要观察宽与窄，动态下主要观察开放与粘连。这个问题弄清楚了，后面的事情就简单了。

房角镜检查的记录正是体现这种思路的一种方式。著者把在门诊、病房、科研三种情况下如何记录房角镜检查结果分享大家，以供参考：

(一) 在门诊工作中记录房角镜

在门诊实际工作中，需要学会快速、简单的记录。建议把静态结果写括号外，动态结果放在括号里：如 W（全周开放），N4（6~12 点钟粘连），这样一目了然。另外，如果利用房角镜把眼底杯盘比也检查了，记录成：右眼 N4（10~2 点钟粘连），C/D 0.3；左眼 N4（6~3 点钟粘连），C/D 0.9，那对快速诊断帮助就更大了。

原发性闭角型青光眼各个象限宽窄一般都是均匀一致的，观察时通常选取上方（实际是下方房角情况）判断静态下的宽与窄就可以。但在疾病发展的过程中，尤其是在早期，有些患者四个象限有不同，在门诊也可采用下面这个方法描述静态下所见，见图 2-4-14，然后再用文字描述动态下所见即可。

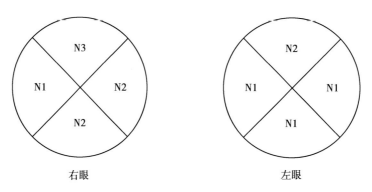

右眼　　　　　　　　　　左眼

图 2-4-14　不同象限宽窄度不同的记录方法

（二）在病房工作中记录房角镜

在住院病历上记录房角镜检查情况，需要对房角镜检查结果做较详细地描述，分别描述静态下和动态下所见，同时记录小梁网色素情况。举例：

静态下：虹膜高度膨隆，房角入口 <20°，仅见 Schwalbe 线。

动态下：10~4 点钟不见功能小梁网结构，余可见下 2/3 功能小梁网。

房角分类：N4（1/2 粘连）。

其次，根据所见进行作图。示意图见图 2-4-15。

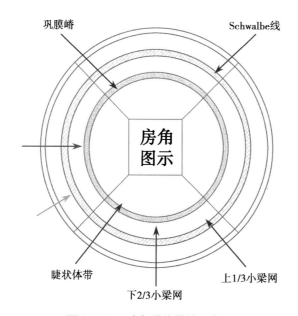

图 2-4-15　房角结构描述示意图

图中蓝、绿箭头示意观察的方向，从外往内看，绿箭头所指表示看到了 Schwalbe 线。蓝箭头表示看到了巩膜嵴。图中箭头对应房角镜下可见的结构

以下是著者进行房角镜检查记录的范例，见图 2-4-16~ 图 2-4-18，供参考。注意下面的示意图描述的是动态下所见，而且是正像（与间接房角镜下所见相反）。另外，每次记录房角镜时，检查前的眼压需要及时记录下来。

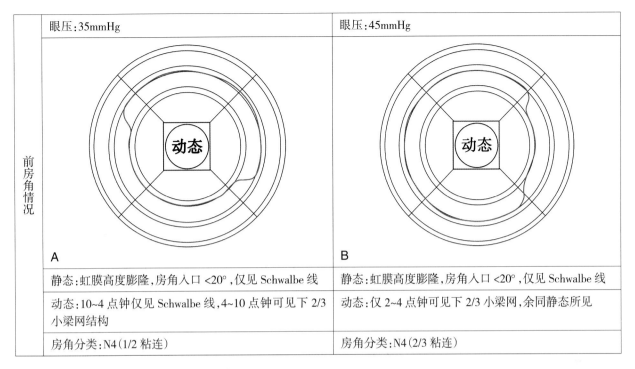

前房角情况	眼压:35mmHg	眼压:45mmHg
	A	B
	静态:虹膜高度膨隆,房角入口<20°,仅见Schwalbe线	静态:虹膜高度膨隆,房角入口<20°,仅见Schwalbe线
	动态:10~4点钟仅见Schwalbe线,4~10点钟可见下2/3小梁网结构	动态:仅2~4点钟可见下2/3小梁网,余同静态所见
	房角分类:N4(1/2粘连)	房角分类:N4(2/3粘连)

图 2-4-16　房角检查记录典型病例 1

A、B:A 图显示右眼,B 图显示左眼。图中方框内的圆圈显示双眼瞳孔等大。房角镜检查提示双眼解剖结构对称,都是 NⅣ/N4,仅粘连范围不同。结合眼压,考虑诊断是原发性慢性闭角型青光眼(右眼进展期、左眼晚期)

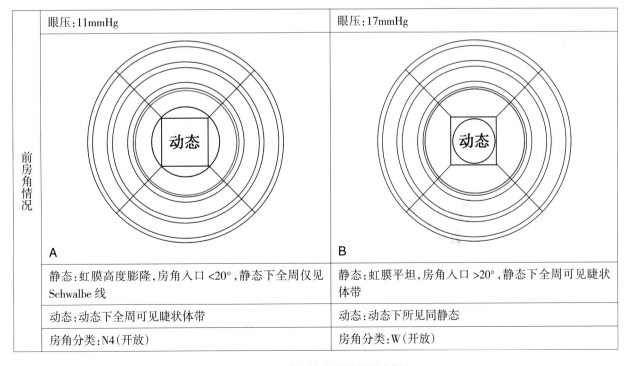

前房角情况	眼压:11mmHg	眼压:17mmHg
	A	B
	静态:虹膜高度膨隆,房角入口<20°,静态下全周仅见Schwalbe线	静态:虹膜平坦,房角入口>20°,静态下全周可见睫状体带
	动态:动态下全周可见睫状体带	动态:动态下所见同静态
	房角分类:N4(开放)	房角分类:W(开放)

图 2-4-17　房角检查记录典型病例 2

A、B:A 图显示右眼,B 图显示左眼。图中方框内的圆圈显示双眼瞳孔不等大,右眼瞳孔比左眼瞳孔大。房角镜的检查,提示双眼解剖结构不对称,右眼窄角,左眼宽角。结合眼压,可能的诊断是右眼继发性急性闭角型青光眼

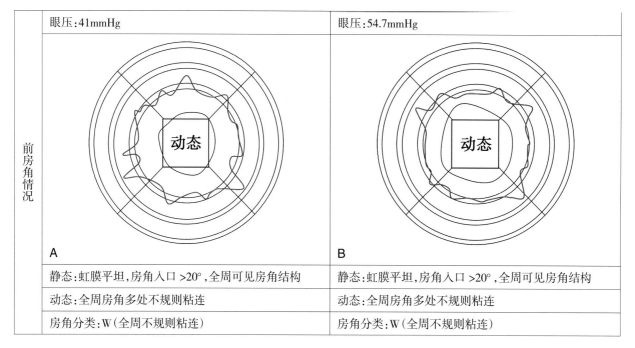

眼压：41mmHg	眼压：54.7mmHg
动态 （A）	**动态** （B）
静态：虹膜平坦，房角入口 >20°，全周可见房角结构	静态：虹膜平坦，房角入口 >20°，全周可见房角结构
动态：全周房角多处不规则粘连	动态：全周房角多处不规则粘连
房角分类：W（全周不规则粘连）	房角分类：W（全周不规则粘连）

前房角情况

图 2-4-18　房角检查记录典型病例 3

A、B：A 图显示右眼，B 图显示左眼。图中方框内、外不规则圆圈显示双眼瞳孔不等大，且形态不一。房角镜检查显示房角粘连呈现不规则形状，结合眼压，可能的诊断是双眼继发性闭角型青光眼，考虑葡萄膜炎症所致

（三）在科研中记录房角镜检查结果

对于科研资料，需要更加严谨和规范，标准统一、写法统一。图 2-4-19 是著者进行的一项研究中关于房角镜检查的记录表，供参考：

本次研究眼别：□右眼　□左眼

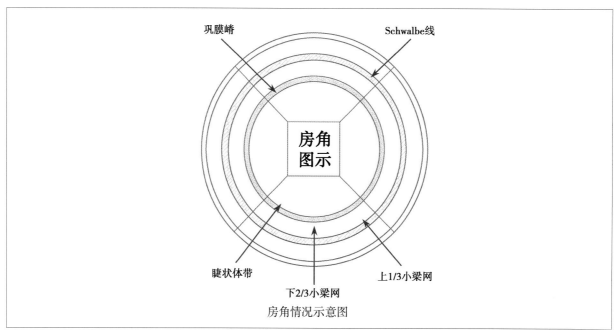

房角情况示意图

静态下房角情况绘图:(一)静态下 Scheie 分级:W/N1/N2/N3/N4

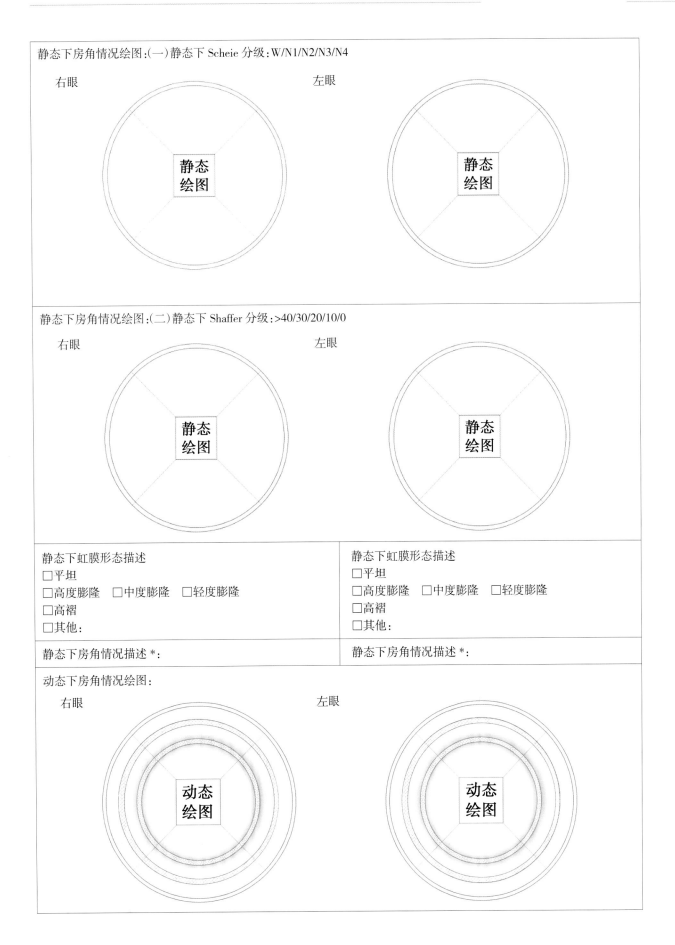

静态下房角情况绘图:(二)静态下 Shaffer 分级:>40/30/20/10/0

右眼　　　　　　　　　　　　左眼

静态下虹膜形态描述	静态下虹膜形态描述
□平坦	□平坦
□高度膨隆　□中度膨隆　□轻度膨隆	□高度膨隆　□中度膨隆　□轻度膨隆
□高褶	□高褶
□其他:	□其他:
静态下房角情况描述 *:	静态下房角情况描述 *:

动态下房角情况绘图:

右眼　　　　　　　　　　　　左眼

①房角粘连总点钟数：__ __ . __ 粘连点钟数为： ②<0.5 个点钟范围粘连描述：	①房角粘连总点钟数：__ __ . __ 粘连点钟数为： ②<0.5 个点钟范围粘连描述：
动态下房角情况描述 **：	动态下房角情况描述 **：
其他症状 ***：	其他症状 ***：

图 2-4-19 前房角检查记录表

第五节 推荐的青光眼诊病流程

在门诊工作中,面对大量的患者,如何做到快捷、正确诊断? 著者根据多年的工作经验,推荐青光眼诊病的流程如图 2-5-1。

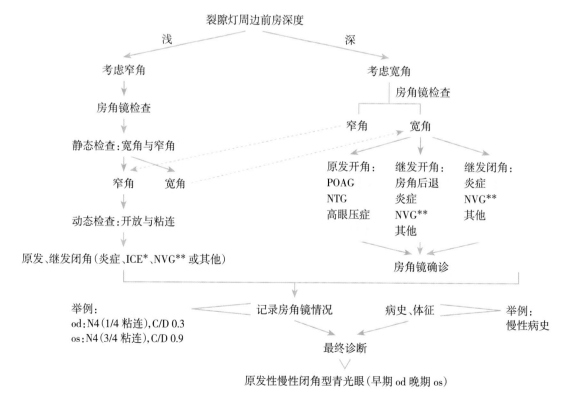

图 2-5-1 推荐的青光眼诊病流程图
*ICE:虹膜角膜内皮综合症
**NVG:新生血管性青光眼

第六节　房角镜的其他用途

　　房角镜还能用于观察眼底。尤其瞳孔太小时,用房角镜观察视盘情况比前置镜更方便。房角镜检查时同时观察杯盘比(图 2-6-1),这对青光眼的快速完整诊断十分有用。

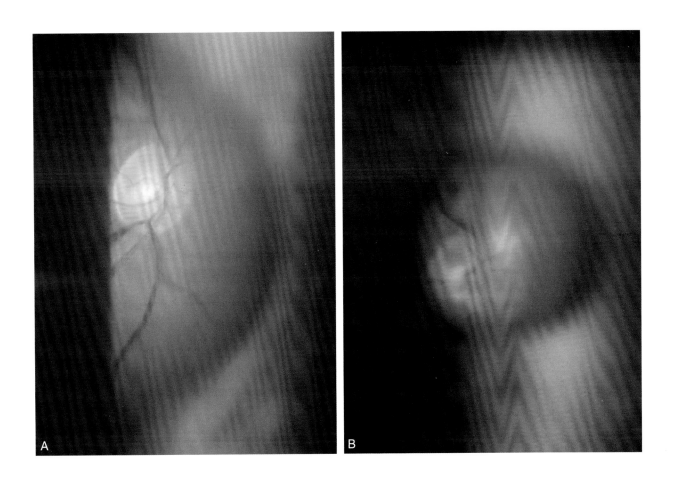

A　　　　　　　　　　　　　　　　B

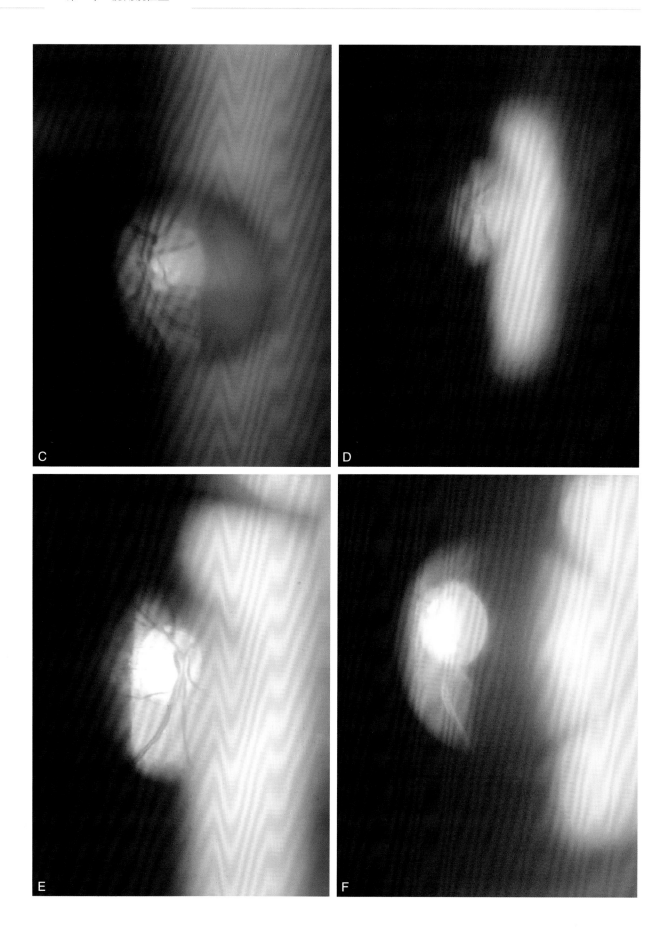

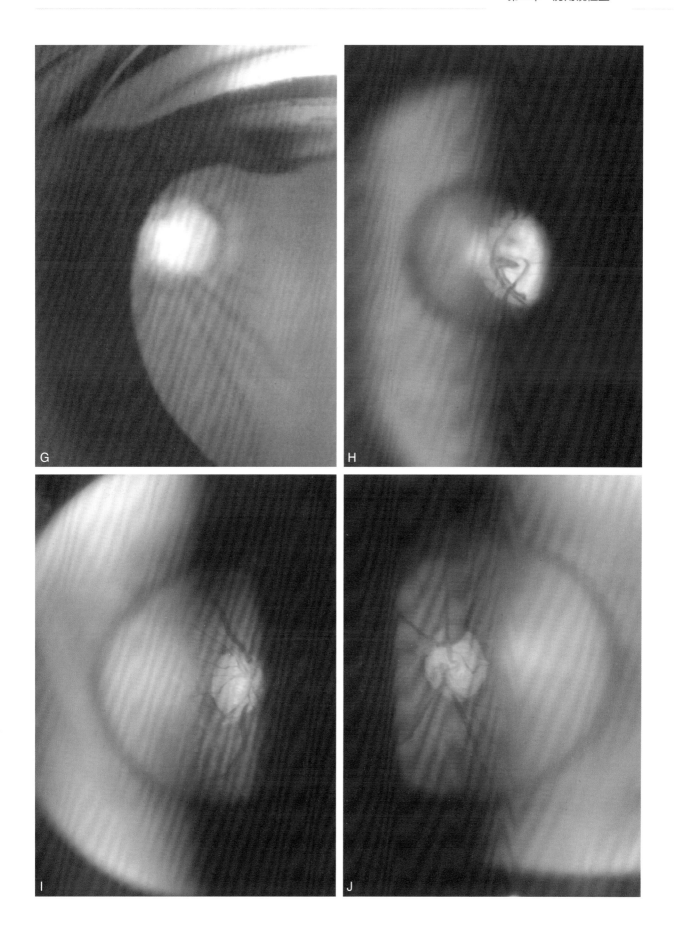

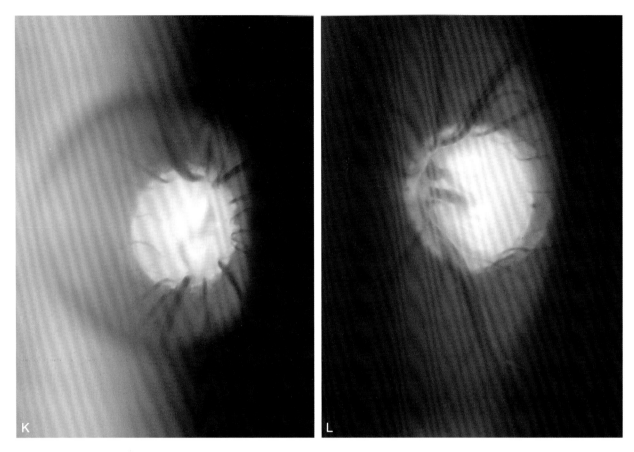

图 2-6-1　房角镜下检查杯盘比

A~H:行房角镜检查时,可同时观察到杯盘比情况;I、J:患者的双眼,右眼(I)和左眼(J);K、L:患者的双眼,右眼(K)和左眼(L)

参 考 文 献

1. 中华医学会眼科学分会青光眼学组.原发性青光眼早期诊断的初步建议.中华眼科杂志,1987,23(1):127.

2. 中华医学会眼科学分会青光眼学组.中国青光眼工作指南.中华眼科杂志,2005,41(12):37-41.

3. 中华医学会眼科学分会青光眼学组.我国原发性青光眼诊断和治疗专家共识.中华眼科杂志,2008,44(9):862-863.

4. 中华医学会眼科学分会青光眼学组.我国原发性青光眼诊断和治疗专家共识.中华眼科杂志,2014,50(5):382-383.

5. 叶天才,王宁利.临床青光眼图谱.北京:人民卫生出版社,2007:47-52.

6. 张秀兰,王宁利.图解临床青光眼诊治.北京:人民卫生出版社,2014:1-29.

7. Rhee D. J. 青光眼 - 美国威尔斯眼科医院临床眼科图谱与精要.上海:上海科学技术出版社,2005:127-131.

8. Aung T, Chew P T. Review of recent advancements in the understanding of primary angle-closure glaucoma. Curr Opin Ophthalmol, 2002, 13(2):89-93.

9. Shaffer RN. Symposium: Primary glaucomas Ⅲ. Gonioscopy, ophthalmoscopy and perimetry. Trans Am Acad Ophthalmol Otolaryngol, 1960, 64:112-127.

10. Van Herick W, Shaffer RN, Schwartz A. Estimation of width of angle of anterior chamber. Incidence and significance of the narrow angle. Am J Ophthalmol, 1969, 68(4):626-629.

11. Weinreb RN, Friedman DS. Angle closure and angle closure glaucoma: reports and consensus statements of the 3rd Global AIGS Consensus Meeting on angle closure glaucoma. Kugler Publications, 2006.

12. Foster PJ, Buhrmann R, Quigley HA, et al. The definition and classification of glaucoma in prevalence surveys. Br J Ophthalmol, 2002, 86(2):238-242.

13. 张秀兰, 周民稳. 再议原发性闭角型青光眼新分类. 中华眼科杂志, 2014, 50(5):326-328.

14. 张秀兰. 现阶段青光眼白内障联合手术的认识. 眼科, 2012, 21(1):3-6.

15. Azuara-Blanco A, Burr J, Ramsay C, et al. Effectiveness of early lens extraction for the treatment of primary angle-closure glaucoma (EAGLE): a randomized controlled trial. Lancet, 2016, 388(10052):1389-1397.

16. Scheie HG. Width and pigmentation of the angle of the anterior chamber: a system of grading by gonioscopy. Arch Ophthalmol, 1957, 58:510-512.

17. Spaeth GL. The normal development of the human anterior chamber angle: a new system of descriptive grading. Trans Ophthalmol Soc UK, 1971, 91:709-739.

第三章

UBM 检查及 UBM 下的房角形态

　　超声活体显微镜(也称超声生物显微镜,ultrasound biomicroscopy,UBM)是十分重要的眼前节影像学检查手段[1,2],它的优势在于,能全面检查眼前节各部位,包括角膜、前房、房角、虹膜、睫状体、晶状体及其悬韧带、前段巩膜和前段脉络膜,尤其虹膜以后的部位;客观、可重复;利用全景 UBM,观察范围更广、更直观;在房角检查中起着举足轻重的作用,不但能定量测量静态下的房角形态,而且也能测量动态下的房角变化(明、暗光线下)[3,4]。但 UBM 检查为接触性检查,不适合有角膜病变者、眼部有感染者以及术后早期患者检查(一般内眼术后 2 周内尽量不做);UBM 图像是由超声反射信号编码的灰度影像,只能观察到房角“形态和结构”的黑白影像,缺乏不同房角结构的真实色彩。到目前为止,UBM 不能代替房角镜,房角镜也不能取代 UBM,两者互相补充,相得益彰。本章节主要阐述 UBM 在眼前节检查中的作用。

第一节　UBM 工作原理与步骤

　　UBM 本质上是一种高频超声,其分辨率达到数十个微米,达到了光学低倍显微镜的分辨能力,加上它可以在生物活体上进行检查,因此称为“超声活体显微镜”[2]。

一、工作原理

　　UBM 工作原理与常规的眼科超声相同,区别在于 UBM 使用频率更高的换能器(35~100MHz)。使得图像分辨率达到 50~100μm。所以关键技术是高频超声/反射晶片换能器。UBM 通过高频的换能器在成像区线性移动,应用单脉冲高电压,35~50MHz 的脉冲激励换能器,产生的超声波脉冲传导组织中,而背向散射的超声波由同一换能器接收。通过放大与时间增益补偿(TGC)调节,补偿组织中超声波的衰减,增强低层次信号。组织反射的超声信号,通过放大、检波、TGC 调节,形成二维灰度图像实时显示在显示屏上(图 3-1-1)。UBM 机外观如图 3-1-2、图 3-1-3。

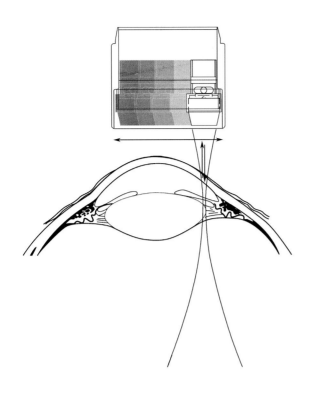

图 3-1-1　UBM 成像原理
换能器向待检组织发射脉冲超声波,同时接收组织界面反射回的声波,按照接收时间的先后顺序,将回波信息排列在与换能器位置相对应的显示区域内,回波的强度以亮度来表示,回波越强,显示越亮。图片由 Quantel Medical 授权使用

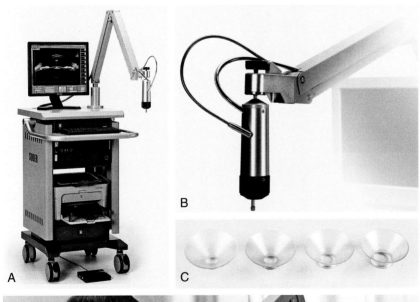

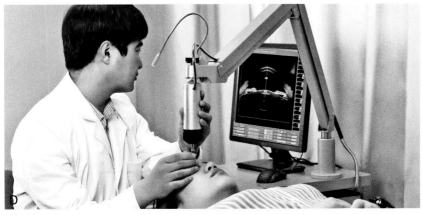

图 3-1-2　UBM 机外观 1
A:图示 SW3200L 型全景 UBM 机。扫描方式为线性扫描,其扫描范围为 16mm×9mm,全景图像分辨率为 50~100μm,轴向分辨率 25μm,横向分辨率达 50μm。超声换能器工作频率为 50MHz;B:示意超声探头;C:示意不同规格的水浴杯(从左至右 18mm、20mm、22mm、24mm),探头需置于水浴杯中工作;D:示意操作时的体位。图片由天津索维授权使用

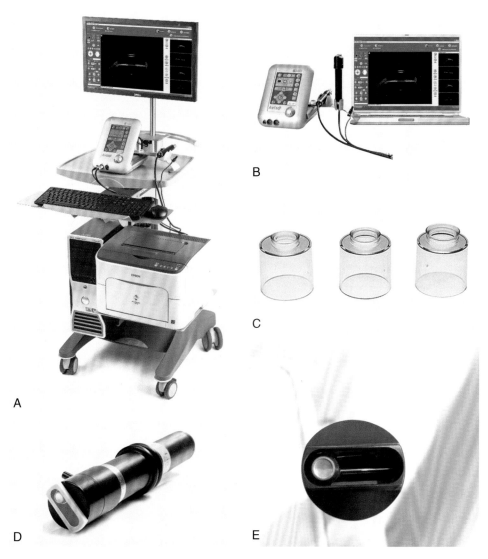

图 3-1-3 UBM 机外观 2

A：台车式 Aviso UBM 机。由主机、UBM 探头、台式机电脑工作站、打印机和台车组成；B：便携式 Aviso UBM 机。由主机、UBM 探头和笔记本电脑工作站组成。Aviso UBM 机换能器频率也是 50MHz。扫描方式同样为线性扫描。扫描宽度 16mm，聚焦深度 9~11mm，轴向分辨率 35μm，横向分辨率 60μm；C：不同直径大小（从左至右 14mm、16mm、18mm）的水浴杯。探头需置于水浴杯中工作；D、E：Aviso UBM 机探头为换能器闭合式设计，将换能器封闭于透声窗中，防止运动的换能器擦伤角膜，保证检查安全性。手持式探头很轻，仅重 140g。图片由 Quantel Medical 授权使用

　　Aviso UBM 机还配有 Clearscan 水囊（图 3-1-4），UBM 检查时无需水浴杯，检查方便又快捷。另外，它能减少检查禁忌证，传统水浴杯方法无法对感染性的角膜炎、结膜炎、外伤及儿童患者进行 UBM 检查，而 Clearscan 水囊柔软、无菌，一次性使用更安全。Clearscan 水囊检查还能增加 UBM 探查视野，对眼位转动配合困难的患者，传统水浴杯检查法受探头摆动幅度限制，扫查范围局限于前房，睫状体以后的病变通常难以显示，Clearscan 水囊可任意摆动探头，增加扫查范围，提高诊断价值。见图 3-1-4。

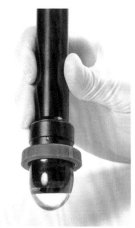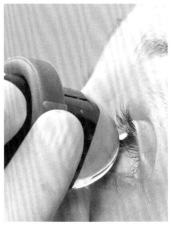

图 3-1-4 水囊探头

Aviso UBM 机配有 Clearscan 水囊探头,可直接接触角结膜,无需水
浴杯。图片由 Quantel Medical 授权使用

二、UBM 操作前准备

需准备:表面麻醉剂,可用丁卡因、利多卡因、盐酸丙美卡因等;耦合剂或凝胶,包括灭菌注射水、护理
液;水浴杯或水囊;75% 消毒酒精;抗生素眼药水;辅助工具如接水器、棉签、纸巾等;探头和水囊安装分别
见图 3-1-5 和图 3-1-6。

UBM 是一种超高频、无损伤的超声检查方法。检查前应向患者解释清楚以消除其恐惧心理,必要时
可先进行示范以便患者能配合检查。一般在置入水浴杯过程中会出现不适,检查前可对受检眼进行表面
麻醉,以降低角膜、结膜的敏感性,将水浴杯顺利置入。此外,检查的过程中,水浴杯内的液体可因眼球的
转动而流出,检查前可为患者准备一些纸将流出的液体及时擦拭干净,保证检查的顺利进行。

检查时患者通常为仰卧,双目向上注视天花板,检查者可在患者的头部上方或一侧。但在检查的过
程中应注意使患者和检查者均保持舒适的体位,探头能在受检区域任意移动。采用水浴检查法,坐位或
半卧位均不适用;采用 Clearscan 水囊检查时,可以采用坐位或者半卧位。

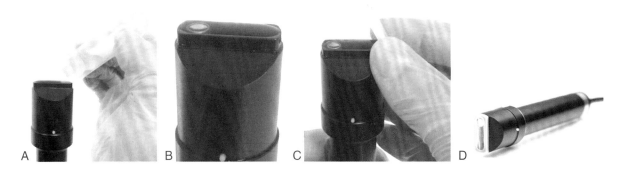

图 3-1-5 探头安装

A~D:以 Aviso UBM 机探头安装为例,探头内注入灭菌注射水或蒸馏水等去离子水,直至水将溢出,安装白色透声窗。
图片由 Quantel Medical 授权使用

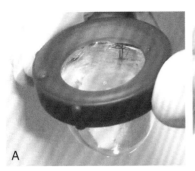
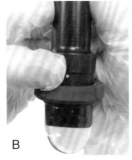
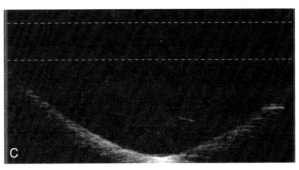

图 3-1-6 水囊安装

A~C:以 Aviso UBM 机水囊安装为例,水囊内注入灭菌注射水或蒸馏水,按住白色气阀钮将探头套入水囊中,启动扫描,观察图像上水囊两侧回声与下面以一条聚焦线相交时,代表水囊安装到合适的位置了,即安装完毕。图 C 上方两条绿色虚线为聚焦线。图片由 Quantel Medical 授权使用

三、患者的准备与水浴杯的放置

患者多采用仰卧位,如儿童等不能配合患者可给予镇静剂后检查,在结膜囊内滴 1~2 滴表面麻醉剂。将水浴杯置于上下眼睑之间保持眼睑的开放状态,以便检查。水浴杯拥有光滑的内、外缘,且上缘直径较下缘直径明显增大,宽大的水浴杯上缘方便了检查者在检查过程中观察探头的位置、探头与病变的位置以及简便的移动探头的位置。

首先根据患者睑裂的大小选择合适的水浴杯,检查者用双手将患者的眼睑分开,嘱患者眼球向下转,轻提上睑将水浴杯的一侧置于上眼睑下,然后让患者向上转动眼球,检查者将患者的下睑向下拉,暴露出患者的下穹隆,将水浴杯完全置于患者的结膜囊内。一般不用开睑器协助放置水浴杯,以免损伤眼部结构。水浴杯内添加耦合剂,液体介质需采用等渗溶液,以免引起角膜和结膜组织水肿,推荐接触镜护理液。见图 3-1-7。

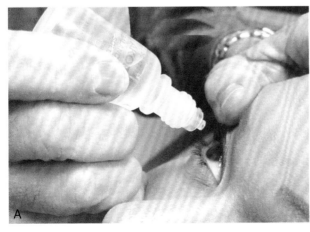
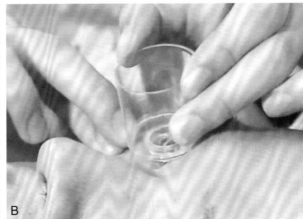

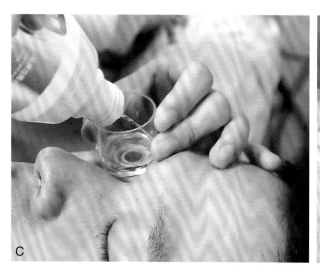
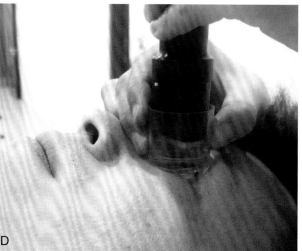

图 3-1-7　水浴杯的放置

A：在结膜囊内滴表面麻醉剂；B：放置水浴杯；C：水浴杯内添加耦合剂或等渗溶液；D：探头伸入水浴杯内。图片由 Quantel Medical 授权使用

四、实施操作步骤

下面以 Aviso UBM 检查为例阐述检查步骤：

1. 检查者与受检者进行简单沟通，介绍检查情况，必要时可先进行示范以便患者能够配合检查。仔细阅读病历，核对受检者基本信息、眼部手术史、过敏史及相关检查资料。

2. UBM 检查时一般患者位于仪器的旁边，仰卧位检查，调整受检者的位置与高度使其保持舒适的体位，受检者的头贴近仪器，以便于检查者同时观察受检者的眼位、探头的位置和检查的图像等；检查者与受检者同侧，可位于受检者的右侧，也可位于患者的头侧进行检查；打开软件，点击新建病人按钮，输入患者基本信息，包括患者姓名、出生日期等，点击"save"键保存患者信息，点击"scan"键开始扫描，选择 UBM 模式，选择受检眼别，OD 表示右眼，OS 表示左眼。

3. 在检查过程中，设置合适的增益是十分必要的。Aviso 仪器的增益范围在 20~110dB（分贝）之间。一般以所获得的图像可以将各组织结构之间的回声特点清晰地显示即可，既不要将增益调节过高，导致噪声增强，且所有组织的回声都表现为相同的回声水平而无法分辨，也不要将增益调节过低，造成诊断信息的丢失。

4. 显示屏上有两条绿色的线为聚焦线，一般将聚焦线设置在显示器的中央，检查过程中应将最需要清晰观察的部位放在两条聚焦线中央。见图 3-1-8。

5. 检查前进行表面麻醉，以降低角膜、结膜敏感性，常用的表面麻醉剂有丁卡因、利多卡因等。进行表面麻醉后，告知患者检查完毕后注意不要用力揉擦眼部，避免损伤眼部结构。

6. UBM 检查时需要在患者结膜囊中放入水浴杯，或者在 UBM 探头上直接安装水囊进行检查；使用水浴杯检查时，向探头中注入灭菌注射用水，盖上探头窗。Aviso 配有直径为 14mm、16mm 及 18mm 的水浴杯，根据患者睑裂大小选择合适的水浴杯，嘱患者向下看，轻提上睑，将水浴杯的一侧置于上睑下，然后让患者向上转动眼球，将患者下睑向下拉，暴露下穹隆，将水浴杯完整置于结膜囊内。

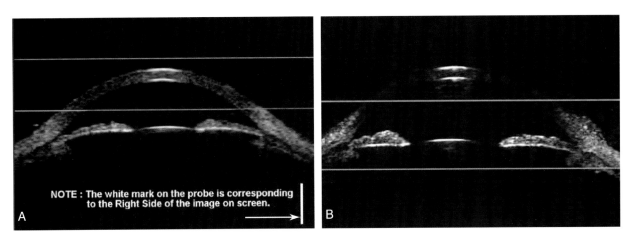

图 3-1-8 UBM 操作聚焦线的调试

A、B：Aviso 显示屏上有两条绿色的线为聚焦线，检查过程中通过调整探头位置将最需要清晰观察的部位放在两条聚焦线中央，图示分别为角膜回声、虹膜回声位于聚焦区域。图片由 Quantel Medical 授权使用

7. 置入水浴杯后，需要在探头和眼球之间填充耦合剂。耦合剂需要具有良好的透声性，短时间使用不会造成眼部不适，而且要有一定的黏稠度，防止在检查过程中由于眼球的运动而导致液体的流失。可使用接触镜的全护理液或其他等渗液体等替代。

8. 如用水囊进行 UBM 检查，首先在水囊中注入耦合剂，如灭菌注射用水。注入时应缓慢，避免产生气泡影响成像质量，随后将水囊安装在探头上。

9. UBM 基本检查法包括轴位检查、放射状检查及水平检查。在检查过程中，保持探头与欲检查部位垂直是获取最佳图像的关键。实际操作时可根据病变的位置移动探头或嘱患者眼球运动从而将病变清晰暴露。见图 3-1-9。

(1) 轴位检查：受检者目视前方，探头位于角膜中央，声束自角膜顶点及晶状体中央穿过进行扫描。一般用于测量中央角膜厚度、前房深度等；探头标记方向朝向操作者，水平置于角膜中央为水平轴位；探头标记方向朝向上方或者下方，为垂直轴位。轴位检查法由前至后依次可以观察角膜、前房、晶状体前囊、虹膜情况，并且可以对角膜厚度、前房深度等数据进行测量。

(2) 放射状检查：是自 12 点钟开始顺时针转动探头一周进行扫描，此过程中注意探头摆动方向与角膜缘始终保持垂直。这种检查方法对于眼前段疾病的观察十分有帮助，尤其对前房角及睫状体的病变观察更具优势。一般首先嘱患者向下转动眼球，探头摆动方向垂直于 12 点钟方向角巩膜缘，获得 12 点钟前段图像；依次嘱患者向右侧、上方及左侧转动眼球，分别可获得 3 点钟、6 点钟、9 点钟前段图像；最后自 12 点钟开始顺时针转动一周，全面观察各个方向前段情况。放射状检查法常用于观察前房角情况、晶状体位置、睫状体情况等，并可用于虹膜、睫状体占位病变的观察。

(3) 横向检查(水平检查)：在一些特殊情况下，可以用探头与角膜缘平行的水平探查方法进行扫描，这样更能详尽地了解睫状体病变。如计算每一显示范围的睫状突数量、睫状体与巩膜的附着情况等，但检查的过程中应注意仔细分辨图像，以免误诊。以右眼为例，观察 12 点钟睫状体情况，嘱患者向下方转动眼球，探头置于 12 点钟，探头摆动方向与角巩膜缘平行即可；观察 3 点钟睫状体情况，嘱患者向右侧转动眼球，探头置于 3 点钟，探头摆动方向与角巩膜缘平行；其他方向也同理，嘱患者向对侧转动眼球，探头摆动方向平行于角巩膜缘，即可获得该方向图像。水平检查法可以显示中等回声的睫状体以及其前端的

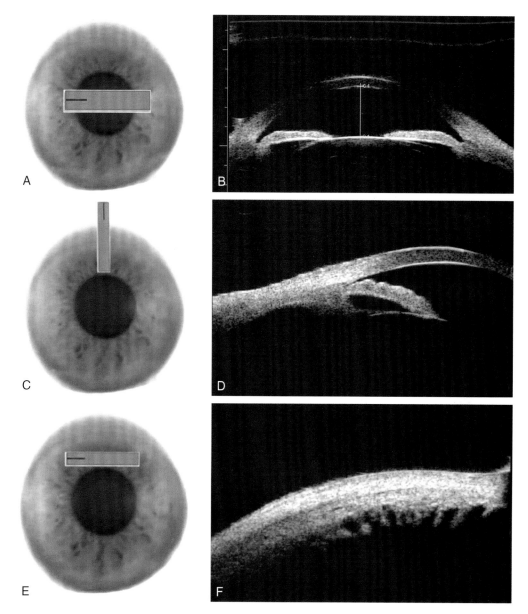

图 3-1-9 UBM 扫描图像

A、B:轴位扫描;C、D:放射状扫描;E、F:横向扫描。图片由 Quantel Medical 授权使用

睫状突,如果睫状体存在占位性病变,可应用水平检查法全面观察占位病变的大小。

10. 检查完毕给患者滴抗生素滴眼液,预防感染。

五、获得清晰图像的 UBM 操作要点

检查过程中保持探头与欲探查部位垂直是获得最佳图像的重要途径。实际操作时可根据病变的位置移动探头或嘱患者眼球运动从而将病变清晰暴露。见图 3-1-10。

UBM 的图像信号强度,由 Gain(增益)和 TGC(时间增益补偿)来调节。见图 3-1-11。

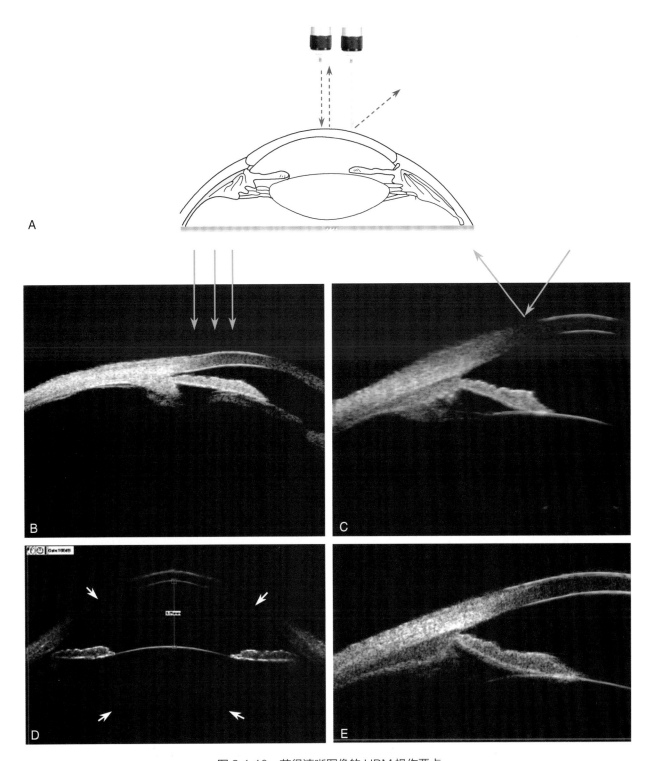

图 3-1-10　获得清晰图像的 UBM 操作要点

A~C:超声的声束同样遵循反射定律:入射角＝反射角。因此与声束垂直的平面成像清晰(角膜中央、虹膜、晶状体前囊膜)(B),与声束方向倾斜的界面回声弱(角膜中周、房角、晶状体后囊)(C、D)。因此,检查时通过调整患者眼位及手柄角度,尽量将要检查的结构与声束垂直,可使图像层次清晰(E)。(图片 A、D、E 由王忠浩医师提供,图片 B、C 由 Quantel Medical 授权使用

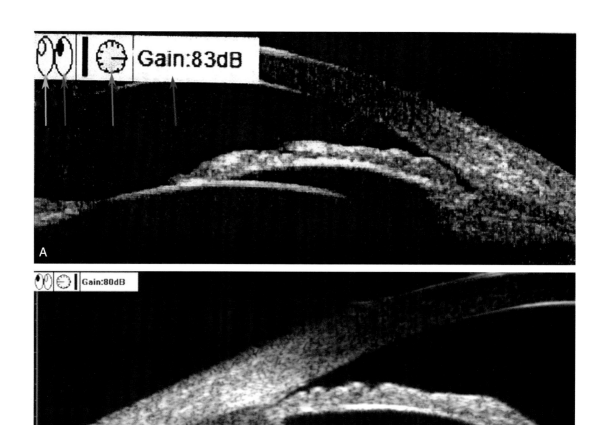

图 3-1-11　UBM 检查的标识

A:绿箭头示意右眼。红箭头示意左眼,小黑点表明此 UBM 采集的是左眼。蓝箭头表明采集的方位是钟点部位(此图示意为 3 点钟部位)。Gain 表示增益,指回声信号的放大程度,它有加亮或变暗图像的作用,用分贝(dB)表示,不同探头不同增益,一般 0~120dB,也有 30~105dB。调节增益旋钮可以控制整个切面图像的回声强度。增益过强,强信号饱和,灰阶显示丧失,同时,噪声和伪像的干扰也增强,必然影响图像的清晰度。综上,此 UBM 图采集的是左眼、3 点钟的部位,增益是 83dB;B:此 UBM 图采集的是右眼、9 点钟的方位,增益是 80dB

第二节　UBM 检查的特点

UBM 可进行半景或全景的扫描。全景扫描时,探头工作频率降低(35MHz),扫描范围大,分辨率下降,可以观察到眼前节全貌;半景时,是让患者转动眼球来实现某一钟点位房角的半景图像。如患者直视上方,探头做轴位扫描,图像即为两侧房角同时显示的全景图像。可以有 12~6 点钟这个方向的垂直轴位扫描,也可以有 3~9 点钟的水平轴位扫描;如患者向下转动眼球,探头做放射状扫描,图像为 12 点钟位置房角放射状图像,一般称之为半景。见图 3-2-1。

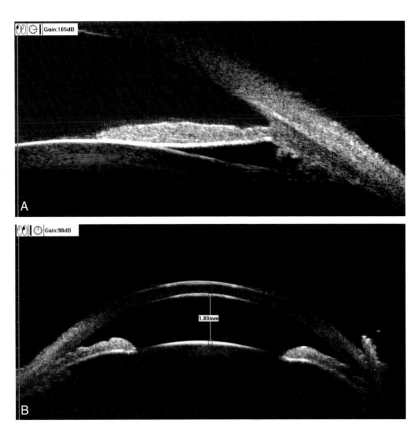

图 3-2-1　半景和全景的 UBM 图像
A:示意右眼 3 点钟方位放射状扫描影像,为半景图像;B:示意左眼正中 12~6
点钟这个方向的垂直轴位扫描影像,为全景图像

UBM 可以进行 12 个钟点的全方位扫描。但实际工作中,主要扫描 12 点钟、3 点钟、6 点钟和 9 点钟的部位。基于前节 OCT 的研究表明,对于虹膜膨隆的判定,四个钟点的扫描结果几乎与 12 个钟点的结果一致[5]。见图 3-2-2。

UBM 一般在自然光线下进行操作,临床工作中主要进行静态检查。为研究需要,也可进行动态检查,通过调节光线的明与暗,可观察到房角的开与闭状态[3,4]。见图 3-2-3。

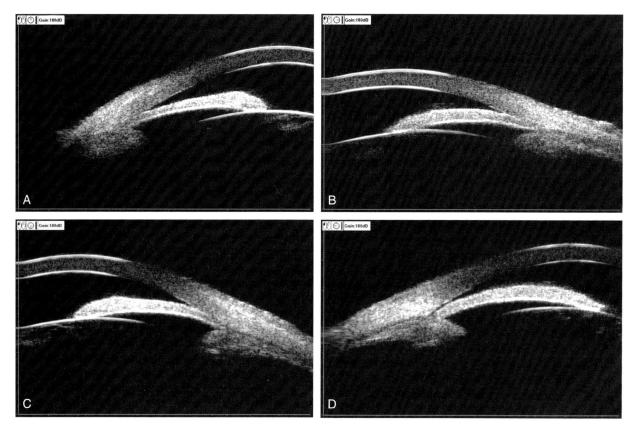

图 3-2-2　四个钟点的扫描图像

A~D:UBM 可进行 12 个钟点的扫描,但通常扫描 4 个钟点。以右眼为例,如 12 点钟(A),3 点钟(B),6 点钟(C)和 9 点钟(D)

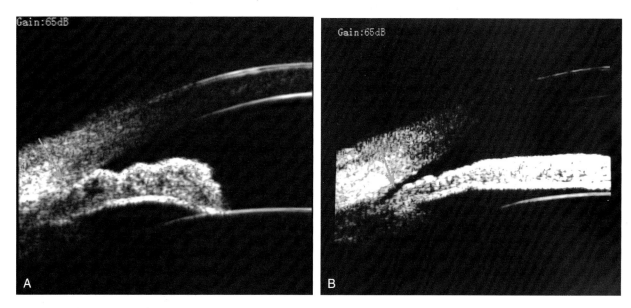

图 3-2-3　UBM 动静态检查

A:光线暗时,瞳孔散大,虹膜收缩,房角关闭(绿箭头);B:光线明亮时,瞳孔缩小,虹膜展开,房角开放(绿箭头)

UBM 检查也存在一定的局限性。它是黑白影像,只能观察到房角切面的"结构和形态",不能像房角镜那样,有色彩的区分房角组织结构,能看到房角关闭的具体位置、范围。

"房角关闭"有同位关闭(appositional angle closure,也叫接触关闭或功能关闭,虹膜接触小梁网,但没有真正粘连上去)和粘连关闭(synechial angle closure)。但两者在 UBM 下不能完全区分开(大多数情况下不容易截然分开)。也就是说"房角关闭"范围包括了"接触关闭和粘连关闭",要比房角镜下看到的"粘连关闭"范围大得多,因为它包含了一部分可能仅仅是"接触关闭"。所以 UBM 下所见要比房角镜下窄。当报告写"房角关闭"时,所指关闭范围要比房角镜下看到的大得多。研究表明,对于宽房角,UBM 与房角镜检查一致性高(图 3-2-4);对窄房角,UBM 所见要比房角镜下窄(图 3-2-5~ 图 3-2-7)[6]。另有研究发现,暗室环境下 UBM 拍摄的结果与房角镜检查有较高的一致性,明亮环境拍摄的结果则易于遗漏房角镜下发现的房角关闭[3]。

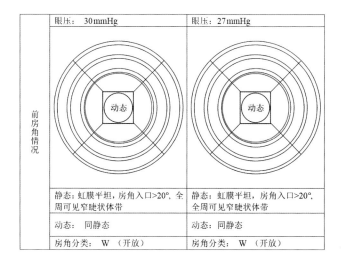

A

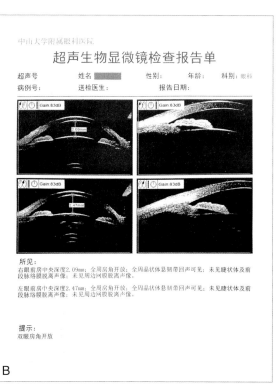

B

图 3-2-4　对于宽房角,UBM 与房角镜检查结果一致

A:房角镜下检查结果;B:UBM 下检查结果

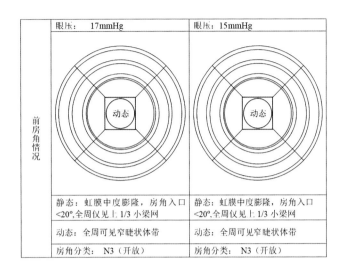

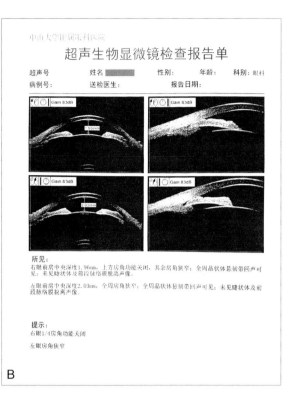

A

B

图 3-2-5 对于窄房角,UBM 所见要比房角镜下所见更窄典型病例 1

A:房角镜下检查结果;B:UBM 下检查结果

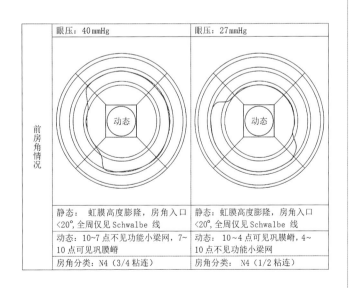

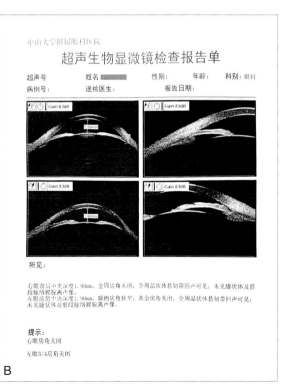

A

B

图 3-2-6 对于窄房角,UBM 所见要比房角镜下所见更窄典型病例 2

A:房角镜下检查结果;B:UBM 下检查结果

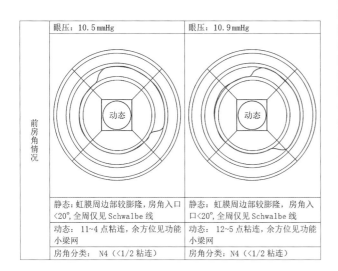

眼压：10.5mmHg	眼压：10.9mmHg
静态：虹膜周边部较膨隆，房角入口<20°，全周仅见 Schwalbe 线	静态：虹膜周边部较膨隆，房角入口<20°，全周仅见 Schwalbe 线
动态：11~4 点粘连，余方位见功能小梁网	动态：12~5 点粘连，余方位见功能小梁网
房角分类：N4（<1/2 粘连）	房角分类：N4（<1/2 粘连）

A

B

图 3-2-7　对于窄房角，UBM 所见要比房角镜下所见更窄典型病例 3

A：房角镜下检查结果；B：UBM 下检查结果

第三节　UBM 与房角镜的区别

UBM 与房角镜检查的区别，见表 3-3-1。到目前为止，与房角镜对比，UBM 不能代替房角镜，房角镜也不能取代 UBM，两者互相补充，相得益彰。

表 3-3-1　UBM 与房角镜检查的区别

	房角镜	UBM
优势	① 廉价、便携，不需特殊器械辅助 ② 可以在裂隙灯下坐位进行，也可卧位检查 ③ 可提供房角色泽信息和结构改变，包括色素、血管、Schlemm 管内充血情况、虹膜上的病变 ④ 可做静态和动态检查，可明确区分宽与窄，开放与粘连部位、范围 ⑤ 为房角相关治疗包括激光、MIGS 提供可视化操作	① 客观检查 ② 目前唯一可见虹膜后的睫状体、悬韧带和脉络膜的影像技术 ③ 不受屈光间质透明度影响 ④ 可明确房角关闭的机制包括虹膜睫状体囊肿、渗漏、高褶虹膜构型等 ⑤ 指导青光眼和晶状体手术 ⑥ 可作定量分析 ⑦ 主要行静态检查，也可行动态检查

续表

房角镜	UBM
劣势 ①需要训练有素的专业医师操作,学习曲线长 ②存在主观性 ③半定量、定性检查 ④受照明光及检查者手法干扰 ⑤接触性检查 ⑥受屈光间质透明度影响	①需要训练有素的专业医师操作,学习曲线长 ②仅卧位检查。水囊探头可坐位或半卧位 ③不能提供色泽信息,只有"黑与白"区分 ④只能提供"开放和关闭"信息,"关闭"要比房角镜下所见范围大 　对宽房角:与房角镜一致性高 　对窄房角:所见要比房角镜下窄 ⑤获取的房角图像仅是二维横断面影像 ⑥接触性检查 ⑦检查时间较长

第四节　UBM 眼前节各结构参数的定性定量测量

房角结构由角巩膜、睫状体和虹膜共同组成。因此,首先需要了解在 UBM 下上述结构以及相邻结构的表现,以及如何定性、定量测量。

一、角膜

UBM 下的角膜可分为 4 层:上皮层、前弹力层、基质层以及后弹力层和内皮层的"复合体"(两者合为一条连续的高反射线),如图 3-4-1。UBM 扫描探头的频率越高,分辨率越高,50MHz 的 UBM 轴向分辨率可达 30μm。相较于角膜内皮显微镜等技术,UBM 测量角膜厚度的变异性较小,可重复性好[7]。

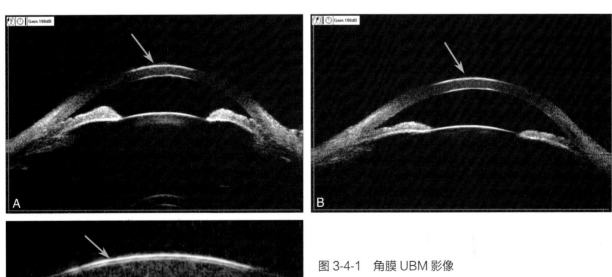

图 3-4-1　角膜 UBM 影像
A、B:角膜部位表浅,非常适合 UBM 应用,右眼(A),左眼(B);
C:UBM 下可显示角膜上皮层(绿箭头)、前弹力层(红箭头)、基质层(蓝箭头)以及后弹力层和内皮层"复合体"(粉色箭头)

二、角巩膜结合部

UBM 下角巩膜结合部影像如图 3-4-2。

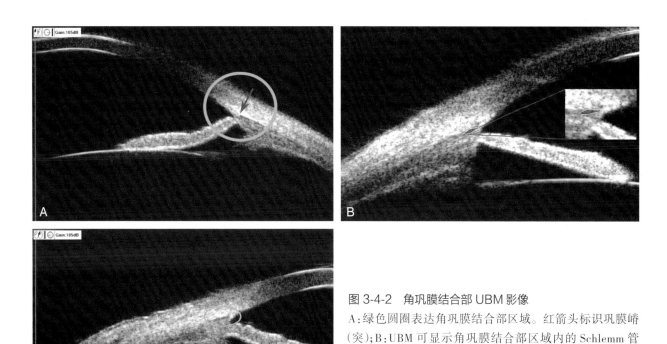

图 3-4-2 角巩膜结合部 UBM 影像

A：绿色圆圈表达角巩膜结合部区域。红箭头标识巩膜嵴（突）；B：UBM 可显示角巩膜结合部区域内的 Schlemm 管（黄色圈）；C：绿色圆圈示意 Schlemm 管区域

三、巩膜

UBM 下的巩膜影像如图 3-4-3。

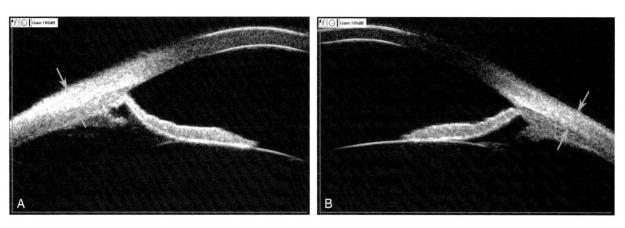

图 3-4-3 巩膜 UBM 影像

A、B：UBM 可显示前段巩膜影像（绿箭头之间为巩膜厚度）

四、巩膜突定位

正确地分辨巩膜突的结构是定性和定量检查房角结构的关键。巩膜突是图像分析的重要参考标记。在解剖上,正是因为角膜内表面与巩膜的曲率半径不同,一个"小圆"和一个"大圆"相交,必然有一个突起的交点,这个就是巩膜突,也叫巩膜嵴,也是睫状肌所附着的地方(图 3-4-4)。

一般认为,巩膜突前 500μm 包含了全部的小梁结构,因此找到巩膜突是判断房角关闭与否的关键。否则,只要前房存在,虹膜前表面就会与角膜内皮之间存在夹角,而这个夹角很容易被误判为开放的房角。

以巩膜突为最基本的参考点,UBM 的发明者 Pavilin CJ 定义了一系列眼前段结构参数[8],其他研究者对这些参数进行了个别补充。见图 3-4-5。根据这些定义,通过软件可以自动定量测量这些参数,测量者只需要在图像中准确标定巩膜突即可。

何明光等采用计算机图像分析系统对 UBM 眼前节图像进行定量分析[9],分析者也是只需确定巩膜突的位置,通过软件可以自动定量测量这些参数。见图 3-4-6。

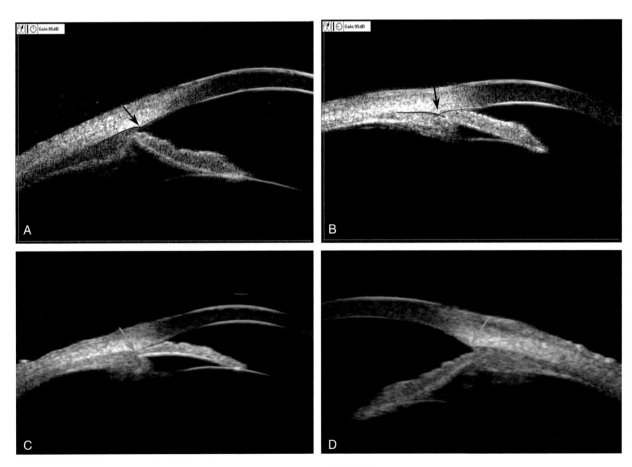

图 3-4-4　巩膜突定位

A:巩膜突,巩膜组织与睫状体组织分界线与角膜背延长线的交点(黑箭头);B:虹膜与巩膜突前小梁组织接触,意味着房角关闭,黑箭头示意巩膜突;C、D:橙色箭头示意巩膜突位置。图 A、B 由王忠浩医师提供,图 C、D 由 Quantel Medical 授权使用

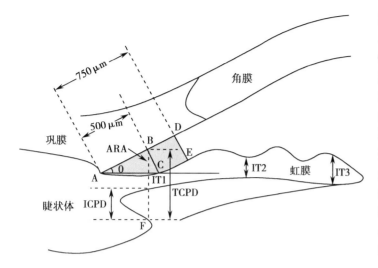

图 3-4-5　Pavlin CJ 定义眼前节结构定量测量

ARA=angle recess area，房角隐窝面积：距离巩膜突（A）500/750μm 处向小梁网做垂线（BC/DE），垂线、虹膜前表面和小梁网围成区域的面积即为房角隐窝面积。IT=iris thickness，虹膜厚度。IT1：距离巩膜突 500μm 处的小梁网（B）向虹膜做垂线，该处的虹膜厚度；IT2：距虹膜根部 2mm 处的虹膜厚度；IT3：瞳孔缘附近的最大虹膜厚度。TCPD=trabecular-ciliary process distance，小梁网 - 睫状突距离：距离巩膜突 500μm 处的小梁网（B）向虹膜做垂线，垂线与睫状突的交点（即为 F）至小梁网的距离。ICPD=iris-ciliary process distance，虹膜 - 睫状突距离：TCPD 在睫状突上的对应点（F）到虹膜的距离

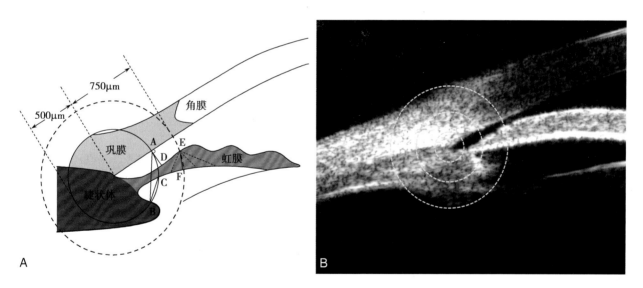

图 3-4-6　何明光定义 UBM 眼前节结构定量测量

A：UBM 图像自动分析软件采用以下结构定义：手工标定巩膜突，以巩膜突为原点，500μm 为半径画圆，圆与角膜背面、睫状体前表面、虹膜背面的交点分别为 A 点、B 点和 C 点。房角开放距离（angle open distance，AOD）：过 A 点做小梁网的垂线，与虹膜前表面交于 D 点，AD 之间的距离即为 AOD。小梁网 - 睫状突距离（trabecular-ciliary process distance，TCPD）：A 和 B 之间的弦长。虹膜 - 睫状突距离（iris-ciliary process distance，ICPD）：C 和 B 之间的距离。虹膜厚度：以巩膜突为原点，750/750μm 为半径画圆，圆与虹膜前表面、虹膜背面的交点分别为 E 和 F，E 和 F 之间的最短距离

由于眼前节结构的不规则性,线性的参数有时难以准确定量描述眼前节的各个结构特征,如虹膜、房角隐窝、前房等,通常需要手工测量或通过特定软件实现。因此,王忠浩等[10]尝试了使用通用图像编辑软件,对眼前节面积参数进行定量测量,见图 3-4-7。目前扫频 OCT 能够对前房容积(ACV)、虹膜体积(IV)做到自动测量,详见"第四章　AS-OCT 检查及其下的房角形态"。

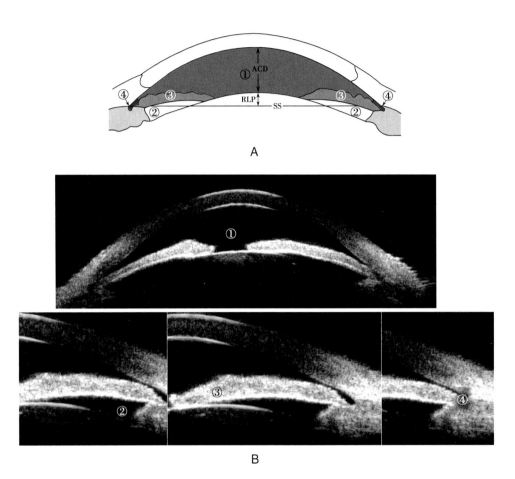

图 3-4-7　眼前节结构的面积参数

A:面积参数示意图,①前房面积:ACA,anterior chamber area;②后房面积:PCA,posterior chamber area;③虹膜面积:ICA,iris cross-section area;④房角隐窝面积:ARA,angle recess area;B:实际例图。图 B①~④对应图 A 的标识。图 A 由王忠浩医师提供

五、前房、前房轴深和瞳孔直径

前房、前房轴深和瞳孔直径的 UBM 影像如图 3-4-8。

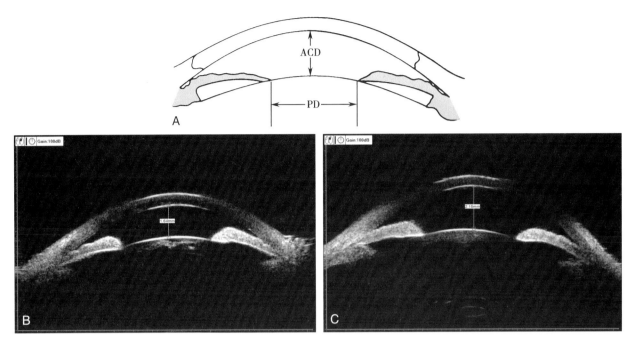

图 3-4-8　前房、前房轴深和瞳孔直径的 UBM 影像

A：前房轴深（anterior chamber distance，ACD）和瞳孔直径（pupillary distance，PD）均在前房的正中切面上测量。ACD：前房正中角膜内皮面至晶状体前表面的垂直直线距离。PD：为前房正中扫描图的瞳孔缘两侧边间的直线距离。B、C：实际例图。B 图示意左眼前房深度是 1.64mm（B）。C 图示意另一个左眼前房深度是 2.18mm

六、房角开放定位

在第二章房角镜中提到，看到巩膜突（嵴）意味着房角开放。但房角镜对房角入口不能进行精确的定量测量，通过目测角度来进行 Shaffer 分级，着实存在很大的主观性。

而 UBM 能清楚显示房角的子午切面，为房角的精确测量提供了可能。

现在常用房角开放距离（AOD）表达房角开放的状态。AOD（500）表示以巩膜突前 500μm 做一条与小梁网平面垂直并延伸到与其对应的虹膜前表面的直线距离。另有学者这样定义：以巩膜突为原点，500μm 为半径画圆，在圆与小梁网的交点处做垂线，该处至虹膜前表面的距离即为房角开放距离[11]。

TISA 的定义是分别在巩膜突和距离巩膜突 500μm 处的小梁网做一条垂线，两条垂线和小梁网、虹膜前表面之间区域的面积就是 TISA500。关于 TISA，在 UBM 和 OCT 上都是一个常测量的指标。

房角开放的度数：以房角隐窝的尖端为顶点，分别向距离巩膜突 500μm 处的小梁网和对应虹膜前表面处做两条线组成的夹角[12]。由于测量误差大，受图像质量影响大，现在用得较少了。

见图 3-4-9。

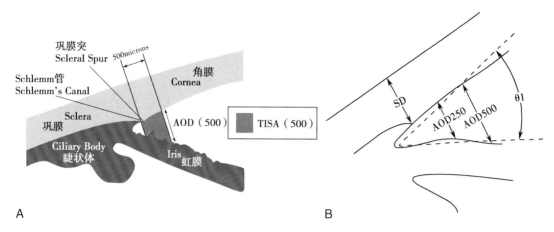

图 3-4-9 房角开放距离（AOD）和房角开放度数

A：AOD（500）表示以巩膜突前 500μm 做一条与小梁网平面垂直并延伸到与其对应的虹膜前表面的直线距离；B：房角开放度数 θ1，以房角隐窝的尖端为顶点，分别向距离巩膜突 500μm 处的小梁网和对应虹膜前表面处做两条线组成的夹角

七、虹膜

虹膜的厚度、膨隆程度、虹膜的长度、虹膜根部附着位置都是反映虹膜形态的重要生理指标。UBM 在不干扰虹膜的生理活动下实现对虹膜的完整观察，为全面了解虹膜的生理形态提供了可能。

（一）虹膜厚度

测量虹膜厚度曾有多种方法，但因缺乏重复性和可比性，存在较大误差。图 3-4-5 展示了 Pavlin CJ[8] 测量三个位点的虹膜厚度。IT1：距离巩膜突 500μm 处的小梁网向虹膜做垂线，该处的虹膜厚度；IT2：距虹膜根部 2mm 处的虹膜厚度；IT3：瞳孔缘附近的最大虹膜厚度。

王宁利等人首次提出改良的虹膜厚度测量方法：将虹膜等分为中央、中周和周边三个区，每个区再细分成多个小区进行测量，取平均值作为各区的虹膜厚度。这种方法的重复性高，变异性小，用此方法测得的正常人虹膜厚度：中央（437±62）μm，中周（419±50）μm，周边（361±45）μm，平均（405±42）μm[13]。见图 3-4-10。但目前国际上应用 Pavlin CJ 方法还是相对常用些。

如何定义周边虹膜肥厚（thick peripheral iris），目前尚无统一的标准，这里介绍两种方法：

定性方法：以角巩膜缘处的角膜厚度为参考，分别描述整个虹膜的厚度和虹膜基底部（外 1/3）的厚度[14]。见图 3-4-11，参照此图，用于定义不同的虹膜厚度和虹膜肥厚。

图 3-4-10 虹膜厚度的测量

以虹膜后表面为参考面，做其上某点的垂线到虹膜前表面的直线距离为该点的虹膜厚度。虹膜的每个子午线方向按其后表面的弧长平分为中央（IT1）、中周（IT2）和周边（IT3）三部分

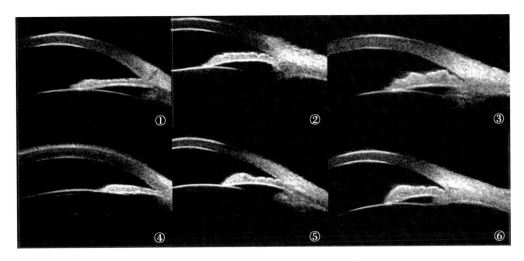

图 3-4-11　定性定义虹膜厚度和周边虹膜肥厚

以角巩膜缘处的角膜厚度为参考(图①中蓝色箭头),分别描述整个虹膜的厚度和虹膜基底部(外 1/3)的厚度。以此为标准,①全虹膜较薄,②全虹膜中等厚,③全虹膜较厚,④虹膜基底部较薄,⑤虹膜基底部中等厚,⑥虹膜基底部较厚

定量方法:可用距离巩膜突一定距离(500μm)的虹膜厚度与角巩膜缘处角膜厚度的比值来定义,当比值大于等于 2/3 为周边虹膜肥厚[15]。见图 3-4-12。

周边虹膜的动态变化将直接影响到房角的关闭。暗室环境下,瞳孔增大时,周边虹膜堆积阻塞房角;在光照环境下,瞳孔缩小,虹膜变薄,周边虹膜离开房角,房角再次开放[16]。王忠浩等发现,周边虹膜肥厚的眼暗室激发试验更易出现阳性结果[17]。

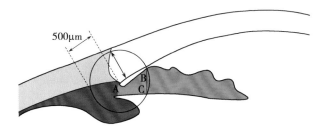

图 3-4-12　定量定义周边虹膜肥厚

周边虹膜肥厚可用距离巩膜突一定距离(500μm)的虹膜厚度与角巩膜缘处角膜厚度的比值大于或等于 2/3 来定义。图中双黑色箭头所示为角巩膜缘处角膜厚度,A 点为巩膜突,以 A 为圆心,半径 500μm 画圆,与虹膜前后表面相交于 B、C 两点,BC 的长度即周边虹膜厚度

（二）虹膜膨隆程度

虹膜的膨隆程度是反映虹膜生理状态的另一重要指标。虹膜的膨隆程度可用虹膜膨隆曲率半径(iris radius,IR)描述。它对研究闭角型青光眼具有重要意义。

和虹膜厚度测量一样,虹膜膨隆曲率半径也有不少方法,同样受虹膜形态和虹膜前表面的影响,结果缺乏重复性和可比性,存在较大误差。目前测量虹膜膨隆曲率半径也是以虹膜后表面作为标记线,采用计算机辅助测量系统,用抛物线模型拟合该曲线,测量拟合后虹膜后表面的曲率半径。对拟合后的每个点的曲率半径进行测量,求出其均值,即为虹膜后表面膨隆曲率半径(图 3-4-13)[2]。正常人的虹膜后表面膨隆曲率半径是(8.629±0.024)mm。

（三）虹膜长度

虹膜长度(iris length,IL)为从虹膜根部附着点到瞳孔缘的直线距离(图 3-4-14)。

虹膜起始于睫状体,其根部的附着位置与房角的宽窄密切相关,也是反映房角形态的重要指标。虹膜根部附着位置越靠前,说明其离小梁网越近,更倾向于堵塞房角引起房角关闭。

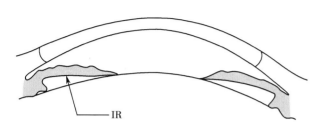

图 3-4-13 虹膜膨隆曲率半径测量

IR 即为虹膜膨隆曲率半径。用抛物线模型拟合虹膜后表面，测量拟合后虹膜后表面的曲率半径，求出其均值，即为虹膜后表面膨隆曲率半径

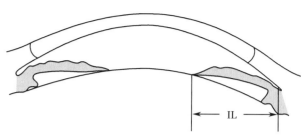

图 3-4-14 虹膜长度测量

IL 为虹膜长度。从虹膜根部附着点到瞳孔缘的直线距离

虹膜根部附着位置（iris insertion，IRI），定义为虹膜前表面与睫状体的交点到巩膜突之间的直线距离。由于 IRI 值很小，重复性和一致性较差，现在也很少应用。主要用半定量的分析[2]。

虹膜根部附着位置：

Ⅰ级：靠前型。虹膜根部附着于巩膜突上，或者虹膜小梁网接触且虹膜附止在睫状突靠近巩膜突的外 1/3 以内[15]。

Ⅱ级：中间型。虹膜根部附着于睫状体前部，可见窄的睫状体带。

Ⅲ级：靠后型。虹膜根部附着于睫状体后部，可见宽的睫状体带。

见图 3-4-15。

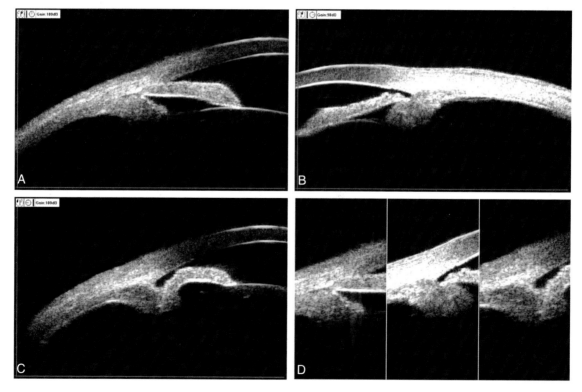

图 3-4-15 虹膜根部附着位置的测量（半定量）

A：Ⅰ级，虹膜根部附着于巩膜突上；B：Ⅱ级，虹膜根部附着于睫状体的前部，可见窄的睫状体带；C：Ⅲ级，虹膜根部附着于睫状体的后部，可见宽的睫状体带；D：从左做到右，依次为Ⅰ、Ⅱ、Ⅲ级

八、睫状体

和虹膜形态和根部附着位置一样,睫状体的形态和位置对眼前节的解剖结构同样有着非常重要的作用。由于 AS-OCT 目前尚不能观察到睫状体,这使得 UBM 具备了比房角镜、AS-OCT 在此点上最大的优势。

既往有虹膜睫状突距离(iris-ciliary process distance,ICPD)[2],是反映房角形态的一个重要指标,它表明虹膜与睫状体间的相对位置。但由于虹膜睫状体突距离常较短,测量的参考点选择困难,因此,目前已很少用。

目前用于评估睫状体位置的定量指标是小梁网 - 睫状突距离(trabecular-ciliary process distance,TCPD)[2]。当 TCPD 相同时,如果周边虹膜厚则房角窄,反之则房角宽(图 3-4-16)。

还有一个指标是小梁网 - 睫状突夹角(trabecular-ciliary process angle,TCA)[1]:睫状突和小梁网之间的角度,以巩膜突为顶点,小梁网和睫状体前表面之间的夹角。

TCPD 和 TCA 都是反映睫状体前旋 / 前位的程度,临床上证实比既往多个指标重复性均较好[2]。

还有一些指标反映睫状体的变化[18],见图 3-4-17。

也可用半定量的方法来评估睫状体的位置,见图 3-4-18:

Ⅰ级:滞后型。睫状突与虹膜根部无接触,睫状沟清晰可见。

Ⅱ级:中间型。睫状突与虹膜根部稍有接触。

Ⅲ级:前位型。睫状突与虹膜根部广泛接触,不能见到睫状沟。

关于睫状体前旋和睫状体前位:

睫状体前旋(anteriorly oriented ciliary body/anterior rotation of ciliary body):睫状体前旋是一个定性的概念,指的是睫状体的中轴线(axis)朝前,伴有睫状沟消失[19],也有文献将其描述为睫状体的尖端与虹膜平行甚至更加朝前,可用 TCA 来反映前旋程度(图 3-4-16、图 3-4-17)[20]。

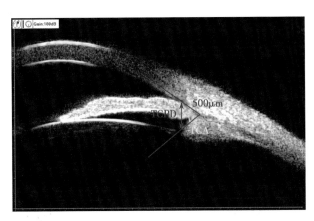

图 3-4-16　小梁网和睫状突之间的角度和距离

黄色弧线示意睫状突和小梁网之间的夹角(trabecular-ciliary process angle,TCA),红箭头示意睫状突和小梁网之间的距离(trabecular-ciliary process distance,TCPD)

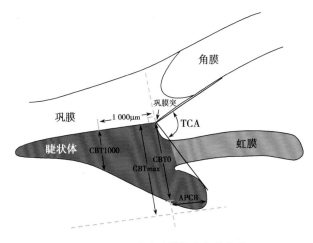

图 3-4-17　反映睫状体变化的参数

图中参数 CBTmax:最大睫状体厚度;CBT0:巩膜突处睫状体厚度;CBT1000:距离巩膜突 1 000μm 处睫状体厚度;TCA:小梁网 - 睫状突夹角;APCB:睫状突前移距离

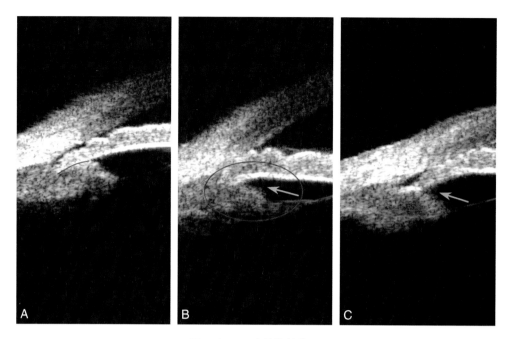

图 3-4-18　睫状体的位置

A:睫状突与虹膜根部广泛接触,不能见到睫状沟(图中红色弧线所示睫状沟消失),为前位型(Ⅲ级);
B:睫状突与虹膜根部稍有接触,为中间型(Ⅱ级)。红色圈内为虹膜根部与睫状突,绿色箭头所示为
睫状沟;C:睫状突与虹膜根部无接触,睫状沟清晰可见,为滞后型(Ⅰ级),绿色箭头所示为睫状沟

睫状体前位(anteriorly positioned ciliary body),与前旋稍有不同,前位指的是睫状体的位置靠前,可用 TCPD 来反映睫状体的位置(图 3-4-16、图 3-4-17)[1]。两者有区别又有联系,不可截然分开,因此,描述上经常用前旋 / 前位或前位 / 前旋来表述。

见图 3-4-19。

关于睫状体的大小,何明光提出了一种半定量的方法[14],以睫状体厚度的比值与角膜缘附近的角膜厚度来定义睫状体的大小。比值小于 1 为睫状体较小,1~1.99 为睫状体中等大小,大于 2 为睫状体肥大。如下图 3-4-20 所示,A、B、C 分别为睫状体较小、睫状体中等大小和睫状体肥大。

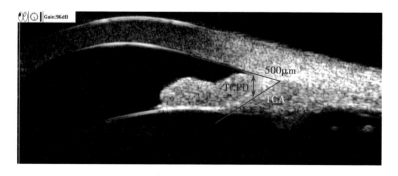

图 3-4-19　睫状体前位 / 前旋

睫状体前位 / 前旋,睫状沟消失,房角关闭。TCA:睫状突和小梁网之间的
角度;TCPD:睫状突到小梁网的距离

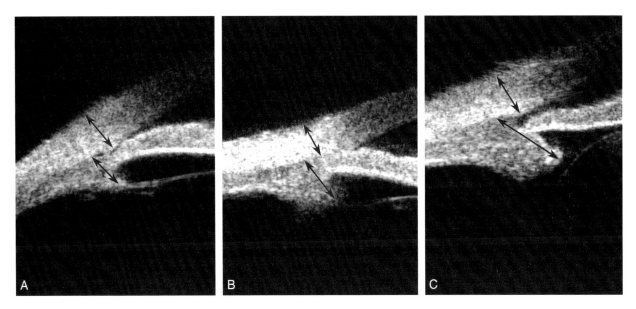

图 3-4-20 睫状体的大小

A:睫状体厚度与角膜缘附近角膜厚度的比值小于 1,为睫状体较小;B:比值介于 1~1.99 之间,为睫状体中等大小;C:比值大于等于 2,为睫状体肥大

九、晶状体悬韧带

UBM 可显示晶状体前部悬韧带,但分辨率不高。其影像为从睫状突到晶状体表面(赤道部)的一连续的中等强度的回声线,不同方向走行的睫状体悬韧带呈交错的束状排列。悬韧带的止端与晶状体的前表面融合在一起。

悬韧带离断的间接征象是可以看到晶状体赤道部,正常情况下是看不到的(图 3-4-21)。

应注意的是,要获得较好的晶状体悬韧带的图像,探头应位于它的焦点处。前房浅时更能清晰和完整地显示出来。当前房较深时,受到 UBM 焦深端点限制只能显示出部分的悬韧带。

晶状体悬韧带离断病例如图 3-4-22~ 图 3-4-26。

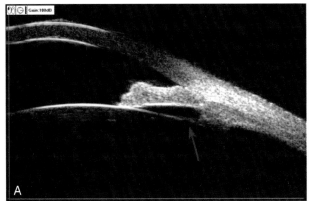
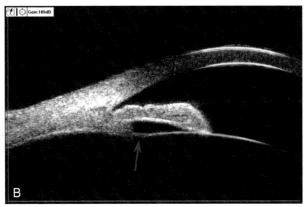

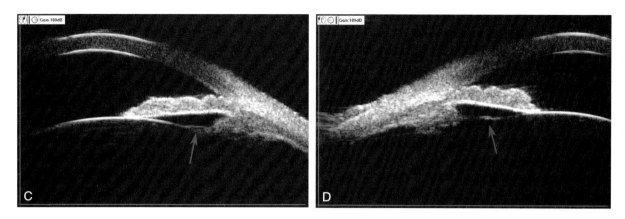

图 3-4-21 正常晶状体悬韧带
A~D:红箭头示意正常的晶状体悬韧带声像

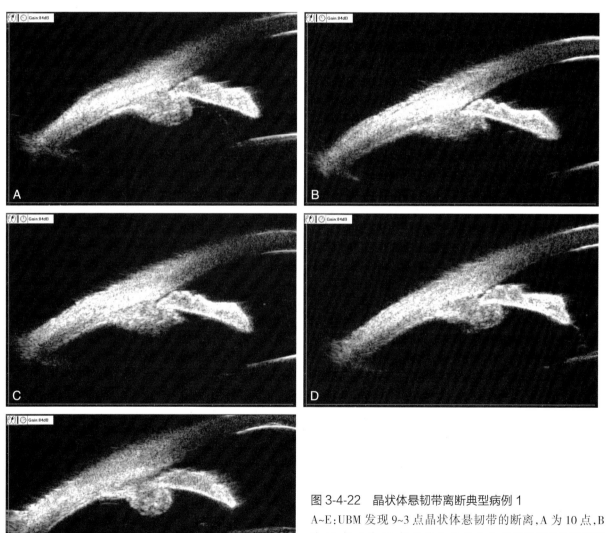

图 3-4-22 晶状体悬韧带离断典型病例 1
A~E:UBM 发现 9~3 点晶状体悬韧带的断离,A 为 10 点,B 为 11 点,C 为 12 点,D 为 1 点,E 为 2 点方位均未见悬韧带声像

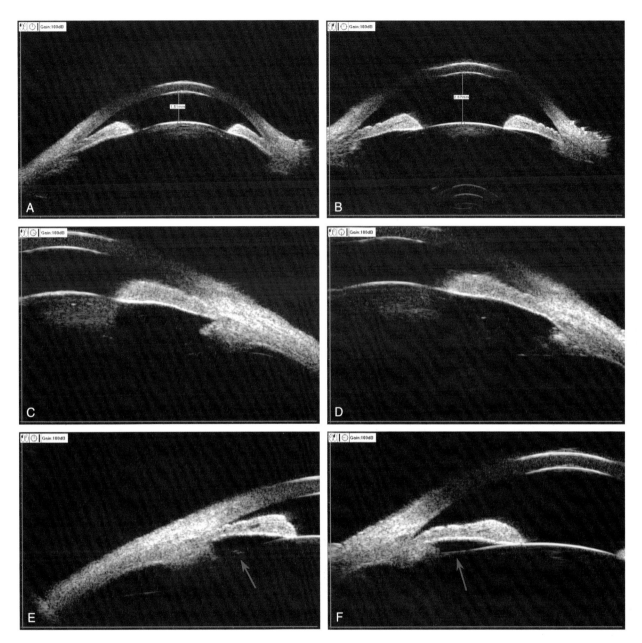

图 3-4-23　晶状体悬韧带离断典型病例 2

A:患眼(右眼)前房深度 1.51mm,明显比对侧眼浅;B:患者对侧眼(左眼)正常,前房深度 2.57mm;C、D:UBM 发现 4~6 点钟晶状体悬韧带离断,考虑晶状体不全脱位;E:红箭头示意患眼其他钟点位悬韧带可见;F:红箭头示意对侧眼悬韧带清晰可见

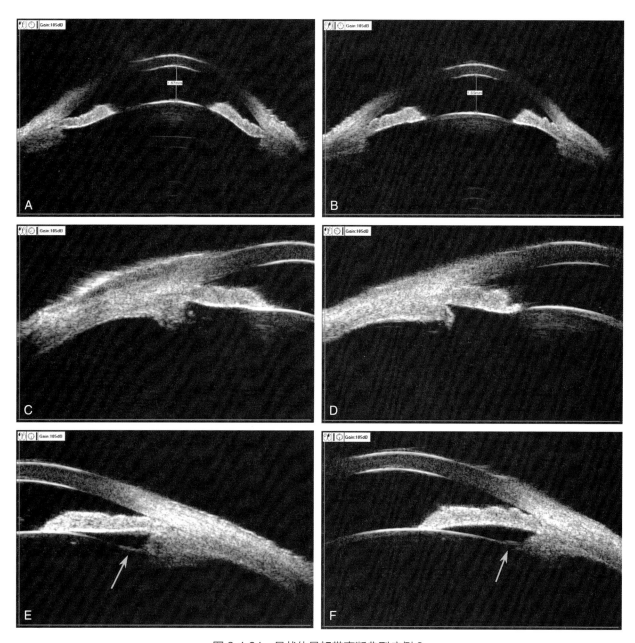

图 3-4-24 晶状体悬韧带离断典型病例 3

A：患眼（右眼）前房深度 1.67mm，明显比对侧眼浅；B：患者对侧眼（左眼），前房深度 1.85mm；C、D：UBM 发现 8~11 点钟晶状体悬韧带离断，考虑晶状体不全脱位；E：绿箭头示意患眼其他钟点位悬韧带可见；F：绿箭头示意对侧眼悬韧带清晰可见

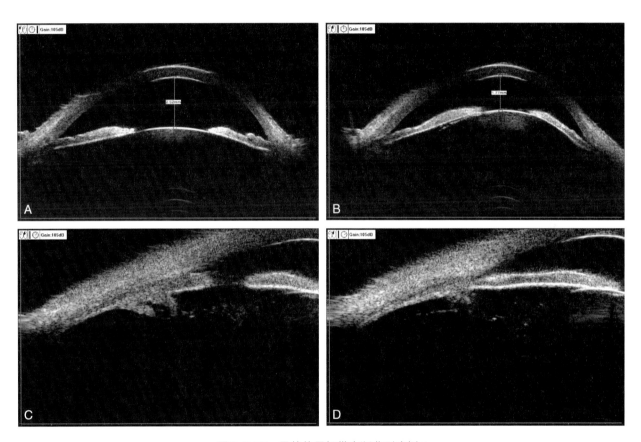

图 3-3-25　晶状体悬韧带离断典型病例 4

A：患者对侧眼（右眼）正常，前房深度 2.52mm；B：患眼（左眼）前房深度 1.77mm，明显比对侧眼浅；C、D：UBM 发现 11~3 点钟晶状体悬韧带离断，考虑晶状体不全脱位

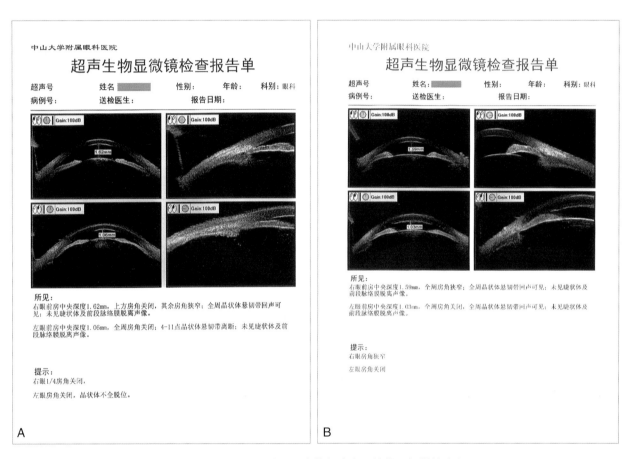

图 3-4-26　UBM 阅片不一定能报告出晶状体悬韧带的离断

A：UBM 报告发现晶状体悬韧带的离断；B：UBM 阅片并没有报告出晶状体悬韧带的离断，但从双眼前房深度相差很大这点来看（右眼 1.59mm，左眼 1.03mm），应高度怀疑晶状体悬韧带存在松弛或离断可能性。在术中证实本例有晶状体不全脱位

十、后房

　　后房由周边虹膜、睫状体和晶状体悬韧带 / 晶状体前囊膜构成的一空隙。对后房容积的定量测量可能对闭角型青光眼的诊断有重要意义。发生恶性青光眼的特征之一就是后房消失（图 3-4-27）。

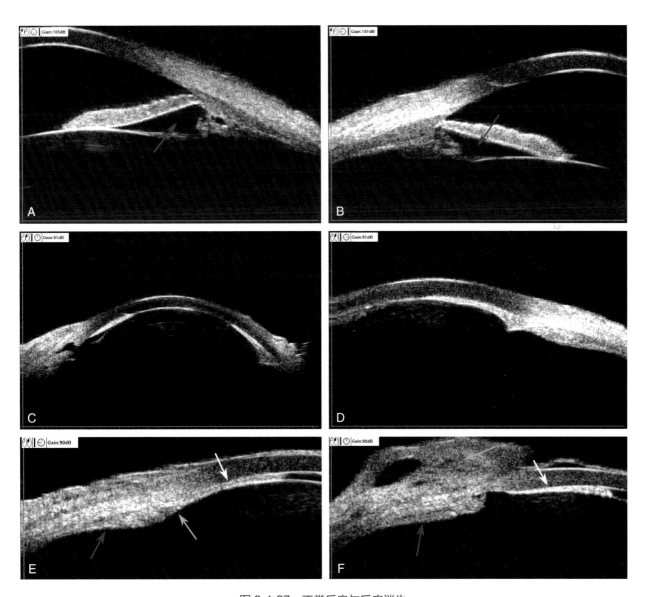

图 3-4-27　正常后房与后房消失

A、B：红箭头示意正常后房存在；C~F：发生恶性青光眼的表现。晶状体 - 虹膜隔前移，后房消失、虹膜紧贴角膜（C、D）。晶状体 - 虹膜隔前移，虹膜紧贴角膜（E，白箭头），前房消失、睫状突、晶状体、玻璃体前界膜相贴（E，红箭头），后房消失（E，绿箭头）。小梁切除术后发生恶性青光眼，虹膜紧贴角膜（F，白箭头），睫状突与晶状体相贴，后房消失（F，红箭头），绿箭头示意滤过泡

十一、前段脉络膜和视网膜

UBM 可以显示前部的巩膜、视网膜和脉络膜。但由于两者位于锯齿缘之后，需要旋转头位或者调整探头与巩膜的位置才能获得较好的影像。由于颞侧受眼睑和眶壁的限制少，颞侧比其他方向的扫描范围更后。

前部周边的视网膜很薄，在 UBM 下表现为一线状的中等回声带，除非发生视网膜脱落，否则，不能将其与视网膜色素上皮层区分。

前部周边部脉络膜表现为高回声巩膜下的低回声区域，其内界可通过高回声的 Bruch 膜和色素上皮层而确定。

前段脉络膜的测量既往没有统一的标准，张秀兰等[21]自定义了客观、可重复性较好的前段脉络膜厚度测量规则：首先在 UBM 图像上定位虹膜根部位置，然后以此为起点做平行于角膜缘切线的直线至 4mm 处，即到达前段脉络膜的位置。在此部位已经没有睫状体组织，因此可以测量到纯粹的前段脉络膜厚度（图 3-4-28）。

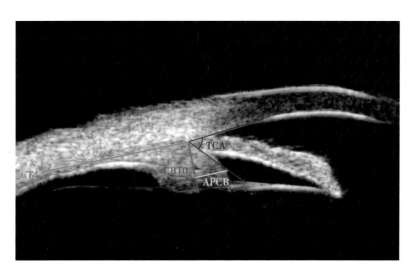

图 3-4-28 前段脉络膜的测量

CT4：距离虹膜根部 4mm 处的前段脉络膜厚度；APCB（anterior placement of ciliary body）：过巩膜突做巩膜内面的垂线，睫状体最前端到该垂线的距离，也是反映睫状体前旋程度的指标；CBT0：虹膜根部处的睫状体厚度；TCA：睫状突和小梁网之间的角度

第五节 UBM 下的房角形态

UBM 下房角结构的表现多样性，主要取决于虹膜和睫状体的形态和位置。正是由于诸如周边虹膜肥厚与堆积、虹膜根部附着位置的不同、睫状体前旋/前位等表现的多样性，产生了原发性闭角型青光眼不同发病机制的形态表现（图 3-5-1~图 3-5-3）：单纯瞳孔阻滞型（虹膜膨隆型）；单纯非瞳孔阻滞型（高褶虹膜构型、周边虹膜肥厚、虹膜根部附止靠前、睫状体前位/前旋等）；联合机制型，包括两种或两种以上（多种）机制共存型[22~24]。详见"第五章 原发性闭角型青光眼在房角镜、UBM 和 AS-OCT 的表现"。

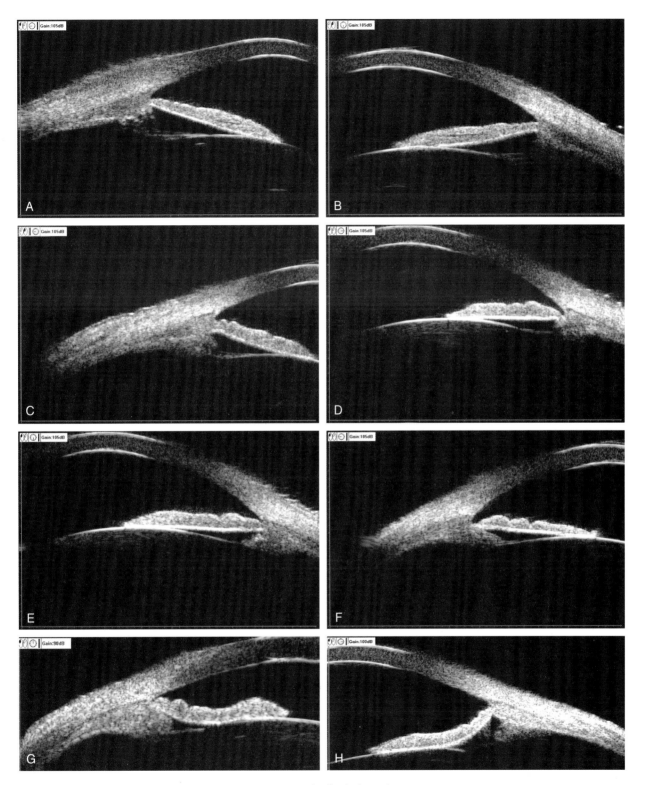

图 3-5-1 虹膜平坦与凹陷

A~C:病例一,双眼不同部位虹膜平坦;D~F:病例二,右眼不同部位虹膜平坦;G、H:不同患者虹膜凹陷表现

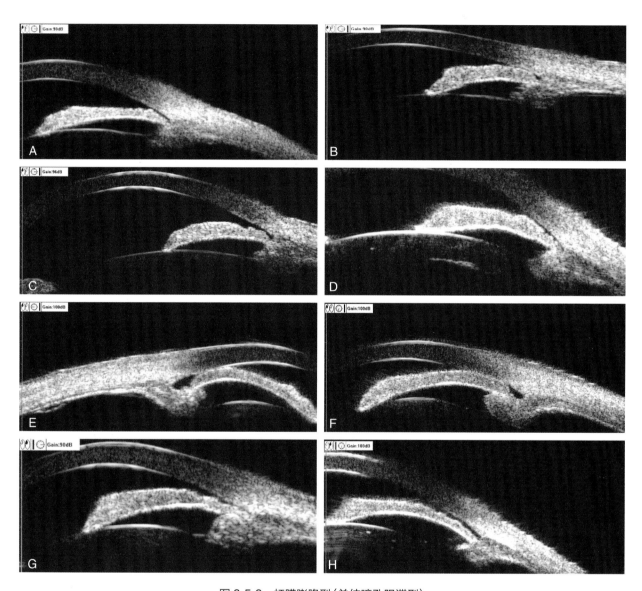

图 3-5-2 虹膜膨隆型（单纯瞳孔阻滞型）

A、B:轻度虹膜膨隆;C、D:中度虹膜膨隆;E~H:高度膨隆

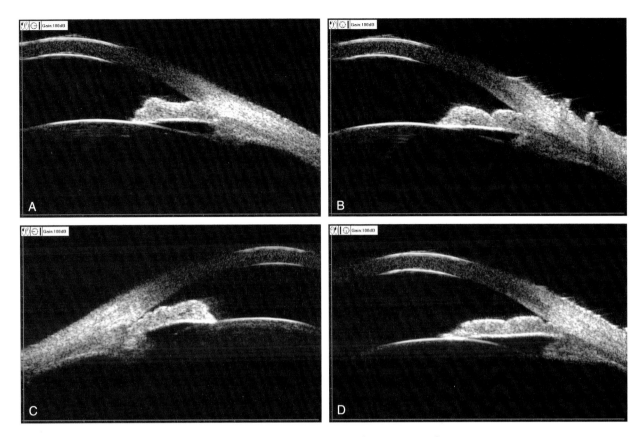

图 3-5-3　单纯周边虹膜肥厚（非瞳孔阻滞型）

A、B：周边虹膜肥厚，房角粘连关闭；C：虹膜轻度膨隆，周边虹膜肥厚，虹膜附止中间型，睫状体前旋，房角同位关闭；D：周边虹膜肥厚，虹膜附止靠前，房角粘连关闭

　　单纯存在睫状体前位 / 前旋、而没有房角其他形态改变的极少见，因为睫状体的形态、位置通常直接会影响到虹膜的形态和位置。下面提到的满足高褶虹膜构型的条件之一就是存在睫状体前位 / 前旋，很多联合形态（联合机制）也存在睫状体的因素。

　　高褶虹膜构型（plateau iris configuration，PIC）：周边虹膜平坦无膨隆征象，但在房角入口处急转形成狭窄甚至关闭的房角[25,26]。这类患者的房角关闭与瞳孔阻滞无关。

　　高褶虹膜构型是非瞳孔阻滞机制中的重要类型。Kumar 等观察打完激光周边虹膜切开的亚洲PACS 受试者后发现，约有 1/3 存在高褶虹膜[27]。房角镜下，高褶虹膜构型表现为：①房角关闭；②虹膜平坦；③中央前房较深[28]。

　　关于高褶虹膜构型的定义目前没有统一的标准，比较常用的是 UBM 图像中，至少有两个象限满足如下 5 个条件：①睫状体前旋，推挤周边虹膜，使之平行于小梁网；②虹膜根部从附止处发出后向前陡峭"上升"，随后从角巩膜壁处形成一向下的拐角；③虹膜中央平坦；④睫状沟消失；⑤巩膜突以上的房角狭窄或关闭[28,29]。多数人认为是由于睫状体较大或位置靠前，推挤周边虹膜，引起房角狭窄或关闭[28]。见图3-5-4A。

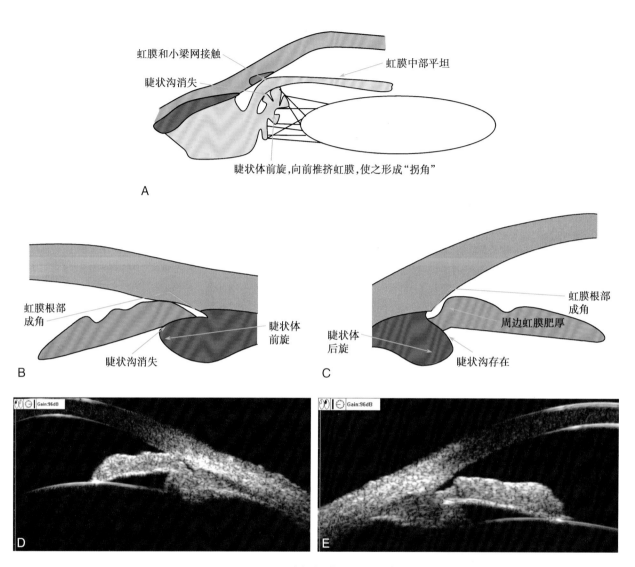

图 3-5-4　高褶虹膜构型示意图

A:高褶虹膜构型 5 个表现:①睫状体前旋;②虹膜根部成角;③虹膜中央平坦;④睫状沟消失;⑤巩膜突以上的房角狭窄或关闭;B~E:高褶虹膜构型产生的可能机制,睫状体前旋 / 前位(B、D,传统型)、周边部虹膜肥厚(C、E,亚洲型)

　　在亚洲人群,发现了一种特殊类型的表现,即形成的虹膜根部成角,不是由于睫状体前旋 / 前位(反而向后旋转),而是由于周边虹膜肥厚引起。因此,导致虹膜高褶构型出现的可能机制,包括睫状体前旋 / 前位(图 3-5-4B、D),抑或周边虹膜肥厚(图 3-5-4C、E),或者两种情况同时存在。有学者将前者称为传统型(classic plateau iris)高褶虹膜构型和亚洲型(asian plateau iris)高褶虹膜构型两类。

　　如图 3-5-5 为双眼高褶虹膜构型。

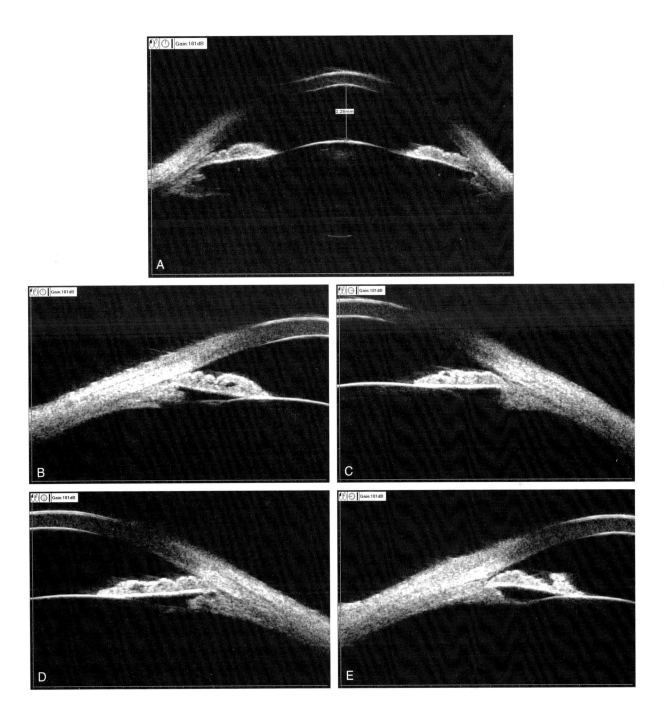

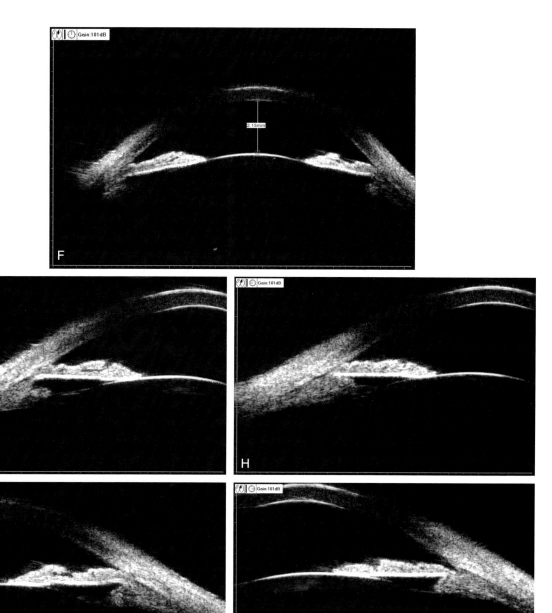

图 3-5-5 双眼高褶虹膜构型（非瞳孔阻滞型）

A~E：右眼前房深度 2.28mm（A）；12（B）、6（D）、9（E）点钟部位，均满足高褶虹膜构型 5 个条件；3 点钟单纯虹膜肥厚（C）；
F~J：左眼前房深度 2.15mm（F）；12（G）、9（H）点钟部位，满足高褶虹膜构型 5 个条件；6 点钟虹膜根部附止靠前，睫状沟存
在（I）；3 点钟部位虹膜根部附着于睫状体的前部，可见窄的睫状体带（J）

两种高褶虹膜构型的表现归纳如表 3-5-1：

表 3-5-1 传统型和亚洲型高褶虹膜构型

高褶虹膜构型	传统型（classic plateau iris）*	亚洲型（asian plateau iris）*
房角镜下表现	① 房角关闭 ② 虹膜平坦 ③ 中央前房较深	同左
UBM 下表现	① 睫状体前位 / 前旋 ② 虹膜根部成角 ③ 虹膜中央平坦 ④ 睫状沟消失 ⑤ 巩膜突以上的房角狭窄或关闭	① 周边虹膜肥厚 ② 虹膜根部成角 ③ 虹膜中央平坦 ④ 睫状沟消失或存在 ⑤ 巩膜突以上的房角狭窄或关闭
可能机制	睫状体前位 / 前旋为主	周边虹膜肥厚为主

* 至少有两个象限满足表内条件

周边虹膜肥厚导致的高褶虹膜构型（亚洲型）：当瞳孔轻度或中等度散大时，周边部肥厚的虹膜向房角处堆积，造成房角狭窄或关闭；当有强光照射或使用缩瞳剂后，由于瞳孔缩小、虹膜拉长变薄，房角增宽开放。这类患者周边虹膜成形术可能有一定疗效。

睫状体前位 / 前旋导致的虹膜高褶构型（传统型）：睫状体前位 / 前旋将周边虹膜顶向房角，造成狭窄或关闭的房角。周边虹膜切除术后，周边虹膜、房角形态均没有明显变化，仍然可见前位的睫状体将周边虹膜顶向房角，造成狭窄或关闭的房角。另外，即使使用缩瞳剂后，虽然瞳孔缩小、虹膜拉长变薄，但由于前位 / 前旋的睫状体将周边虹膜顶向房角，房角仍然造成狭窄。这类患者周边虹膜切除术往往无效。

高褶虹膜综合征：高褶虹膜综合征（plateau iris syndrome，PIS）是指在激光周边虹膜切开术后，在周切口通畅的情况下，相对瞳孔阻滞已解除，但高褶的虹膜引起房角再次关闭[25,26,30]。如图 3-5-6。

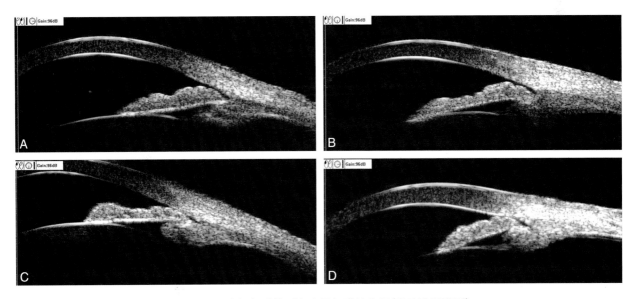

图 3-5-6 高褶虹膜构型和高褶虹膜综合征（非瞳孔阻滞型）

A、B：虹膜高褶构型，满足 5 个条件：①睫状体前旋，推挤周边虹膜，使之平行于小梁网；②虹膜根部从附止处发出后向前陡峭"上升"，随后从角巩膜壁处形成一向下的拐角；③虹膜中央平坦；④睫状沟消失；⑤巩膜突以上的房角狭窄；C、D：高褶虹膜综合征，两者均为激光周边虹膜切开术后，UBM 下仍然满足上述 5 个条件

一些联合形态（联合机制）存在睫状体的因素，如图 3-5-7。

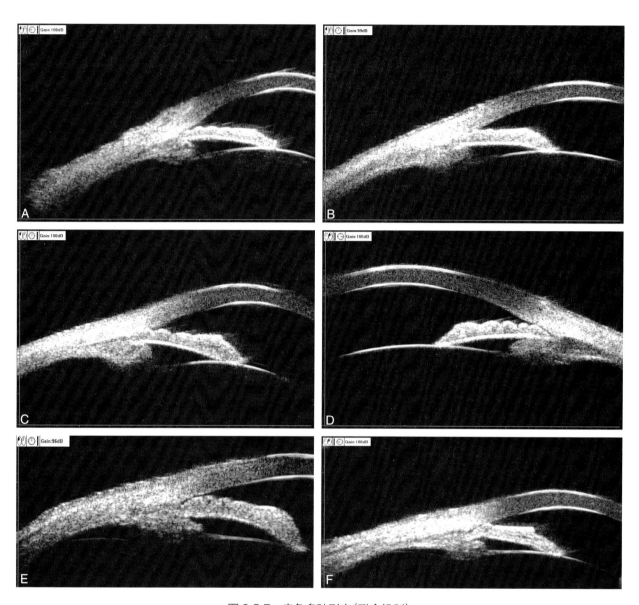

图 3-5-7　房角多种形态（联合机制）

A:轻度虹膜膨隆＋睫状体前位／前旋;B:轻度虹膜膨隆＋睫状体前位／前旋;C:轻度虹膜膨隆＋睫状体前位／前旋＋虹膜附止靠前;D:虹膜轻度膨隆＋睫状体前位／前旋;E:虹膜轻度膨隆＋周边虹膜肥厚;F:虹膜膨隆＋高褶虹膜构型

第六节　UBM 阅片原则

由同一位阅片医师逐一分析上、鼻、下、颞四个象限(12/3/6/9 四个钟点位)的 UBM 房角扫描图像。参照典型 UBM 房角关闭机制的分型图像,对每一幅图像进行分型。四幅图像的分型为同一种单纯性房角关闭类型时,该眼的房角关闭机制为单纯型。四幅图像的表现不一致时,该眼的房角关闭机制为联合机制型(两种或多种机制共存型)[19]。

一、对单一眼球的房角关闭机制分型

当进行 UBM 检查时,一个眼球通常取上、鼻、下、颞四个象限各一张图片(图 3-6-1、图 3-6-2),但阅片时,房角关闭会出现不同表现,这时候:①占多数的类型(>2/4 象限),以占多数类型的机制命名;②四个象限中,有相等数量的两个关闭机制类型(2/4),则参考对侧眼分型。

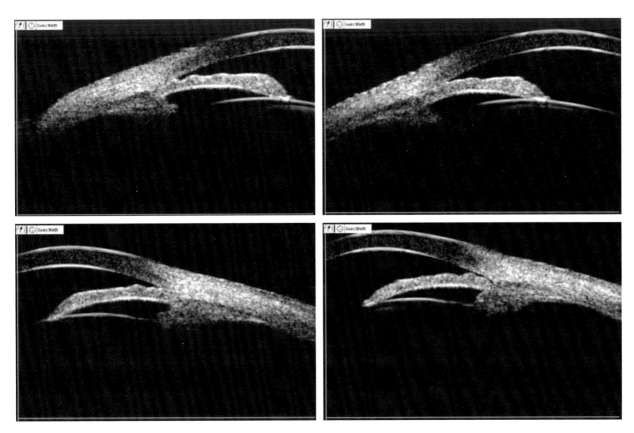

图 3-6-1　虹膜膨隆型(4/4,四个象限都表现为膨隆型)

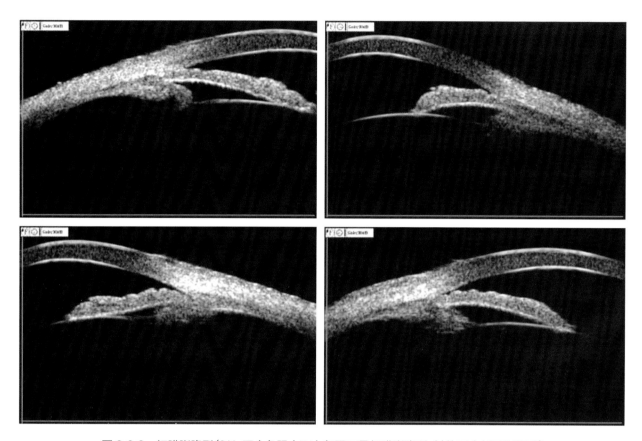

图 3-6-2 虹膜膨隆型(3/4,四个象限中下方象限不是虹膜膨隆型,其他三个都是膨隆型)

二、对某一位患者的房角关闭机制分型

双眼房角关闭机制类型相同时,此分型为该患者的房角关闭机制分型;当同一患者的双眼房角关闭机制分型不同时,建议选择三名资深青光眼专家评价决定该患者的分型。

第七节 UBM 检查其他眼前节结构

UBM 除了观察前房形态外,还能观察到眼前节其他部位的改变,包括巩膜、房水、晶状体、房角的肿物、硅油等变化。通过 UBM 房角检查能进一步加深在房角镜检查观察到的房角形态结构的本质,对于有房角结构异常改变的眼部疾病的诊断和治疗有重要意义。请参考"第六章 房角及其他眼前节继发性改变"。

参 考 文 献

1. Kwon J, Sung KR, Han S, et al. Subclassification of primary angle closure using anterior segment optical coherence tomography and ultrasound biomicroscopic parameters. Ophthalmology, 2017, 124: 1039-1047.

2. 王宁利, 刘文 . 活体超声显微镜眼科学 . 北京: 科学出版社, 2002: 3-74.

3. Barkana Y, Dorairaj SK, Gerber Y, et al. Agreement between gonioscopy and ultrasound biomicroscopy in detecting iridotrabecular apposition. Arch Ophthalmol, 2007, 125: 1331-1335.

4. 张扬, 赵家良, 杨渊筌 . 明暗光线下超声活体显微镜检查在发现前房角关闭中的作用 . 中华眼科杂志, 2009, 45: 8-13.

5. Chen S, Liu Y, Li F, et al. Clock position-based iris bow configuration after laser peripheral iridotomy in Chinese angle closure eyes: a swept source optical coherence tomography study. Eye (Lond), 2019 Sep 25.doi: 10.1038/s41433-019-0601-1. [Epub ahead of print]

6. 赵柳宁, 王忠浩, 张秀兰, 等 . 超声生物显微镜和房角镜判断窄房角结果一致性分析 . 中国实用眼科杂志, 2011, 29 (8): 802-805.

7. Tam ES, Rootman DS. Comparison of central corneal thickness measurements by specular microscopy, ultrasound pachymetry, and ultrasound biomicroscopy. Journal of Cataract & Refractive Surgery, 2003, 29: 1179-1184.

8. Pavlin CJ, Foster FS.Ultrasound biomicroscopy of the eye.New York: Springer, 1995.

9. Mingguang He. Laser peripheral lridotomy in eyes with narrow drainage angles: ultrasound biomicroscopy outcomes. The Liwan Eye Study. Ophthalmology, 2007, 114: 1513-1519.

10. Wang Z, Liang X, Wu Z, et al. A novel method for measuring anterior segment area of the eye on ultrasound biomicroscopic images using photoshop. PLoS One, 2015, 10: e0120843.

11. Ang M, Baskaran M, Werkmeister RM, et al. Anterior segment optical coherence tomography. Prog Retin Eye Res, 2018, 66: 132-156.

12. CJ P, Harasiewicz K, FSt F. Ultrasound biomicroscopy of anterior segment structures in normal and glaucomatous eyes. Am J Ophthalmol, 1992, 113: 381-389.

13. 王宁利, 赖铭莹, 陈秀琦, 等 . 活体人眼虹膜形态实时定量测量方法的研究 . 中华眼科杂志, 1998, 34: 369-372.

14. Jiang Y, He M, Huang W, et al. Qualitative assessment of ultrasound biomicroscopic images using standard photographs: The Liwan Eye Study.Investigative Ophthalmology & Visual Science, 2010, 51 (4): 2035-2042.

15. Yan YJ, Wu LL, Wang X, et al. Appositional angle closure in Chinese with primary angle closure and primary angle closure glaucoma after laser peripheral iridotomy.Invest Ophthalmol Vis Sci, 2014, 55 (12): 8506-8512.

16. Wang N, Wu H, Fan Z. Primary angle closure glaucoma in Chinese and western populations. Chin Med J (Engl), 2002, 115: 1706-1715.

17. 王忠浩, 李媚 . 青光眼暗室激发试验的眼前节相关因素分析 . 中华眼科杂志, 2013, 49 (11): 968-972.

18. Wang Z, Huang JJ. Quantitative measurement of the ciliary body in eyes with malignant glaucoma after trabeculectomy using ultrasound Biomicroscopy. Ophthalmology, 2014, 121 (4): 862-869.

19. Chen S, Lv J, Fan S, et al. Laser peripheral iridotomy versus laser peripheral iridotomy plus laser peripheral iridoplasty in the treatment of multi-mechanism angle closure: study protocol for a randomized controlled trial. Trials, 2017, 18: 130.

20. He M, Friedman DS, Ge J, et al. Laser peripheral iridotomy in eyes with narrow drainage angles: ultrasound biomicroscopy outcomes. The Liwan Eye Study. Ophthalmology, 2007, 114: 1513-1519.

21. Li F, Gao K, Li X, et al. Anterior but not posterior choroid changed before and during Valsalva manoeuvre in healthy Chinese: a UBM and SS-OCT study. Br J Ophthalmol, 2017, 101 (12): 1714-1719.

22. Sun X, Dai Y, Chen Y, et al. Primary angle closure glaucoma: what we know and what we don't know. Prog Retin Eye Res, 2017, 57: 26-45.

23. Ng W T, Morgan W. Mechanisms and treatment of primary angle closure: a review. Clin Experiment Ophthalmol, 2012, 40 (4): e218-e228.

24. 王宁利. 应用超声生物显微镜与房角镜检查眼前房角结果的比较. 中华眼科杂志, 1999, 35 (3): 174.

25. European Glaucoma Society Terminology and Guidelines for Glaucoma, 4th Edition-Chapter 2: Classification and Terminology Supported by the EGS Foundation: Part 1: Foreword; Introduction; Glossary; Chapter 2 Classification and Terminology. Br J Ophthalmol, 2017, 101 (5): 73-127.

26. Prum BE Jr, Herndon LW Jr, Moroi SE, et al. Primary angle closure preferred practice pattern®guidelines. Ophthalmology, 2016, 123 (1): P1-P40.

27. Kumar RS, Baskaran M, Chew PT, et al. Prevalence of plateau iris in primary angle closure suspects an ultrasound biomicroscopy study. Ophthalmology, 2008, 115: 430-434.

28. Ritch R. Plateau iris is caused by abnormally positioned ciliary processes. Journal of Glaucoma, 1992, 1: 23-26.

29. Verma S, Nongpiur ME, Oo HH, et al. Plateau iris distribution across anterior segment optical coherence tomography defined subgroups of subjects with primary angle closure glaucoma. Invest Ophthalmol Vis Sci, 2017, 58: 5093-5097.

30. Nongpiur ME, Ku JY, Aung T. Angle closure glaucoma: a mechanistic review. Curr Opin Ophthalmol, 2011, 22: 96-101

第四章

AS-OCT 检查及其下的房角形态

最早应用于眼科的 AS-OCT 是 Visante OCT，2005 年进入中国使用。Visante 代表了英文词 VISion-ANTErior，强调了其与眼前节相关的提高视力方面的广泛应用性，是一款专为眼前节成像和测量定制的 AS-OCT 系统。它采用的是 1310nm 波长的时域光源，能够观察整个眼前节部分，快速、高效地扫描，全角度、非接触地成像与测量。在青光眼、白内障、屈光、角膜等领域发挥着极大的作用。AS-OCT 与 UBM 所获得的图像相似，因此其定性和定量分析的方法是一致的；相比 UBM，尽管 AS-OCT 穿透力不及 UBM，但其具有非接触以及眼前节参数精确测量等优势，使得 AS-OCT 在临床和科研上应用十分广泛和便捷[1]。

近年来，有研发机构相继研发了扫频 AS-OCT，即 CASIA OCT（第一代产品为 SS-1000，也称 CASIA1；第二代产品为 CASIA2）。光源经过升级后，拍摄范围、扫描速度、信号衰减等性能得到了进一步的提升，扫描的深度和图像分辨率也大大提高，成为现阶段 AS-OCT 中的佼佼者[2]。

类似于后节 OCT，AS-OCT 从时域（Visante，SL OCT）到频域（Ivue/RTVue、Cirrus HD OCT）到扫频 OCT（CASIA，SS-OCT）不断升级，见证了 OCT 影像技术的飞速发展。

第一节　AS-OCT 工作原理与步骤

正如前面章节提到，OCT 即相干光断层扫描技术。与在眼科广泛应用的超声成像技术极其相似，不过前者是光波，而后者采用的是声波。用一束光射入眼内，光能够在眼内不同组织边界发生反射，也可在不同的组织中发生散射。根据测定入射光在不同层面反射的延迟时间，即可获得不同组织结构的厚度和大小。

一、工作原理

现代 OCT 技术使用低相干干涉测量仪（michelson 干涉仪）来完成图像成像和测量。Visante OCT 使用超级发光二极管（superluminescent LED）作为光源，发出 1 310nm 波长的低相干红外光（不可见光）投射在分光镜上分成两束：一束作为参考光被反射镜反射回，另外一束作为测量光投射到被检查的眼组织（眼前段),光线被不同层面的组织反射回。这束光和参考光组合并产生干涉现象。这里比较分析反射波和参考波,就能获得关于组织反射性和距离的数据,立即获得相应的定性和定量结果(图 4-1-1)。

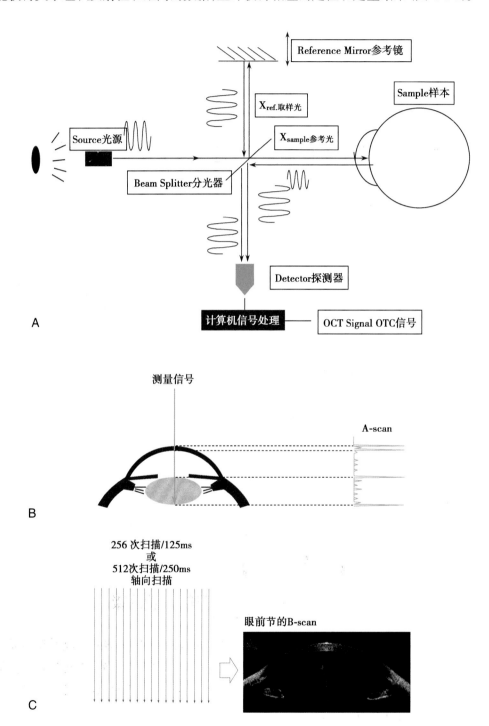

图 4-1-1　Visante OCT 的工作原理

A:OCT 成像原理:光源发出 1 310nm 波长的低相干红外光(不可见光)投射在分光镜上分成两束:一束作为参考光被反射镜反射回,另外一束作为测量光投射到被检查的眼组织(眼前段),光线被不同层面的组织反射回。这束光和参考光组合并产生干涉现象,被探测器获取信号,经处理形成 OCT 图像;B:每一个 A-scan 扫描组织时,因为不同组织的反射信号不同,对应得到了 A-scan 信号图;C:Visante OCT B-scan 由 256 个 A-scan 扫描获得,或者由 512 个 A-scan 扫描获得,取决于检查时扫描方式的选择。图片由蔡司刘春老师提供

CASIA OCT 是采用傅里叶域式相干光成像技术。激光通过光源产生后,经过分光镜分为探测光和参考光;探测光进入眼球,在眼球组织内经过漫反射,部分漫反射光沿探测光进入方向相反路径返回;参考光经过参考镜反射后返回;返回的两束光发生干涉,生成不同波长的干涉光谱信号,经过傅里叶变换(fast fourier transform,FFT)之后,得到眼部组织的深度信息,并合成眼部的 OCT 图像(图 4-1-2)。

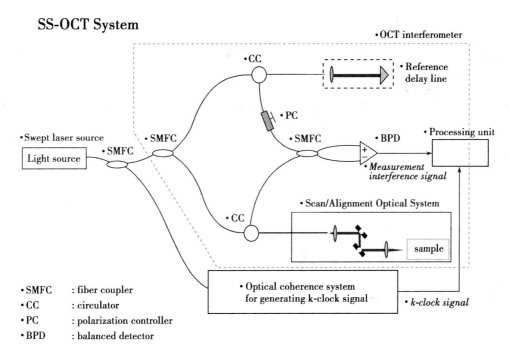

图 4-1-2　CASIA OCT 的工作原理

CASIA2 是基于傅里叶域(FD)方式的 OCT,通过光谱仪的 CCD 线阵扫描相机采集干涉信号光谱,对获得的频谱进行傅里叶变换立即得到一列数据(A-scan)。在这个系统中,参考镜是不需要机械移动的,相机一次拍摄可获得一次 A 扫描,实现更高的采集速率。基于光谱仪的 FD OCT 系统的采集速度仅受线传感器的读出速率的限制。CASIA OCT 光源是扫频光源(swept-source),扫频光源是一种特殊的可调谐激光器,激光波长随时间线性变化。在激光器内进行快速扫描,实现高达 MHz 级别的高采集速率,从而实现眼前节的 3D 快速扫描和眼前节重构。图片由 TOMEY 授权使用

　　归纳两者的工作原理略有不同:一是光源不一样,CASIA OCT 是扫频光源,Visante OCT 使用超级发光二极管,是 LED 光源;OCT 技术不一样,CASIA OCT 是扫频 OCT,Visante OCT 是时域 OCT。

　　另外,更重要的一点是,CASIA OCT 具备立体扫描功能,即 3D 成像功能。CASIA OCT 的立体扫描方式有两种:径向扫描(radical scan)、光栅扫描(raster scan)。其中光栅扫描根据扫描方向的不同分为水平光栅扫描和垂直光栅扫描(图 4-1-3)。

　　如图 4-1-4~ 图 4-1-5 为不同型号 OCT 的特点。

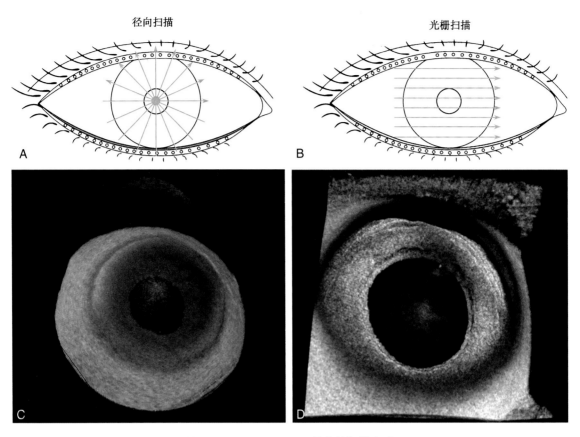

径向扫描　　　　　　　　　　　光栅扫描

图 4-1-3　CASIA OCT 的立体扫描方式

A、C:径向扫描。由不同角度的直径方向上的面扫描构成的立体扫描。面扫描沿不同角度直径方向上进行;B、D:光栅扫描。由多个间隔距离相同的直线方向上的面扫描构成的立体扫描。面扫描在相同间隔距离的多个直线方向上进行。图片 A、B 由 TOMEY 授权使用

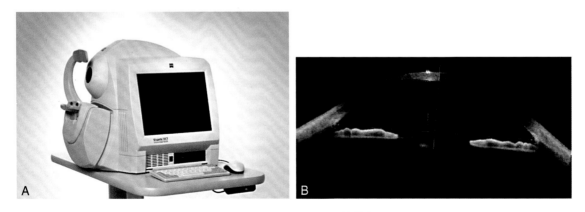

图 4-1-4　Visante OCT 的特点

A:图示 Visante OCT 外形。采用 1 310nm 的红外光扫描,轴向分辨率高达 18μm;扫描速度快,每秒钟可以完成 2 000 次 A scan;扫描角度为 0°~360° 全角度测量,最大扫描宽度 16mm,最大深度 6mm;多种扫描模式以适应不同目的临床需要;+20~-35D 屈光调节,可观测调节状态下眼前节解剖结构的变化;同时 Visante OCT 具有患者眼球实时监测的功能,操作简单快捷;B:Visante OCT 拍摄到的眼前节影像图。图片由蔡司刘春老师提供

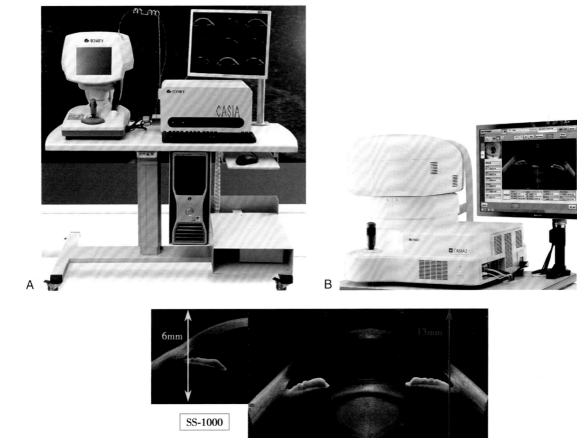

图 4-1-5 CASIA OCT 的特点

A:图示 CASIA1 OCT(SS-1 000)外形;B:CASIA2 OCT 外形。CASIA1 OCT 的工作特点是:使用 1 310nm 波长光源,和 840nm 波长光源相比,显著提高组织穿透性,能够更好地显示巩膜突、Schwalbe 线、Schlemm 管等房角组织;实现眼前节的高速 3D 扫描,能够在 2.4s 内完成角膜顶点为中心的 128 次径向扫描。 CASIA2 OCT 是在 SS-1 000 基础上重新开发的新一代前节 OCT。光源经过升级后,拍摄范围、扫描速度、信号衰减等方面性能得到了进一步的提升;扫描范围从之前的直径 16mm+ 深度 6mm 提升到直径 16mm+ 深度 13mm;扫描速度由 30 000A-Scan/s 提升到 50 000A-Scan/s。图像分辨率方面,CASIA1 OCT 和 CASIA2 OCT 都保持横向分辨率小于 30μm,轴向分辨率小于 10μm;C:显示 CASIA1 OCT 和 CASIA2 OCT 扫描深度的不同。图片 A、B 由 TOMEY 授权使用

二、AS-OCT 操作前准备

以 CASIA2 OCT 检查为例。

1. 患者建档

(1) 输入患者信息:输入患者 ID,姓名,性别,出生年月,注释等信息。

(2) 设置屈光补偿参数:屈光补偿功能能让患者更容易看清固视灯,如果不设置,固视灯位于 OD 位置。

（3）选择测量方案：针对角膜病、白内障、青光眼三种疾病，设置了角膜病筛查、白内障术前检查、白内障术后检查、青光眼滤过泡、青光眼房角测量5种测量方案，每种测量方案中包含不同的测量模式，包含一些通用的测量模式和可选的测量模式。见表4-1-1。

表4-1-1　不同疾病测量方案的选择

疾病种类	测量方案	测量模式	
角膜	角膜病筛查	Corneal Map	角膜地形图
		AS H+V	角膜水平＋垂直叠加扫描
		AS Global scan	角膜高密度扫描
白内障	白内障术前	Lens Biometry	晶状体生物测量模式
		Corneal Map	角膜地形图
		Vitreous Raster	玻璃体光栅扫描
		AS H+V	角膜水平＋垂直叠加扫描
		Lens H+V	晶状体水平＋垂直叠加扫描
		AS Global scan	角膜高密度扫描
		Lens Global scan	晶状体高密度扫描
	白内障术后	Corneal Map	角膜地形图
		AS H+V	角膜水平＋垂直叠加扫描
		Lens H+V	晶状体水平＋垂直叠加扫描
		AS Global scan	角膜高密度扫描
		Lens Global scan	晶状体高密度扫描
青光眼	房角检查	Global AC Analysis	房角高密度扫描
		Angle Analysis	高清房角模式
		AS H+V	晶状体水平＋垂直叠加扫描
		AngleHD __ N	鼻侧房角高清扫描
		AngleHD __ T	颞侧房角高清扫描
		AngleHD __ S	上侧房角高清扫描
		AngleHD __ I	下方房角高清扫描
	滤过泡	Bleb Raster	滤过泡光栅扫描

＊黄色为可选测量模式

2. 患者准备

（1）调整仪器的高度使患者姿势舒适。

（2）让患者将下颌置于下颌托上，额部紧贴额托。

（3）开始测量后让患者用力睁大眼睛，盯住固视灯（如果检查模式打开固视灯），避免上睑和睫毛的遮挡。如患者不能配合，可在表面麻醉、放置开睑器后，再行检查。

（4）如果需要观察更大范围的晶状体图像，可以进行散瞳，放大瞳孔。

三、AS-OCT 实施操作步骤

如图 4-1-6~ 图 4-1-8。

1. 选择测量方案,或者点击 Measure 按钮,进入拍摄界面。

2. 选择眼别。

3. 设置固视灯,调整患者眼位　CASIA2 OCT 自动对焦,只要固视好,眼睛张开足够即可获得清晰图像。

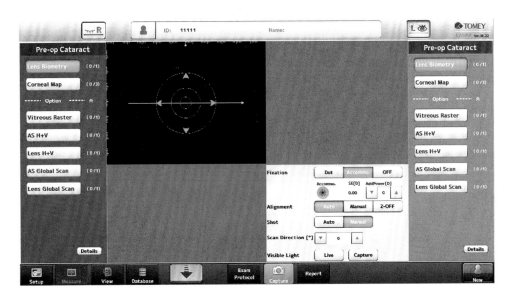

图 4-1-6　测量界面

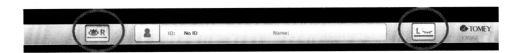

图 4-1-7　选择眼别界面

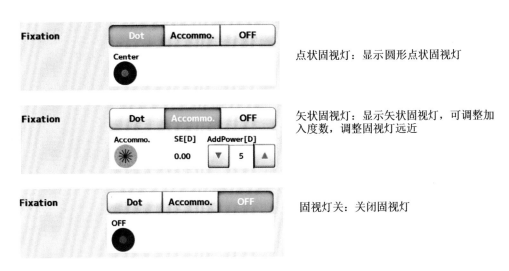

图 4-1-8　调整眼位界面

4. 对准眼球　CASIA2 OCT 具备自动对准眼球顶点功能。

鼠标点击屏幕左上方眼前节画面中的瞳孔中心,仪器对准眼球顶点;部分角膜形状特殊患者,可以调整为手动对准模式,移动操作手柄,调整测量头位置,使 OCT 图像中的角膜顶部靠近焦平面(黄线)。见图 4-1-9。

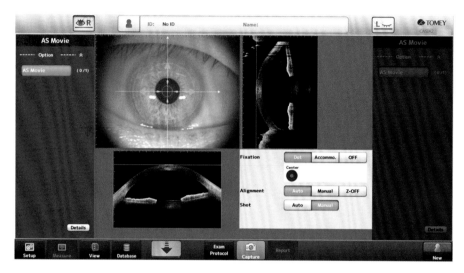

图 4-1-9　对准眼球界面

5. 拍摄　眼球对准后,监视器画面中会出现四个蓝色箭头,点击 capture,或者按下手柄按钮,开始拍摄。

6. 拍摄完成后,进入预览界面　如果图像合格,点击 save 按钮。保存测量数据。如果还需要进行其他模式拍摄,重复 1~6 步骤。见图 4-1-10。

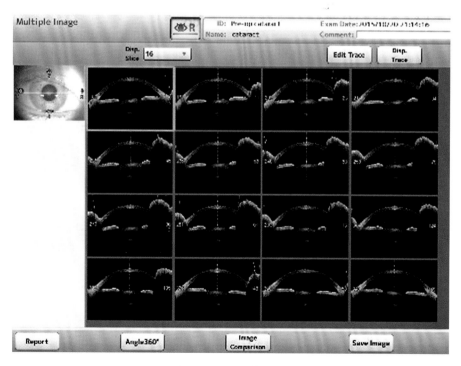

图 4-1-10　预览界面

7. 生成报告及打印。

8. 完成当前测量方案中所有测量后,点击 Report 按钮,生成检查报告,然后打印报告。见图 4-1-11。

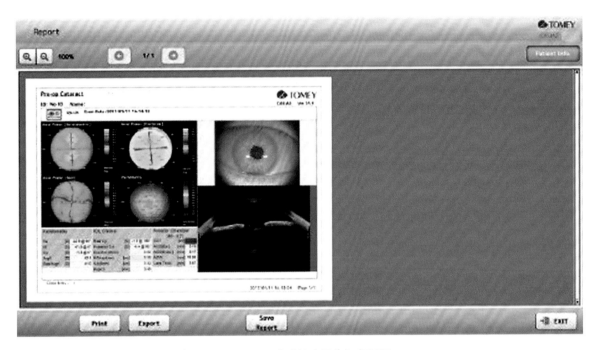

图 4-1-11　生成检查报告打印界面

四、获得清晰图像的 AS-OCT 操作要点

测量前,需要向患者解释测量的注意事项,调节好升降台高度以及颏托高度,让患者感觉舒适,以便患者良好配合。

测量中,让患者充分暴露需要测量的部位,避免上睑和睫毛的遮挡;并将感兴趣的区域尽量靠近焦点位置(OCT 图像窗口的黄色直线),并快速完成测量。

第二节　AS-OCT 检查的特点

AS-OCT 利用相干光断层扫描的高级影像技术,可以对眼前节细微结构进行观察和成像,并对各结构参数进行测量、分析及评估。包括角膜和角膜厚度、前房及前房角生物测量、Schlemm 管和小梁网、晶状体的影像、有晶状体眼 / 人工晶状体植入的位置观察以及调节刺激下的眼前节解剖变化等。下面阐述 AS-OCT 检查的一些特点:

一、采用 1 310 纳米扫频激光,具备高穿透性、高分辨率和成像更清晰的特点

利用 CASIA OCT 可以清晰地成像出眼前节的细微结构,如 Schlemm 管、小梁网、房水静脉、巩膜嵴等[3-5]。拍摄时,眼睛需注视 OCT 的外固视指示灯,OCT 扫描聚焦于角膜缘方可成像出清晰的 Schlemm 管结构。见图 4-2-1。

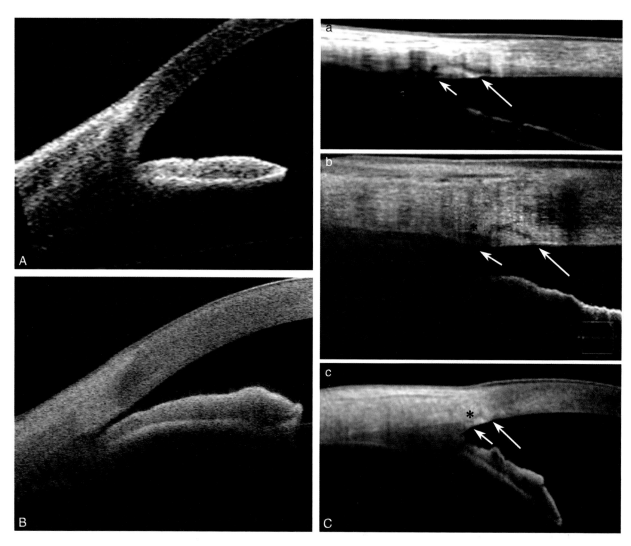

图 4-2-1　高分辨率的清晰成像

A：普通 OCT 成像模糊；B：CASIA OCT 成像清晰；C：比较三种不同 OCT 扫描眼前节结构的成像

a 图示意 RTVue FD-OCT，b 图示意 Cirrus HD-OCT，c 图示意 CASIA OCT。长箭头示意 Schwalbe 线（Schwalbe line），短箭头示意巩膜嵴（scleral spur），* 示意 Schlemm 管。图 C 摘自 Leung C and Weinreb R. Anterior chamber angle imaging with optical coherence tomography. Eye，2011，25：261-267；Copyright（2019）；with permission from Springer Nature and Copyright Clearance Center

二、可进行超广角扫描，360° 全方位测量房角结构和形态

如图 4-2-2。

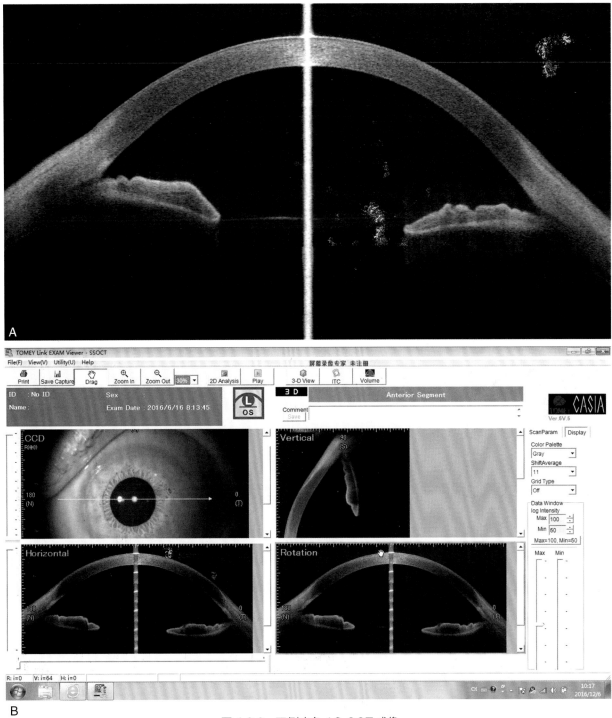

图 4-2-2　双侧房角 AS-OCT 成像

A：CASIA OCT 能够进行超广角扫描，一次性对眼前节双侧房角成像，拍摄宽度为 16mm，深度为 6mm；B：高速的扫描速度，实现对眼前节的立体扫描，在保持扫描宽度和扫描深度的基础上，2.4s 获取眼前节 128 张不同角度的径向切面图

三、具备齐全的房角分析功能

如图 4-2-3。

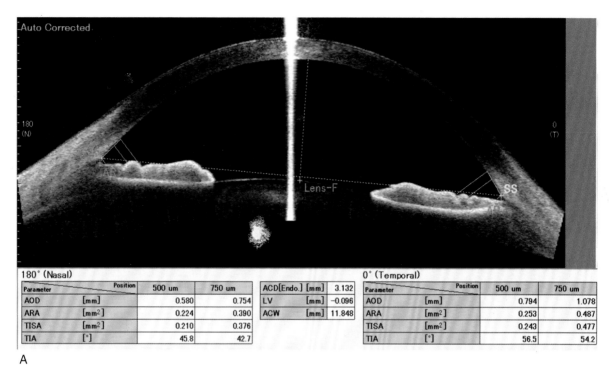

180° (Nasal)

Parameter		Position 500 um	750 um
AOD	[mm]	0.580	0.754
ARA	[mm²]	0.224	0.390
TISA	[mm²]	0.210	0.376
TIA	[°]	45.8	42.7

ACD[Endo.]	[mm]	3.132
LV	[mm]	-0.096
ACW	[mm]	11.848

0° (Temporal)

Parameter		Position 500 um	750 um
AOD	[mm]	0.794	1.078
ARA	[mm²]	0.253	0.487
TISA	[mm²]	0.243	0.477
TIA	[°]	56.5	54.2

A

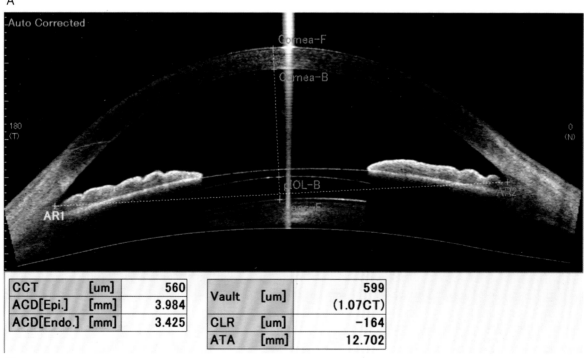

CCT	[um]	560
ACD[Epi.]	[mm]	3.984
ACD[Endo.]	[mm]	3.425

Vault	[um]	599
		(1.07CT)
CLR	[um]	-164
ATA	[mm]	12.702

B

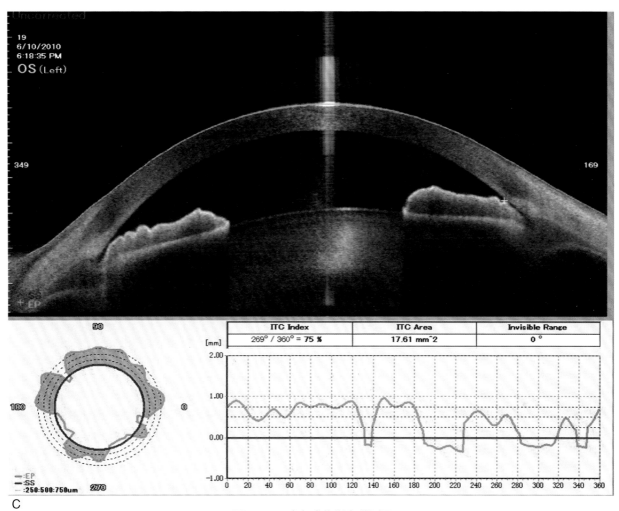

图 4-2-3　房角生物学参数测量

A:CASIA OCT 自动测量房角生物学参数,包括房角开放距离 AOD(250/500/750)、房角隐窝面积 ARA(250/500/750)、小梁网虹膜间隙面积 TISA(250/500/750)、小梁虹膜角 TIA(250/500/750)、晶状体拱高 LV、对侧巩膜突间距 ACW 等参数;B:测量中央角膜厚度(CCT)、前房深度(ACD)、拱高(Vault)、双侧房角隐窝间距(ATA)等参数;C:测量虹膜小梁网接触指数 ITC,并进行全周分析。图片由 TOMEY 授权使用

四、具备三维扫描功能

三维扫描可全面评估 360° 房角形态包括周边虹膜粘连(peripheral anterior synechia,PAS)情况,但是目前尚未有相应的自动分析软件,对房角关闭的具体位置、范围尚未能做定性、定量测量与分析。见图 4-2-4。

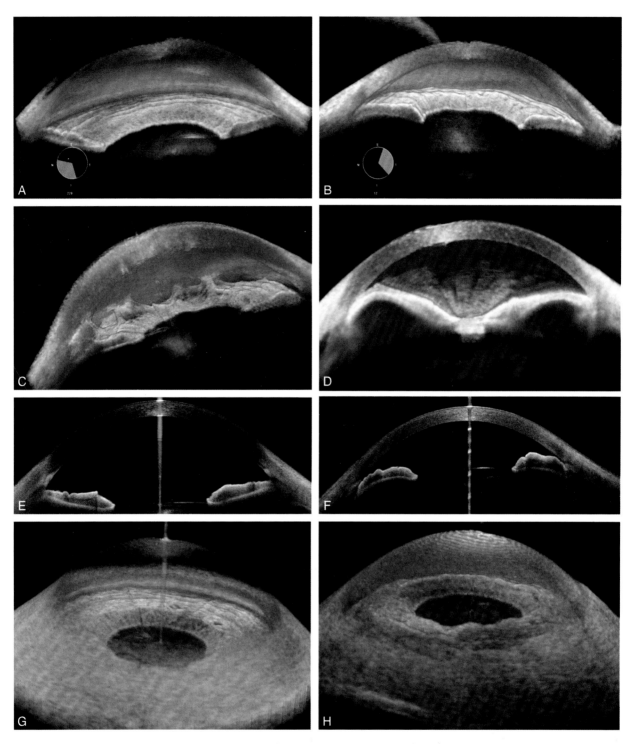

图 4-2-4　眼前节三维成像

A:宽角;B:窄角;C:房角多处不规则粘连;D:周边虹膜完全粘连,周边虹膜膨隆,瞳孔闭锁;E、G:宽角的二维和三维成像;F、H:窄角的二维和三维成像。图片 A~C 由 TOMEY 授权使用

五、可自动测量容积参数

如图 4-2-5。

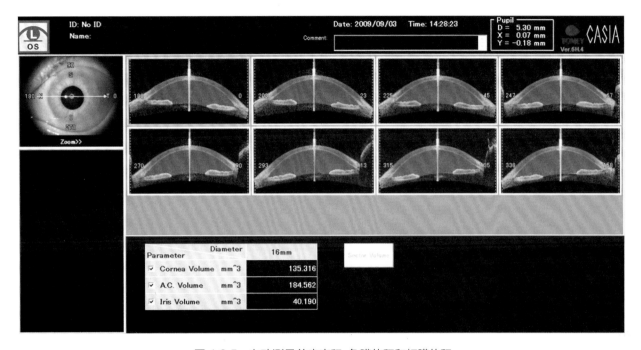

图 4-2-5 自动测量前房容积、角膜体积和虹膜体积

CASIA OCT 可自动测量 Cornea Volume(角膜体积)、AC Volume(前房容积)、Iris Volume(虹膜体积)

六、清晰成像至晶状体后囊

如图 4-2-6。

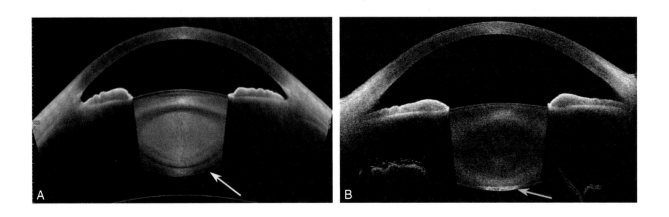

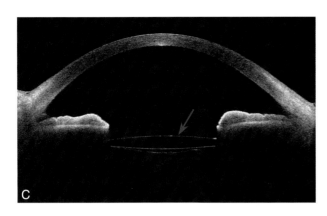

图 4-2-6　晶状体后囊成像

A:CASIA2 OCT 扫描深度更深,可以清晰扫描至晶状体后囊(黄箭头),并对晶状体进行分级。图示白内障术前,核性白内障图像,后囊清晰成像;B、C:白内障术前,可见后囊下明显混浊(B,绿箭头),术后人工晶状体影像(C,红箭头)

七、可用于评估角膜形态与功能

CASIA OCT 可进行多个角膜形态与功能的评估。包括角膜厚度分析功能、前后表面角膜地形图分析、角膜膨隆分析以及角膜内皮移植术后影像分析等(图 4-2-7)。

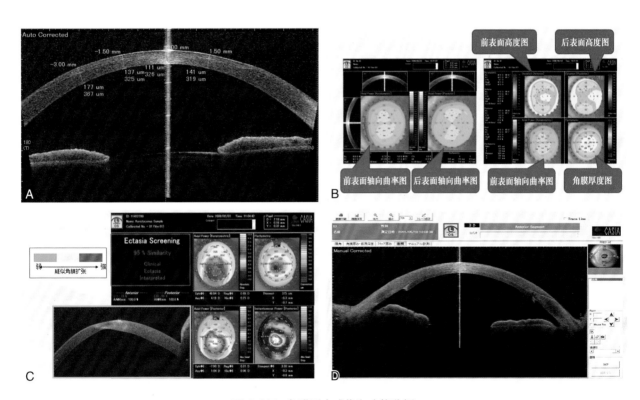

图 4-2-7　角膜形态成像和功能分析

A:角膜厚度分析功能;B:前后表面角膜地形图;C:角膜扩张分析;D:角膜内皮移植术后影像。图片由 TOMEY 授权使用

八、能够对翼状胬肉扫描成像

如图 4-2-8。

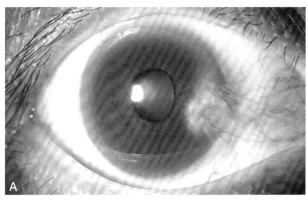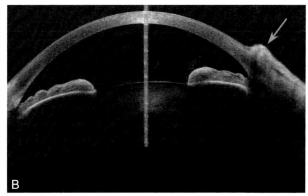

图 4-2-8 翼状胬肉形态观察

A:眼前段照相可见鼻侧翼状胬肉;B:CASIA OCT 因其波长长、频率低、组织内吸收率低,因而穿透性高,所以可显示翼状胬肉(绿箭头)

九、能够测量 Schlemm 管结构与运动

具体参数的测量方法详见本章第四节。见图 4-4-12、图 4-4-13。

十、能够测量泪河高度、面积和体积

具体参数的测量方法详见本章第四节。见图 4-4-14。

十一、能够测量直肌附着点的距离

具体测量方法详见本章第四节。见图 4-4-15。

十二、能够对滤过泡进行成像及功能评估

具体测量方法见本章第六节。

第三节 AS-OCT 与 UBM 在眼前节参数测量上的优劣势

AS-OCT 与 UBM 所获得的图像相似,因此其定性和定量分析的方法是类似的。

AS-OCT 对比 UBM,其显著的特点是:①无创、非接触性:适合有角膜病变者、眼部有感染者以及术后早期患者检查。能将患者的不适感降至最低。②分辨率比 UBM 高:对眼前节结构显示比 UBM 清晰(图 4-2-1、图 4-3-1),还可拍摄三维影像(图 4-2-4)。③自动化:具备针对不同疾病、不同部位的各种智能软件,比如自动测量出前房结构参数;叠加扫描中自动判断图像是否是同一位置;自动描绘晶状体轮廓等。

但 AS-OCT 也有不足:①穿透力较差,不及 UBM,目前尚无法拍摄到虹膜以后的部位(睫状体、悬韧带)的形态。CASIA2 OCT 通过水平位断层图(8 次扫描叠加)可隐约观察到睫状体外形轮廓(图 4-3-2)。②对于前房角的二维扫描观察,和 UBM 一样,也是仅能观察到"开放和关闭",不能观察到房角关闭的具体形态、位置、范围;三维扫描可全面评估 360° 房角形态包括 PAS 情况,但是目前尚未有自动分析软件,有望未来能对房角关闭的具体位置、范围能做定性、定量测量与分析。

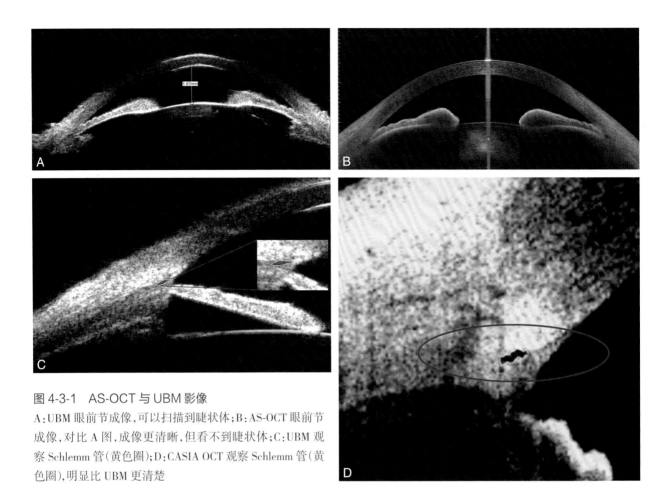

图 4-3-1 AS-OCT 与 UBM 影像

A:UBM 眼前节成像,可以扫描到睫状体;B:AS-OCT 眼前节成像,对比 A 图,成像更清晰,但看不到睫状体;C:UBM 观察 Schlemm 管(黄色圈);D:CASIA OCT 观察 Schlemm 管(黄色圈),明显比 UBM 更清楚

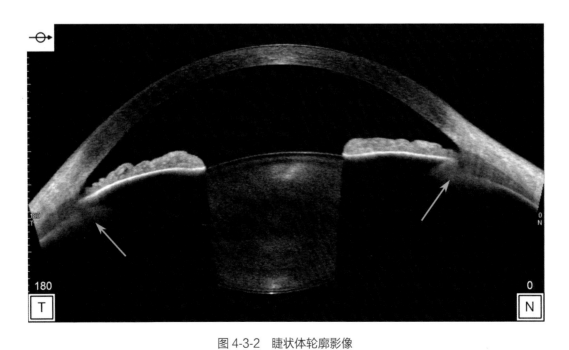

图 4-3-2 睫状体轮廓影像

CASIA2 OCT 通过水平位断层图(8 次扫描叠加)可隐约观察到睫状体外形轮廓(绿箭头)。图片由 TOMEY 授权使用

AS-OCT 与 UBM 检查的区别见表 4-3-1。到目前为止，AS-OCT 与 UBM 各有优势和劣势，尚不能互相取代，两者互相补充，结合房角镜检查，可全面、客观地评价眼前节尤其房角结构变化。

表 4-3-1　AS-OCT 与 UBM 检查的区别

	AS-OCT	UBM
优势	① 无创、非接触 ② 客观检查 ③ 高分辨率，眼前节结构显示比 UBM 清晰 ④ 快速扫描获取影像，容易操作。可用于大规模筛查研究 ⑤ 具备智能软件，自动测量结构参数 ⑥ 能定性、定量评估房角和其他眼前节结构各项指标 ⑦ 能够评价光线明暗的房角改变（动静态检查） ⑧ 扫频 OCT 具备二维和三维扫描功能，全面评估 360° 房角形态，包括 PAS	① 客观检查 ② 目前唯一的拍摄可及虹膜后的睫状体、悬韧带和脉络膜的影像技术 ③ 不受屈光间质透明度影响 ④ 可明确房角关闭的机制包括虹膜睫状体囊肿、渗漏、高褶虹膜构型等 ⑤ 可作定量分析 ⑥ 主要行静态检查，也可行动态检查
劣势	① 穿透力差，看不到虹膜后结构 ② 虽然可以定性、定量评估房角结构，但只能区分"开放和关闭" ③ 虽然具备三维功能全面评估全周房角形态，但是目前只能进行基于影像的房角闭合评估，无法进行房角动态观察	① 接触性检查 ② 需要训练有素的专业医师操作，学习曲线长 ③ 分辨率较低 ④ 获取的房角图像仅是二维横断面影像 ⑤ 只能提供"开放和关闭"信息 ⑥ 检查时间较长

第四节　AS-OCT 眼前节各结构参数的定性定量测量

一、房角

AS-OCT 具备智能化的测量工具，能够根据需求对眼前节各种生物测量参数进行定量测量。最早基于 Visante OCT 研发的 ZAAP（Zhongshan Angle Assessment Program）软件[6,7]可以十分简便地测量并输出房角及虹膜的相关参数：在手工定位两侧的巩膜嵴（scleral spur, SS）后，ZAAP 可自动描绘角膜及虹膜边界，并测量一系列参数，包括 AOD（angle open distance）、IT（iris thickness）、ACW（anterior chamber width）等。见图 4-4-1。

和 UBM 一样，房角开放距离（AOD250/500/750）、房角隐窝面积（ARA 250/500/750）、小梁虹膜间隙面积（TISA500/750）、小梁虹膜接触长度（TICL）、房角隐窝角度（度数）等都是评价前房角定量的一些常用指标。

现在常用房角开放距离（AOD）和小梁虹膜间隙面积（TISA）表达房角开放的状态。各种 AS-OCT 均可以自动测量得到这些结果。见图 4-4-2。

以下以 CASIA OCT 为例，阐述眼前节各组织结构生物学参数的定性定量测量。如图 4-4-3~ 图 4-4-15。

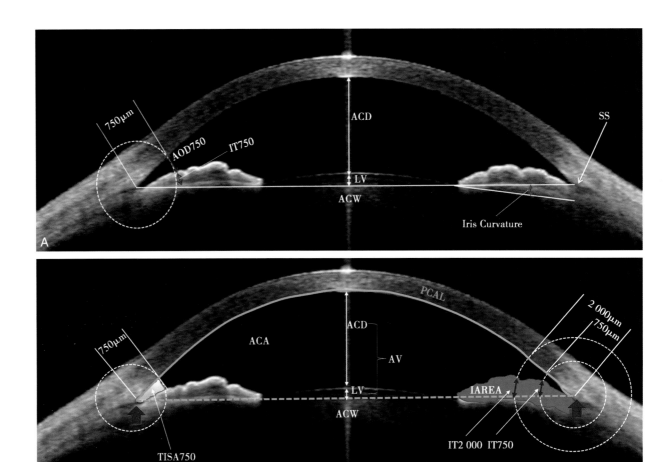

图 4-4-1　ZAAP 软件定量测量前房参数

A:SS:巩膜突(嵴);AOD(angle opening distance)房角开放距离:房角开放距离 750 指在距离巩膜突 750μm 做一条与小梁网平面垂直并延伸到与其对应的虹膜前表面的直线距离;IT(iris thickness)虹膜厚度:虹膜厚度 750(IT750)指距离巩膜突 750μm 处虹膜厚度;Iris Curvature 虹膜膨隆:虹膜后表面最周边与瞳孔缘两端点连线与虹膜最膨隆处的垂直距离;ACD(anterior chamber depth)前房深度;LV(lens vault)晶状体拱高:巩膜突连线中垂线与晶状体交点到巩膜突连线中点的距离;ACW(anterior chamber width)前房宽度:对侧巩膜突 SS 之间直线距离;B:增加的测量参数有:TISA(750)表示分别在巩膜突和距离巩膜突 750μm 处的小梁网做一条垂线,两条垂线和小梁网、虹膜前表面之间区域的面积;ACA(anterior chamber area)前房面积:当前前房面积;AV(ACD+LV)前房拱高;IAREA 即 I-Area 为虹膜面积;IT750(iris thickness,IT)指距离巩膜突 750μm 处虹膜厚度。IT2 000 指距离巩膜突 2 000μm 处虹膜厚度;PCAL(posterior corneal arc length)角膜后表面弧长

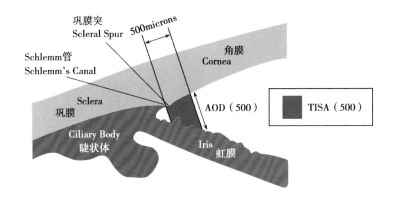

图 4-4-2 房角开放距离(AOD)和小梁虹膜间隙面积(TISA)

AOD(500)表示以巩膜突前 500μm 做一条与小梁网平面垂直并延伸到与其对应的虹膜前表面的直线距离。TISA(500)表示分别在巩膜突和距离巩膜突 500μm 处的小梁网做一条垂线,两条垂线和小梁网、虹膜前表面之间区域的面积

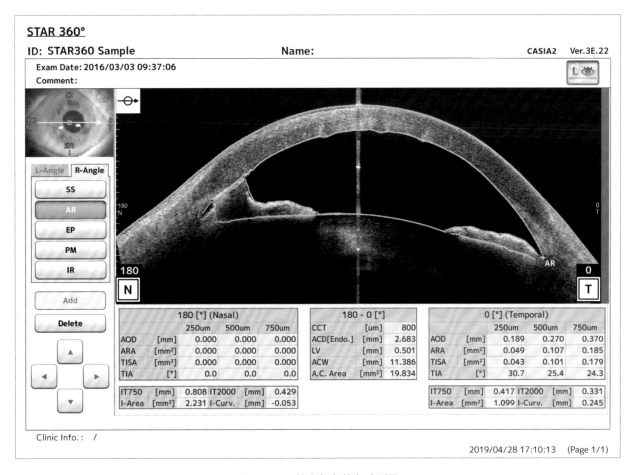

图 4-4-3 前房角参数自动测量

AOD(250/500/750,angle opening distance)房角开放距离;ARA(250/500/750,angle recess area)房角隐窝面积;TISA(250/500/750,Trabecular Iris Space Area)小梁网虹膜间隙面积:由小梁网(250/500/750)、房角隐窝、小梁网(250/500/750)垂线与虹膜前表交点、房角隐窝垂线与虹膜前表交点,四点构成的图形的面积;TIA(250/500/750,trabecular iris angle)小梁虹膜夹角:由小梁网(250/500/750),房角隐窝,小梁网(250/500/750 垂线与虹膜前表交点构成的角度;IT(iris thickness)虹膜厚度:虹膜厚度 750(IT750)指距离巩膜突 750μm 处虹膜厚度。虹膜厚度 2 000(IT2 000)指距离巩膜突 2 000μm 处虹膜厚度;I-Area 虹膜面积;Iris curvature 虹膜膨隆高度:虹膜后表面最周边与瞳孔缘两端点连线与虹膜最膨隆处的垂直距离。CCT 角膜中央厚度:房角隐窝连线中垂线上的角膜厚度;ACD[Endo.]角膜后表面到晶状体前表面距离,即前房深度,也叫 AQD 房水深度;LV(lens vault)晶状体拱高:巩膜突连线中垂线与晶状体交点到巩膜突连线中点的距离;ACW(anterior chamber width)前房宽度:对侧巩膜突 SS 之间直线距离;A.C. Area 前房面积:当前前房面积。图片由 TOMEY 授权使用

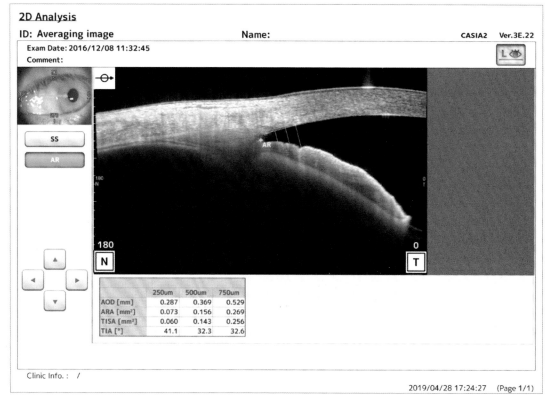

A

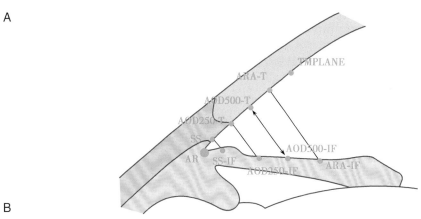

B

图 4-4-4　高分辨率扫描模式（angle HD）测量房角参数

A、B：高分辨率扫描模式（angle HD）测量房角参数时房角结构更清晰一些（32 次扫描叠加），但是操作性没有其他模式好。其他模式机器可以自动找角膜顶点自动对准，这个模式需要全手动对准。AR：房角隐窝；SS：巩膜突；SS-IF：SS 垂线和虹膜的交点；AOD250-T：角膜内侧，距离巩膜突 SS 250μm 的点；AOD500-T：角膜内侧，距离巩膜突 SS 500μm 的点；ARA-T：角膜内侧，距离巩膜突 SS 750μm 的点；AOD250-IF：AOD250-T 垂线和虹膜的交点；AOD500-IF：AOD500-T 垂线和虹膜的交点；ARA-IF：AOD750-T 垂线和虹膜的交点；房角开放距离 AOD（angle opening distance）；AOD250：AOD250-T 和 AOD250-IF 两点间距；AOD500：AOD500-T 和 AOD500-IF 两点间距；AOD750：ARA-T 和 ARA-IF 两点间距；房角隐窝面积 ARA（angle recess area）；ARA250：AOD250-T、AOD250-IF、巩膜突 SS、房角隐窝四点间面积；ARA500：AOD500-T、AOD500-IF、巩膜突 SS、房角隐窝四点间面积；ARA750：ARA-T、ARA-IF）、巩膜突 SS、房角隐窝四点间面积；小梁网虹膜间隙面积 TISA（trabecular iris space area）；TISA250：AOD250-T、AOD250-IF、巩膜突 SS、房角隐窝四点间面积；TISA500：AOD500-T、AOD500-IF、巩膜突 SS、房角隐窝四点间面积；TISA750：ARA-T、ARA-IF、巩膜突 SS、房角隐窝四点间面积；小梁虹膜角 TIA（trabecular iris angle）；TIA250：AR/AOD250-T/AOD250-IF 三点夹角角度；TIA500：AR/AOD500-T/AOD500-IF 三点夹角角度；TIA750：AR/ARA-T/ARA-IF 三点夹角角度。图片由 TOMEY 授权使用

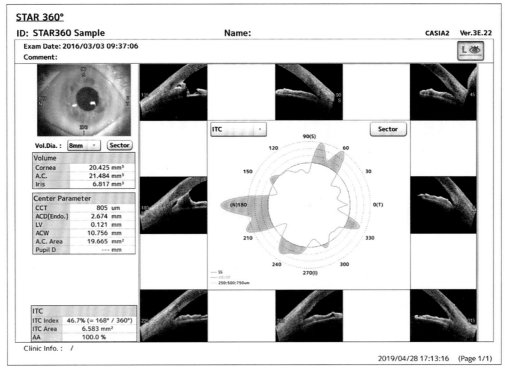

A

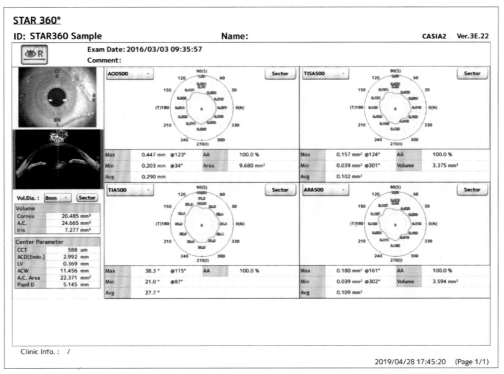

B

图 4-4-5 ITC 虹膜小梁网接触参数

A:ITC 参数全周汇总图;B:房角参数全周汇总图。虹膜小梁网接触指数 ITC(irido-trabecular contact);
ITC 指数[％]:接触部分占所有测量区域的百分比;ITC 面积[mm²]:虹膜小梁网接触面积;AA[％]:
有效测量区域百分比;Max[mm]:最大值,以及方位;Min[mm]:最小值,以及方位;Avg[mm]:平均值;
AA[％]:有效测量区域和全周百分比;Area[mm²]:汇总面积。图片由 TOMEY 授权使用

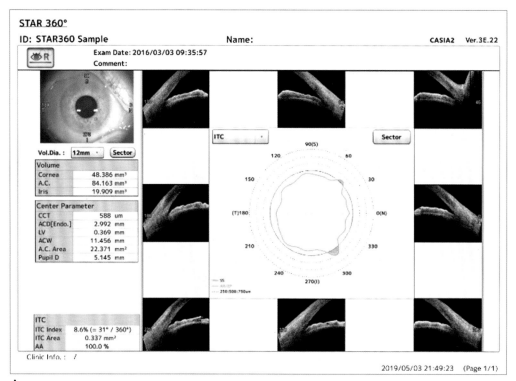

A

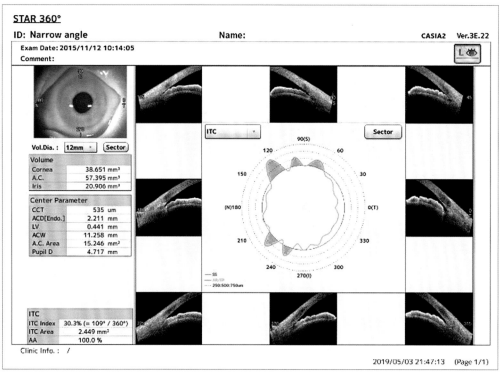

B

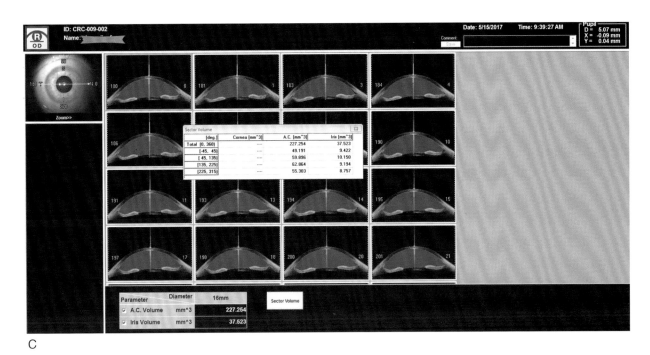

C

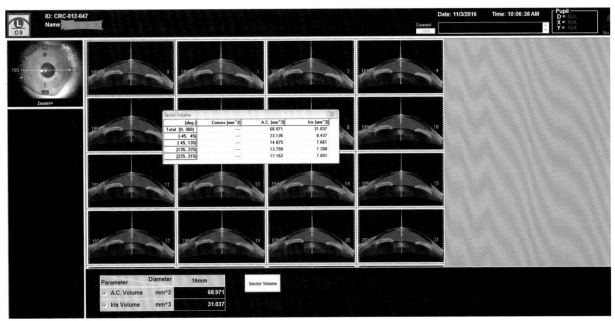

D

图 4-4-6　前房容积和虹膜容积的自动测量

A、B:CASIA2 OCT 测量宽角（A）、窄角（B）的 ITC 参数和前房容积参数界面;C、D:CASIA1 OCT（SS-1000）测量宽角（A）、窄角（B）的容积参数界面。C 图展示宽角的前房容积（anterior chamber volume，ACV）为 227.254mm³,虹膜体积（iris volume，IV）为 37.523mm³。D 图展示窄角的 ACV 为 68.971mm³,IV 为 31.037mm³。图片由 TOMEY 授权使用

二、角膜

本章第三节提到 CASIA OCT 可进行多个角膜形态与功能的评估。这里列举前后表面角膜地形图分析参数的测定(图 4-4-7)。

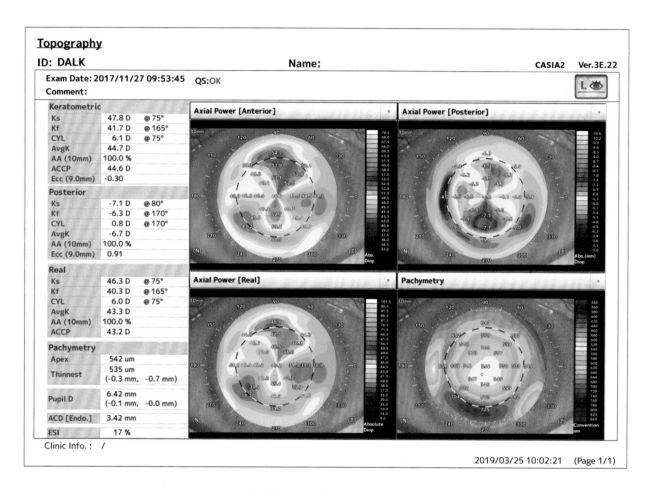

图 4-4-7　角膜前后表面地形图测量

Ks:角膜中央直径 3mm 光学区内得到的陡峭子午线的屈光度数;Kf:角膜中央直径 3mm 光学区内得到的扁平子午线的屈光度数;AvgK:平均 K 值,Ks 和 Kf 的平均值;ACCP:角膜中央直径 3mm 光学区内轴向曲率平均值;AA:有效区域百分比;Ecc:角膜中央直径 9mm 光学区内角膜表面偏心指数;Apex:角膜顶点处角膜厚度;Thinnest:角膜最薄点角膜厚度 thickness;Pupil D:瞳孔直径;ACD［Endo.］:角膜后表面到晶状体前表面距离;ESI:角膜扩展筛查指数。图片由 TOMEY 授权使用

三、晶状体

见图 4-4-8~图 4-4-11。

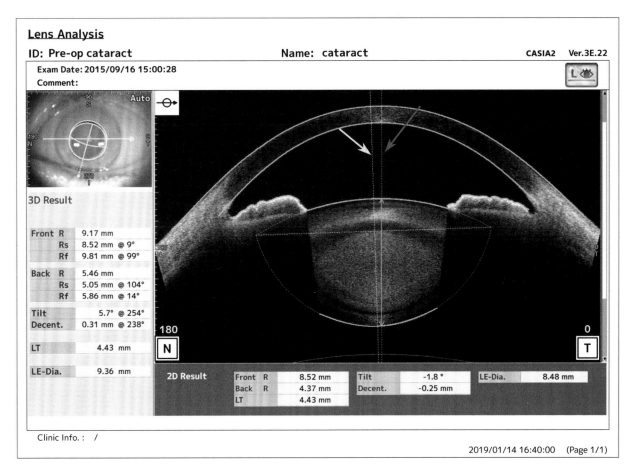

图 4-4-8　晶状体二维和三维扫描

3D Result（三维扫描结果）显示：Front R：晶状体前表面曲率半径最大值和最小值平均值；Front Rs：晶状体前表面曲率半径最小值以及轴角度；Front Rf：晶状体前表面曲率半径最大值以及轴角度；Back R：晶状体后表面曲率半径最大值和最小值平均值；Back Rs：晶状体后表面曲率半径最小值以及轴角度；Back Rf：晶状体后表面曲率半径最大值以及轴角度；Tilt：立体图中晶状体中轴线（黄色虚线，黄箭头）和地形图视轴轴线（蓝色虚线，蓝箭头）的夹角与方位；Decent.：立体图中晶状体偏心距离与方位，晶状体中心到地形图视轴轴线距离；LT：晶状体厚度（地形图视轴轴线上的晶状体厚度）；LE-Dia.：晶状体等效直径
2D Result（二维扫描结果）显示：Front R：当前平面图中晶状体前表面曲率半径；Back R：当前平面图中晶状体后表面曲率半径；LT：当前平面图中晶状体厚度；Tilt：当前平面图中晶状体倾斜度。晶状体中轴线和地形图视轴轴线的夹角；Decentration：当前平面图中晶状体偏心距离。晶状体中心到地形图视轴轴线的距离；LE-Dia.：当前平面图中晶状体等效直径。图片由 TOMEY 授权使用

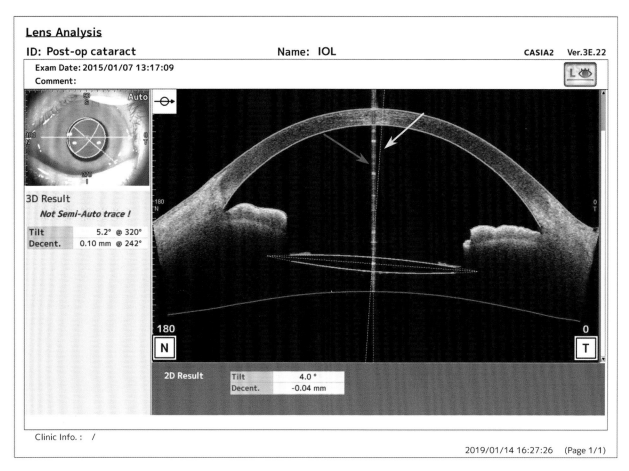

图 4-4-9　白内障术后晶状体二维和三维扫描

3D Result（三维扫描结果）显示：Tilt：立体图中 IOL 中轴线（黄色虚线）和地形图视轴轴线的夹角与方位；Decent.：立体图中
IOL 偏心距离与方位，IOL 中心到地形图视轴轴线距离；Toric Axis：Toric 人工晶状体轴位

2D Result（二维扫描结果）显示：Tilt：当前平面图中 IOL 中轴线（黄色虚线，黄箭头）和地形图视轴轴线（蓝色虚线，蓝箭头）
的夹角；Decent.：当前平面图中 IOL 偏心距离，IOL 中心到地形图视轴轴线距离。图片由 TOMEY 授权使用

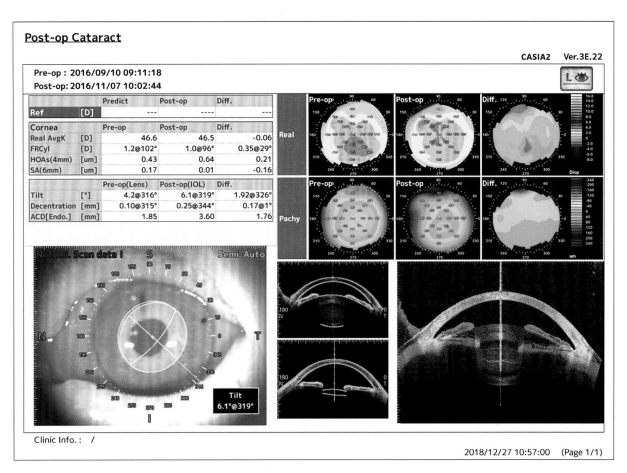

图 4-4-10　白内障手术术前术后角膜地形图、角膜厚度图、前节 OCT 图像和其他前房重要参数的对比图

Predict：术前理论残留度数；Post-op：术后屈光度数；Diff：术前理论残留度数和术后实际度数差值；Real AvgK［D］：角膜整体的平均 K（屈光力）值；FRCyl［D］：角膜整体散光；HOAs（4mm）：角膜中央直径 4mm 范围内的角膜高阶相差；SA（6mm）：角膜中央直径 6mm 范围内的角膜球差；Tilt：晶状体倾斜度数以及倾斜方向；Decentration：晶状体偏心距离以及偏心方向；ACD［Endo.］：角膜后表面到晶状体前表面距离。图片由 TOMEY 授权使用

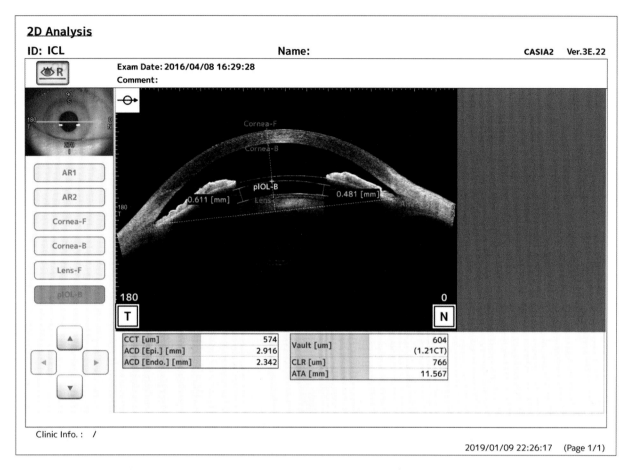

图 4-4-11　ICL 中心拱高以及周边拱高的测量

ICL:前房型人工晶体(intracameral lens,ICL);CCT:角膜中央厚度;ACD［Epi.］:前房深度(包含角膜厚度);ACD［Endo.］:前房深度(不包含角膜厚度);Vault:ICL 拱高(CT 为角膜厚度,1.21CT 即晶状体拱高相当于 1.21 个角膜厚度);CLR:晶状体前表顶点 Lens-F 到两个房角隐窝连线中点的距离,值为正,表示晶状体前表顶点位于上方;ATA:双侧房角隐窝间距。0.481mm 和 0.611mm 两处位置的拱高为周边拱高。图片由 TOMEY 授权使用

四、Schlemm 管

利用 CASIA OCT 可以测量 Schlemm 管的结构[3]。首先利用 AS-OCT 的图像分析功能调整 OCT 图像的亮度和对比度，使 Schlemm 管的边界成像清晰，导出图像后用 ImageJ 软件的图像测量工具进行测量，利用此方法可以获得 Schlemm 管结构的重要参数：横断面面积和直径。见图 4-4-12 所示。

Schlemm 管是由 Schlemm 管内皮细胞等组成的存在于前房角内的管状结构，具有一定的弹性和张力。在眼部血管压力周期性改变的作用下，房水流出通道尤其是 Schlemm 管表现出与压力相关的运动属性，并且有研究表明这种运动功能参与眼压的动态调节[8]。

相位敏感 OCT（phase-sensitive OCT，PhS-OCT）是用于观察和量化精细组织结构动态运动的新一代 OCT 系统，应用具有高分辨率的多普勒相位探测算法，能够实现高灵敏度的相位探测，得到所探测组织的真实速度矢量。因此，在流体成像、组织或细胞的运动方面具有重要应用。Wang RK 等利用 PhS-OCT 研究了眼前段组织的运动情况，并且可以实时定量测量相关组织的运动参数[9,10]。

用 PhS-OCT 测量 Schlemm 管组织运动参数的参考步骤如下：①首先将 PhS-OCT 扫描聚焦于角膜缘，把所拍摄时间内（常规为 5 秒钟）的所有 OCT 图像叠加合成为一段 OCT 视频文件；②然后利用 Matlab 算法计算出每一个位置的 OCT 信号在相邻 B-Scan 上的位移变化[11]，由该位移变化和相邻 B-Scan 之间的时间间隔，得出瞬时速度的大小；③依次分析计算拍摄时间内的所有 OCT 图像，得出每一个位置的运动周期波形图；④在运动周期波形图中找出运动速度的最大值，即得到运动参数：最大运动速度；⑤在每一个运动周期内，对运动速度进行时间上的积分运算，也就得到了另一运动参数：累积位移量；⑥在 PhS-OCT 图像上，选择 Schlemm 管组织区域，即得到所选择区域的两个运动参数：最大运动速度和累积位移量。具体如 4-4-13 所示。

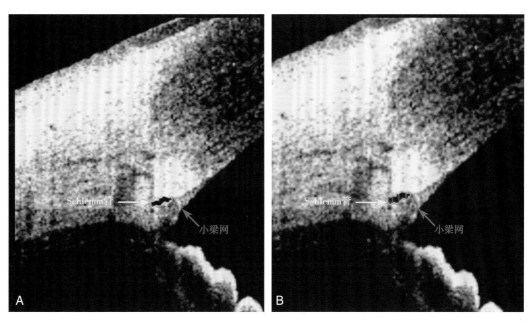

图 4-4-12　CASIA OCT 测量 Schlemm 管的细微结构

A：在角膜缘 Schwalbe 线和巩膜嵴之间的小梁网区域的外侧找到界限清晰的 Schlemm 管，其在 OCT 图像上呈现低反射；用 ImageJ 的手动描绘功能描出 Schlemm 管的边界（黄色高亮标示），所围成的面积即为 Schlemm 管的横断面面积大小；B：用 ImageJ 软件在图像上 Schlemm 管的管腔内均匀画出 3 条轴向平行线（红色高亮标示），3 个数值的平均值即为 Schlemm 管的直径大小

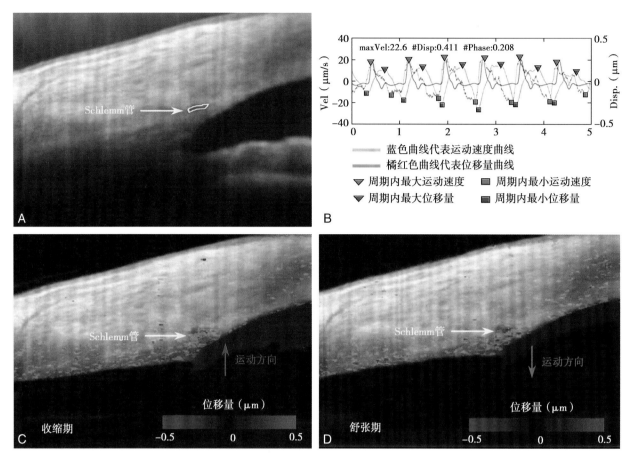

图 4-4-13　PhS-OCT 测量 Schlemm 管的运动

A：由 PhS-OCT 拍摄健康志愿者的眼前节图像，黄色高亮标识出 Schlemm 管轮廓；B：表示 PhS-OCT 扫描成像的 5s 内，Schlemm 管的运动周期图，可见 Schlemm 管呈周期性节律运动，其中横坐标为时间（单位：s），左侧纵坐标为瞬时运动速度（单位：μm/s），右侧纵坐标为位移量（单位：μm）；由图 B 中标识的结果可得出拍摄时间范围内的最大运动速度为 22.6μm/s，累积位移量为 0.411μm；图 C、D 分别为 Schlemm 管组织在收缩期和舒张期的运动位移图；由多普勒相位探测算法可以计算出与拍摄方向平行的位移量：图 C 中 Schlemm 管显示为红色，表示组织的运动方向为向角巩膜表面方向（垂直向上），而图 D 中 Schlemm 管显示为蓝色，表示运动方向为向前房角的方向运动（垂直向下）

五、泪河

CASIA OCT 可测量泪河高度、面积、体积。泪河测量时用 OCT 图像拍摄方位见图 4-4-14。SS-OCT 参数设定：使用自定义垂直光栅（vertical raster V）模式扫描，以获得清晰的下泪河图像，设置扫描范围为 12mm×12mm。该模式下单次扫描的采集时间为 2.6s，并可获得 256 个下泪河的截面图像。被检查者在没有背景光照的固定灯光下，固视无限远处绿色圆点，检查过程中被检查者可自由眨眼。为避免光线刺激或睁眼过久引起泪液反射性增加，所有患者在不拍照的时候都被要求闭上眼睛，每次测量结束检查光线被移到被检查者眉心。所有检查由同一检查者进行。将原始图像放大 300%，进行图片标注及测量；所有数据由两位经过培训的测量员分别独立测量[12-14]。

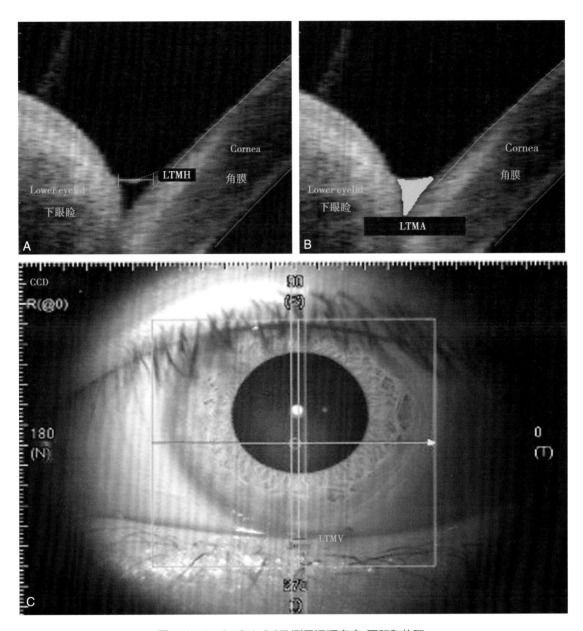

图 4-4-14 CASIA OCT 测量泪河高度、面积和体积

A：测量泪河高度（LTMH，图示绿色线段），定义 LTMH 为泪河与角膜交点到泪河与下眼睑交点间的距离；B：测量泪河面积（LTMA，图示绿色区域），定义 LTMA 为从泪河与下眼睑交点开始，经泪河反光面以下，上至泪河与角膜交点，沿角膜表面及下睑缘画线至起点结束，由程序自动计算数值，并将该数值除以平衡盐溶液的折射率（1.343），以校正空气中泪液反射界面的折射率，从而得到 LTMA；C：测量泪河体积（LTMV），取图 C 中两根竖直绿线所包含的 3mm 范围，即角膜正中央 3mm 范围内 60 个截面的 LTMA 累加得到。绿色矩形指在本研究选定拍摄模式下，OCT 所能拍摄测量的最大范围；中间蓝线为矩形正中央，示意角膜正中央截面；测量泪河体积即以蓝线为中心线，左右共 1.5mm，共 3mm 范围（即图 C 中两竖直长绿线范围）内共 60 个截面 LTMA 进行累加，从而得到 LTMV

六、直肌

AS-OCT 可测量直肌附着点距离。见图 4-4-15。利用 Visante OCT 对 PACG 患者上直肌附着点位置进行测量,发现 PACG 患者上直肌附着点距离比正常人平均短(0.40±0.08)mm(P<0.001),提示较短的上直肌附着点距离可能是 PACG 的另一解剖特征[15]。见图 4-4-15。

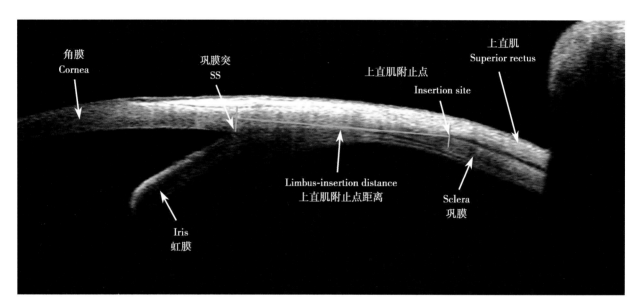

图 4-4-15 测量上直肌附着点距离

利用 AS-OCT,测量巩膜突(scleral spurs,SS)与上直肌附着点的直线距离。经验证,此测量方法与手术过程中直视下用标尺测量角膜缘与上直肌附着点距离的方法有良好一致性。上、下、内、外直肌附着点距离均可测量,但上方和颞侧位置较容易测量

第五节 AS-OCT 下的房角形态

从前面几节的阐述可以看到,AS-OCT 具有强大的眼前节活体成像和生物学参数测量的功能,相比UBM 在多个方面具备更多的优势。然而,由于 AS-OCT 无法拍摄到虹膜以后的部位(睫状体、悬韧带),在临床上,会更多地应用 UBM 来进行房角形态和分类的评估。详见"第五章 原发性闭角型青光眼在房角镜、UBM 和 AS-OCT 的表现"。

有研究根据 AS-OCT 图像,人为地把房角关闭机制分为四种类型:瞳孔阻滞型,高褶虹膜构型、周边虹膜肥厚(thick peripheral iris roll)和晶状体拱高过高(exaggerated lens vault)[16-19]。

瞳孔阻滞型:虹膜膨隆,虹膜与晶状体接触区小、周边前房浅(图 4-5-1)。

高褶虹膜构型:由于前段 OCT 无法观察到睫状体,所以高褶虹膜构型在 OCT 上的定义与 UBM 稍有不同,主要强调虹膜前表面的形态特征,定义为虹膜从根部发出后与房角的前壁相接触或相靠近,随后发生明显转折,远离房角,中央前房深而周边前房浅(图 4-5-2)。

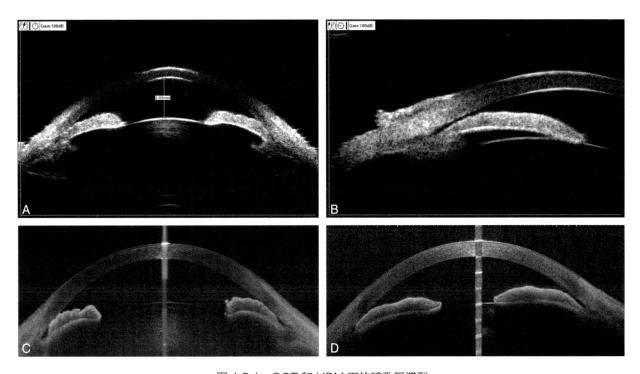

图 4-5-1　OCT 和 UBM 下的瞳孔阻滞型
A、C:同一只眼 UBM(A) 和 AS-OCT(C) 下的虹膜膨隆;B、D:同一只眼 UBM(B) 和 AS-OCT(D) 下的虹膜膨隆

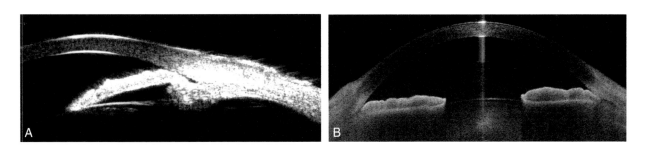

图 4-5-2　OCT 和 UBM 下的高褶虹膜构型
A、B:同一只眼 UBM(A) 和 AS-OCT(B) 下的高褶虹膜构型

　　周边虹膜肥厚:周边虹膜较厚,卷曲折叠,占据大范围房角。瞳孔增大时,周边虹膜堆积,与小梁网相接触(图 4-5-3)。

　　晶状体拱高过高:晶状体大小正常或过大,推挤虹膜向前,引起前房容积狭小。虹膜仿佛垂落在晶状体前表面,形成"火山口样"外观(图 4-5-4)。

　　AS-OCT 也可以拍摄动态变化,在明室和暗室下可以观察到房角的不同改变(图 4-5-5)。

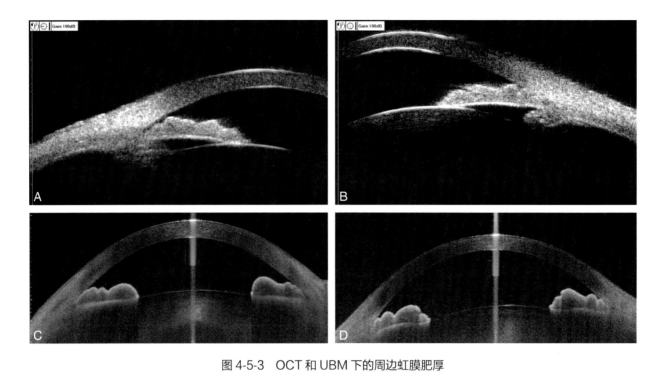

图 4-5-3 OCT 和 UBM 下的周边虹膜肥厚

A、C:同一只眼 UBM(A)和 AS-OCT(C)下的周边虹膜肥厚;B、D:同一只眼 UBM(B)和 AS-OCT(D)下的周边虹膜肥厚

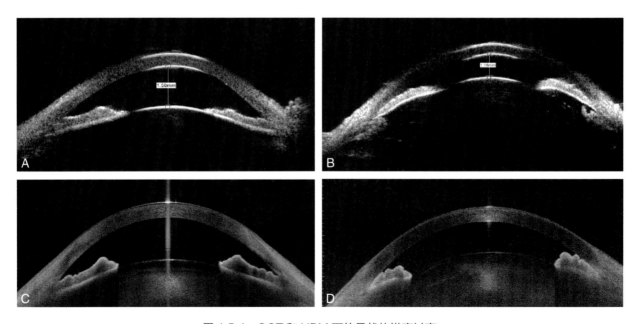

图 4-5-4 OCT 和 UBM 下的晶状体拱高过高

A、C:同一只眼 UBM(A)和 AS-OCT(C)下的晶状体拱高过高;B、D:同一只眼 UBM(B)和 AS-OCT(D)下的晶状体拱高过高 + 虹膜膨隆

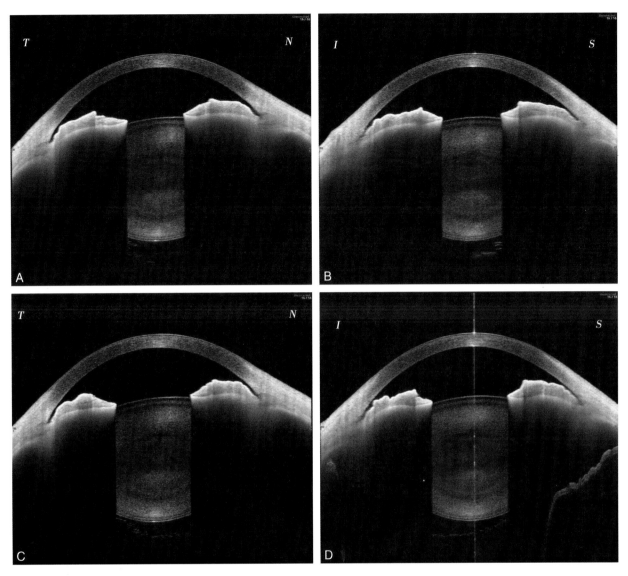

图 4-5-5　AS-OCT 下房角在明室和暗室下的不同表现

A、B：CASIA2 OCT 明室拍摄下，四个象限均为虹膜膨隆 + 周边虹膜肥厚；C、D：暗室拍摄下，鼻侧房角为高褶虹膜构型，其余象限为虹膜膨隆 + 周边虹膜肥厚（虹膜相比明室显著增厚）。T：颞侧；N：鼻侧；I：下方；S：上方

第六节　AS-OCT 检查其他眼前节结构

如图 4-6-1~ 图 4-6-5。

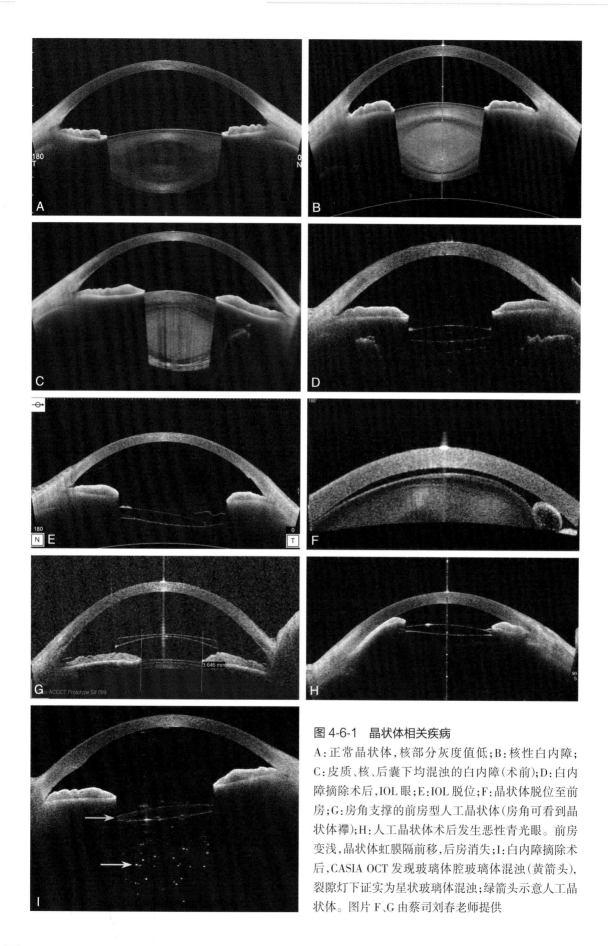

图 4-6-1　晶状体相关疾病

A：正常晶状体，核部分灰度值低；B：核性白内障；C：皮质、核、后囊下均混浊的白内障（术前）；D：白内障摘除术后，IOL 眼；E：IOL 脱位；F：晶状体脱位至前房；G：房角支撑的前房型人工晶状体（房角可看到晶状体襻）；H：人工晶状体术后发生恶性青光眼。前房变浅，晶状体虹膜隔前移，后房消失；I：白内障摘除术后，CASIA OCT 发现玻璃体腔玻璃体混浊（黄箭头），裂隙灯下证实为星状玻璃体混浊；绿箭头示意人工晶状体。图片 F、G 由蔡司刘春老师提供

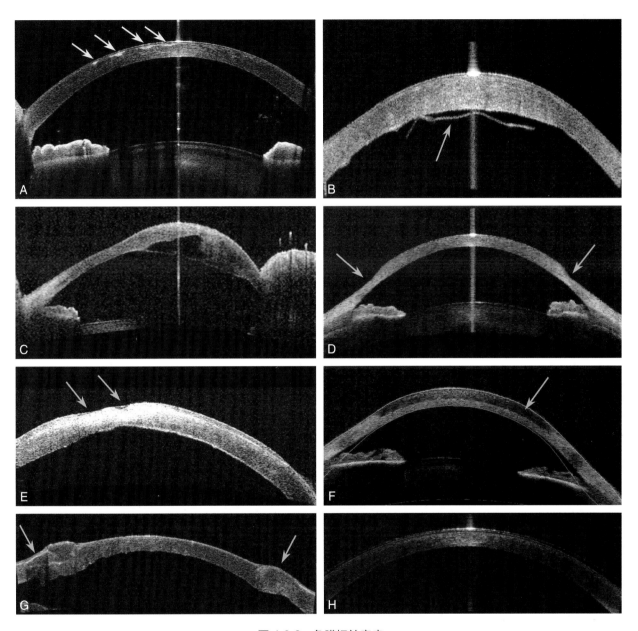

图 4-6-2 角膜相关疾病

A:颗粒状角膜营养不良(黄箭头);B:角膜后弹力层脱离(绿箭头);C:圆锥角膜水肿;D:周边角膜变性(绿箭头);E:角膜溃疡(绿箭头);F:板层角膜移植术后(绿箭头);G:穿透性角膜移植(PKP)术后和缝线(绿箭头);H:戴角膜接触镜的角膜图像。图片 A 由 TOMERY 授权使用,B~H 由蔡司刘春老师提供

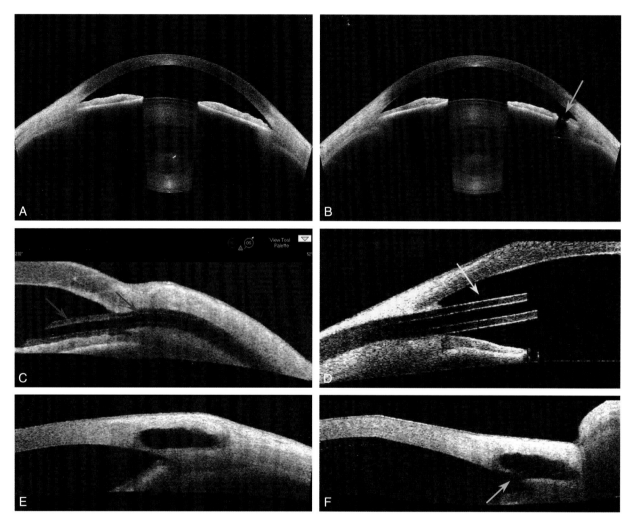

图 4-6-3　青光眼相关疾病

A、B:LPI 术前(A)术后(B,绿箭头示意周边虹膜切开口);C:房水引流阀植入术后引流管影像(红箭头);D:房水引流阀植入术后引流管影像,在 CASIA2 OCT 下非常清晰(黄箭头);E:青光眼术后形成包裹下囊状泡;F:激光治疗后囊壁切开(绿箭头)。图片 C、E、F 由蔡司刘春老师提供

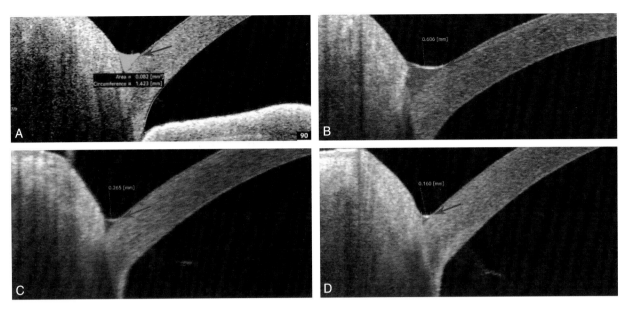

图 4-6-4　泪道相关疾病

A：泪河高度、面积测量；B：泪道插管术前，泪河高度为 0.606mm；C：泪道插管术后，泪河高度为 0.265mm；D：拔管后，泪河高度为 0.160mm。图片 B~D 由日本井上眼科井上康先生提供

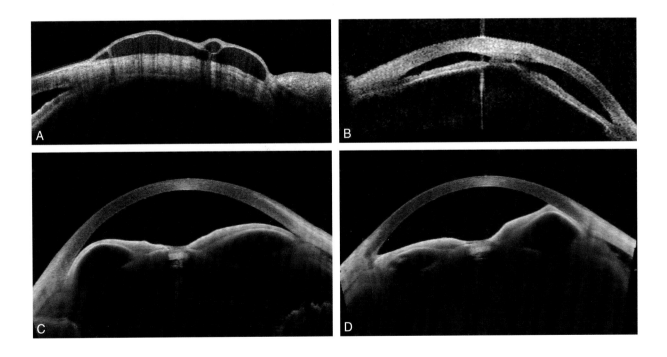

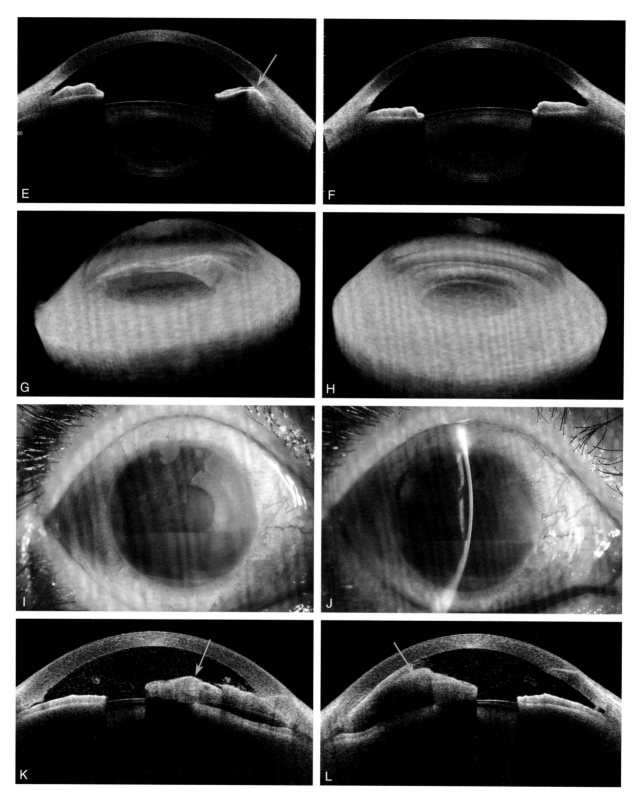

图 4-6-5 其他

A：巩膜囊肿；B：虹膜前粘连；C、D：葡萄膜炎继发房角关闭、瞳孔闭锁；E、G：虹膜角膜内皮综合征（ICE）继发性青光眼房角所见，周边虹膜前粘连（E，绿箭头），三维扫描见周边房角不规则粘连（G）；F、H：对侧眼正常房角（F）和三维扫描所见（H）；I~L：前房积血表现（I、J），绿箭头示意前房积血在 AS-OCT 下所见（K、L）。图片 A 由 TOMERY 提供，图片 B 由蔡司刘春老师提供

参 考 文 献

1. Ang M, Baskaran M, Werkmeister RM, et al. Anterior segment optical coherence tomography. Prog Retin Eye Res, 2018, 66: 132-156.

2. Xu B Y, Penteado RC, Weinreb RN. Diurnal variation of optical coherence tomography measurements of static and dynamic anterior segment parameters. J Glaucoma, 2018, 27 (1): 16-21.

3. Gao K, Li F, Aung T, et al. Diurnal variations in the morphology of Schlemm's canal and intraocular pressure in healthy Chinese: an SS-OCT study. Invest Ophthalmol Vis Sci, 2017, 58 (13): 5777-5782.

4. Angmo D, Singh R, Chaurasia S, et al. Evaluation of anterior segment parameters with two anterior segment optical coherence tomography systems: Visante and Casia, in primary angle closure disease. Indian J Ophthalmol, 2019, 67 (4): 500-504.

5. Leung C, Weinreb R. Anterior chamber angle imaging with optical coherence tomography. Eye, 2011, 25, 261-267.

6. Console JW, Sakata LM, Aung T, et al Quantitative analysis of anterior segment optical coherence tomography images: the Zhongshan Angle Assessment Program. British Journal of Ophthalmology, 2008, 92: 1612-1616.

7. Nongpiur ME, Aboobakar IF, Baskaran M, et al. Association of baseline anterior segment parameters with the development of Incident gonioscopic angle closure. JAMA Ophthalmol, 2017, 135 (3): 252-258.

8. Johnstone MA. Intraocular pressure regulation: findings of pulse-dependent trabecular meshwork motion lead to unifying concepts of intraocular pressure homeostasis. J Ocul Pharmacol Ther, 2014, 30 (2-3): 88-93.

9. Hariri S, Johnstone M, Jiang Y, et al. Platform to investigate aqueous outflow system structure and pressure-dependent motion using high-resolution spectral domain optical coherence tomography. J Biomed Opt, 2014, 19 (10): 106013.

10. Li P, Shen TT, Johnstone M, et al. Pulsatile motion of the trabecular meshwork in healthy human subjects quantified by phase-sensitive optical coherence tomography. Biomedical optics express, 2013, 4 (10): 2051-2065.

11. Xin C, Song S, Johnstone M, et al. Quantification of pulse-dependent trabecular meshwork motion in normal humans using Phase-sensitive OCT. Invest Ophthalmol Vis Sci, 2018, 59 (8): 3675-3681.

12. Fukuda R, Usui T, Miyai T, et al. Tear meniscus evaluation by anterior segment swept-source optical coherence tomography. American Journal of Ophthalmology, 2013, 155 (4): 620-624.

13. Akiyama R, Usui T, Yamagami S. Diagnosis of dry eye by tear meniscus measurements using anterior segment swept source optical coherence tomography. Cornea, 2015, 34: S115-S120.

14. Akiyama-Fukuda R, Usui T, Yoshida T, et al. Evaluation of tear meniscus dynamics using anterior segment swept-source optical coherence tomography after topical solution instillation for dry eye. Cornea, 2016, 35 (5): 654-658.

15. Huang W, Gao X, Zhang X, et al. Limbus-insertion distance of superior rectus in primary angle closure glaucoma: an anterior segment OCT study. Can J Ophthalmol, 2017, 51: 438-444.

16. Kwon J, Sung KR, Han S. Long-term changes in anterior segment characteristics of dyes with different primary angle-closure mechanisms. Am J Ophthalmol, 2018, 191: 54-63.

17. Zhang Y, Li SZ, Li L, et al. Quantitative analysis of iris changes following mydriasis in subjects with different mechanisms of angle closure. Investigative ophthalmology & visual science, 2015, 56: 563-570.

18. Moghimi S, Zandvakil N, Vahedian Z, et al. Acute angle closure: qualitative and quantitative evaluation of the anterior segment using anterior segment optical coherence tomography. Clinical & experimental ophthalmology, 2014, 42: 615-622.

19. Shabana N, Aquino MC, See J, et al. Quantitative evaluation of anterior chamber parameters using anterior segment optical coherence tomography in primary angle closure mechanisms. Clin Exp Ophthalmol, 2012, 40: 792-801.

第五章

原发性闭角型青光眼在房角镜、UBM 和 AS-OCT 的表现

原发性闭角型青光眼（primary angle-closure glaucoma，PACG）是我国青光眼的主要类型，发病率是欧洲人群的 5 倍，其致盲率是原发性开角型青光眼（primary open-angle glaucoma，POAG）的 3 倍[1-4]。PACG 的发病机制包括：虹膜因素（如虹膜膨隆型 / 瞳孔阻滞型）、睫状体因素（如高褶虹膜构型）、晶状体因素（如晶状体源性）、玻璃体腔到晶状体因素（如恶性青光眼）、脉络膜因素（如脉络膜膨胀）等[4-6]。

房角关闭机制在 UBM 下可分为：单纯瞳孔阻滞型（虹膜膨隆型）、单纯非瞳孔阻滞型（高褶虹膜构型、周边虹膜肥厚、虹膜根部附止靠前、睫状体前位 / 前旋）、联合机制型（两种机制共存或多种机制共存）（见第三章第五节）[7-10]。国内王宁利报道，国人联合机制占了 54.8%[10]。一般原发性急性闭角型青光眼多表现为瞳孔阻滞型，原发性慢性闭角型青光眼多表现为非瞳孔阻滞型或联合机制型[11]。

由于 AS-OCT 不能观测到虹膜后面的结构，房角关闭机制在 AS-OCT 下分为：瞳孔阻滞型、高褶虹膜构型、周边虹膜肥厚、晶状体拱高过高四种类型（见第四章第五节）[12-15]。

传统解剖学危险因素有窄房角、浅前房、短眼轴、厚晶状体等[16]。目前研究发现一些静态解剖因素如房角宽度、前房面积及体积；虹膜厚度、面积、曲率及体积；晶状体矢高，以及动态变化因素如虹膜在瞳孔开大和缩小时的虹膜体积变化以及脉络膜膨胀 / 渗出等[17-21]，都可能在 PACG 发病机制中起着一定作用。随着影像学技术的发展，脉络膜膨胀假说[22]也逐步得到探索和发展。研究表明，脉络膜增厚是原发性闭角型青光眼新的危险因素[17-20,23,24]，但因果关系尚未完全阐明。

房角镜、UBM、AS-OCT 在观测房角形态时各有优劣，相得益彰。本章主要阐述在两种或两种以上检查手段下的房角形态等眼前节的改变，供读者对比参考。

第一节　瞳孔阻滞型（虹膜膨隆型）

单纯瞳孔阻滞型：UBM 下 ≥2 象限存在虹膜膨隆，且不存在其他因素（周边虹膜肥厚、睫状体前位 / 前旋）[7-10]。详见"第三章　UBM 检查及 UBM 下的房角形态"。见图 5-1-1～图 5-1-7。

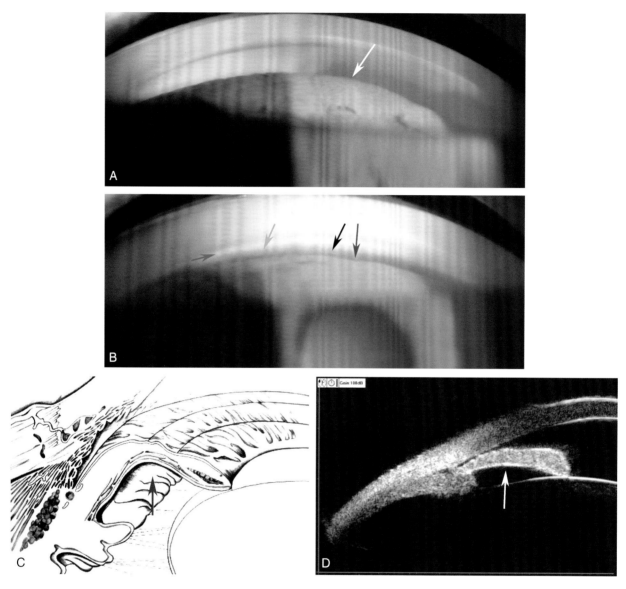

图 5-1-1　原发性闭角型青光眼发病机制——瞳孔阻滞型(虹膜膨隆型)典型病例 1

A：静态下虹膜高度膨隆(白箭头)，完全看不到房角结构，房角检查描述为 N4；B：动态下可见 Schwalbe 线(蓝箭头)、上 1/3 小梁网(绿箭头)、下 2/3 功能小梁网(黑箭头)、以及睫状体带(红箭头)。由于小梁网色素较多，遮挡了巩膜嵴。房角检查描述为动态下房角开放；C：图示由于瞳孔阻滞，后房压力高，导致虹膜膨隆(紫箭头)，机械阻塞房角；D：对应该病例的 UBM 表现，房角狭窄、虹膜膨隆，白箭头示意后房压力高，顶推使得虹膜膨隆

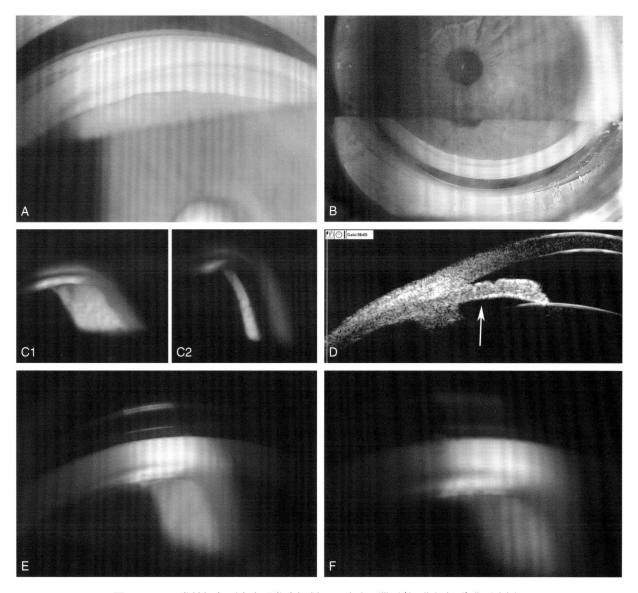

图 5-1-2　原发性闭角型青光眼发病机制——瞳孔阻滞型（虹膜膨隆型）典型病例 2

A、B：房角镜检查，静态下虹膜膨隆，完全看不到房角结构，描述为 N4（A 示意下方房角，B 示意上方房角）；C：缩小光带，可以领略到虹膜膨隆的程度（C1、C2）；D：对应该病例的 UBM 表现，虹膜中 - 高度膨隆（白箭头）；E、F：房角镜检查动态下可见下 2/3 功能小梁网，描述为动态下房角开放

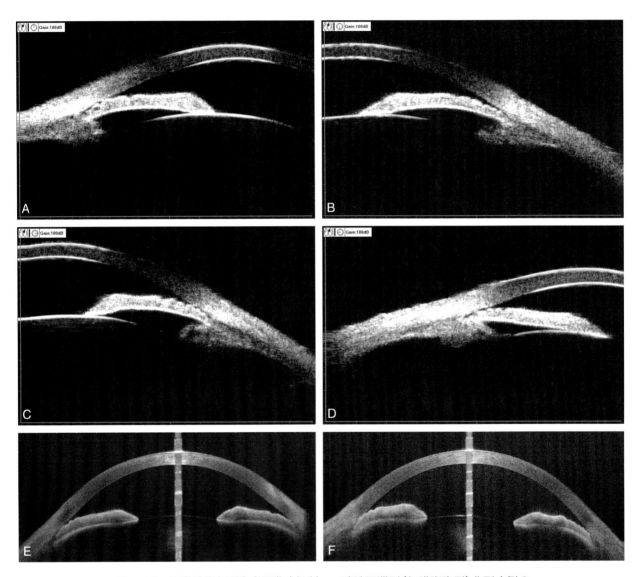

图 5-1-3　原发性闭角型青光眼发病机制——瞳孔阻滞型(虹膜膨隆型)典型病例 3

A~F:同一个患者的左眼。UBM 显示 12 点钟方位虹膜膨隆(A),6 点钟虹膜膨隆(B),3 点钟虹膜膨隆(C),9 点钟不存在虹膜膨隆(D);OCT 图像显示对应的 12 点钟和 6 点钟的房角形态(E),对应的 3 点钟和 9 点钟 OCT 的房角形态(F),符合 AS-OCT 分型下的瞳孔阻滞型

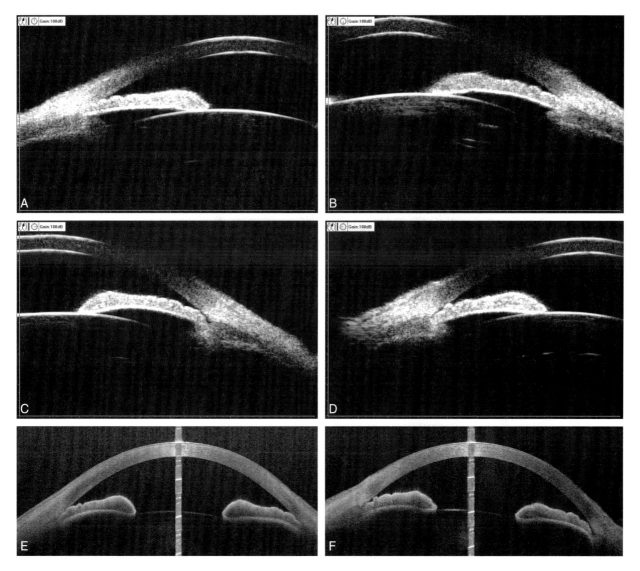

图 5-1-4　原发性闭角型青光眼发病机制——瞳孔阻滞型(虹膜膨隆型)典型病例 4

A~F:同一个患者的左眼。UBM 显示 12 点钟方位轻度虹膜膨隆(A),6 点钟虹膜膨隆(B),3 点钟虹膜膨隆(C),9 点钟虹膜膨隆(D);OCT 图像显示对应的 12 点钟和 6 点钟的房角形态(E),对应的 3 点钟和 9 点钟 OCT 的房角形态(F)。符合 AS-OCT 分型下的瞳孔阻滞型

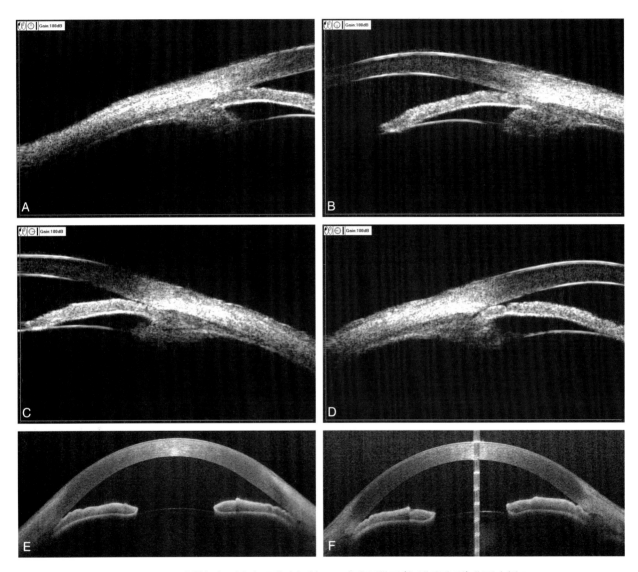

图 5-1-5　原发性闭角型青光眼发病机制——瞳孔阻滞型(虹膜膨隆型)典型病例 5

A~F:同一个患者的右眼。UBM 显示 12 点钟方位虹膜膨隆(A),6 点钟虹膜膨隆(B),3 点钟虹膜膨隆(C),9 点钟虹膜膨隆(D);OCT 图像显示对应的 12 点钟和 6 点钟的房角形态(E),对应的 3 点钟和 9 点钟 OCT 的房角形态(F)。符合 AS-OCT 分型下的瞳孔阻滞型

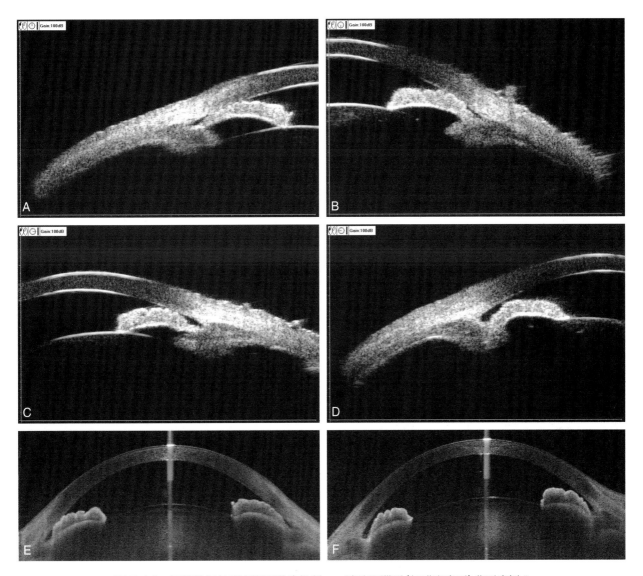

图 5-1-6　原发性闭角型青光眼发病机制——瞳孔阻滞型(虹膜膨隆型)典型病例 6

A~F:同一个患眼的右眼。12 点钟虹膜膨隆(A),6 点钟虹膜膨隆(B),3 点钟虹膜膨隆(C),9 点钟虹膜膨隆(D)。四个钟
点都呈现虹膜高度膨隆 OCT 图像显示对应的 12 点钟和 6 点钟的房角形态(E),对应的 3 点钟和 9 点钟的房角形态(F)。
符合 AS-OCT 分型下的瞳孔阻滞型

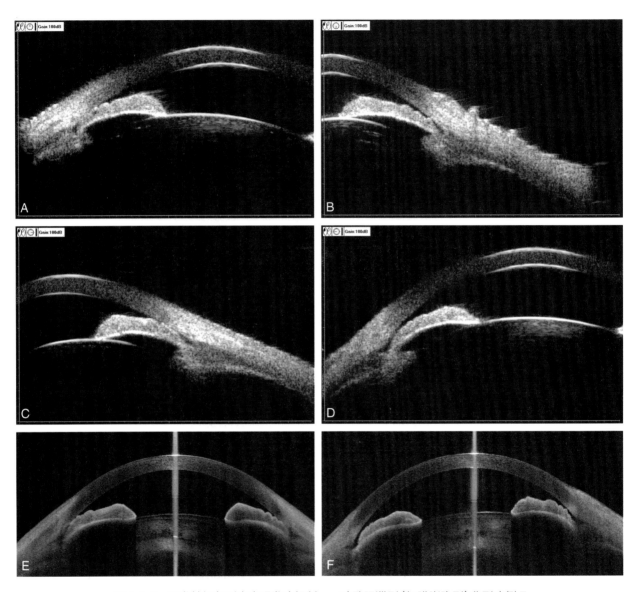

图 5-1-7　原发性闭角型青光眼发病机制——瞳孔阻滞型(虹膜膨隆型)典型病例 7

A~F:同一个患眼的右眼。12 点钟虹膜膨隆(A),6 点钟虹膜膨隆(B),3 点钟虹膜膨隆(C),9 点钟虹膜膨隆(D)。OCT 图像显示对应的 12 点钟和 6 点钟的房角形态(E),对应的 3 点钟和 9 点钟的房角形态(F)。符合 AS-OCT 分型下的瞳孔阻滞型

第二节 单纯非瞳孔阻滞型

单纯非瞳孔阻滞型包括高褶虹膜构型、周边虹膜肥厚、虹膜根部附止靠前、睫状体前位 / 前旋等。这种类型相对少。在 UBM 下≥两个象限存在上述表现可以诊断[7-10]。详见"第三章 UBM 检查及 UBM 下的房角形态"。见图 5-2-1~ 图 5-2-5。

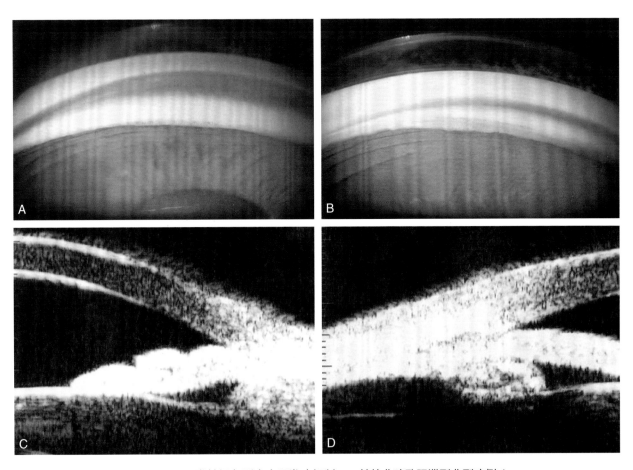

图 5-2-1 原发性闭角型青光眼发病机制——单纯非瞳孔阻滞型典型病例 1

A：房角镜检查静态下虹膜不膨隆，虹膜表面有轻度起伏的"皱纹"表现(虹膜堆积)，可见上 1/3 色素淡的小梁网结构，不见功能小梁网，房角所见记录为 N3；B：动态下对应房角之处开放，可见功能小梁网，但小梁网色素很淡，隐约见巩膜嵴；C、D：该病例对应的 UBM 表现，均呈现周边虹膜肥厚型和睫状体前位 / 前旋表现。图片 A~D 由叶天才教授提供

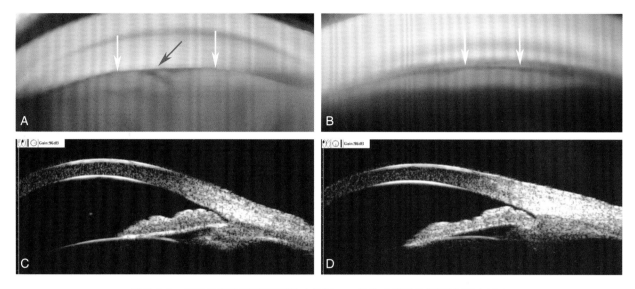

图 5-2-2　原发性闭角型青光眼发病机制——单纯非瞳孔阻滞型典型病例 2

A：房角镜检查静态下虹膜轻度膨隆，可见上 1/3 色素淡的小梁网结构（红箭头），但不见功能小梁网等以下结构（白箭头），房角所见记录为 N3；B：动态下对应房角之处开放，可见所有房角结构（白箭头示意较宽的睫状体带。注意这里也能看到周边虹膜起伏的表现；C、D：该病例对应的 UBM 表现，双眼（C 左眼、D 右眼）均为虹膜高褶构型

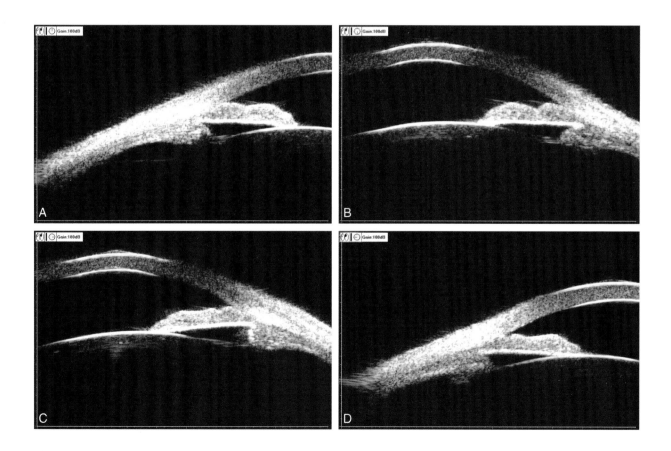

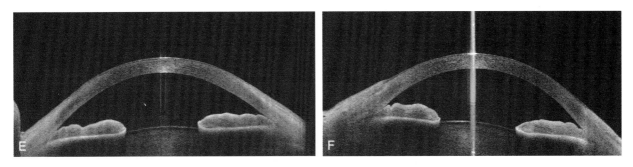

图 5-2-3　原发性闭角型青光眼发病机制——单纯非瞳孔阻滞型典型病例 3

A~F：同一个患者的左眼。UBM 下 12 点钟虹膜肥厚，虹膜附止靠前（A），6 点钟虹膜肥厚、虹膜附止靠前（B），3 点钟虹膜肥厚、虹膜附止靠前（C），9 点钟虹膜肥厚（D）。OCT 图像显示对应的 12 点钟和 6 点钟的房角形态（E），对应的 3 点钟和 9 点钟的房角形态（F）。符合 AS-OCT 分型下的周边虹膜肥厚型

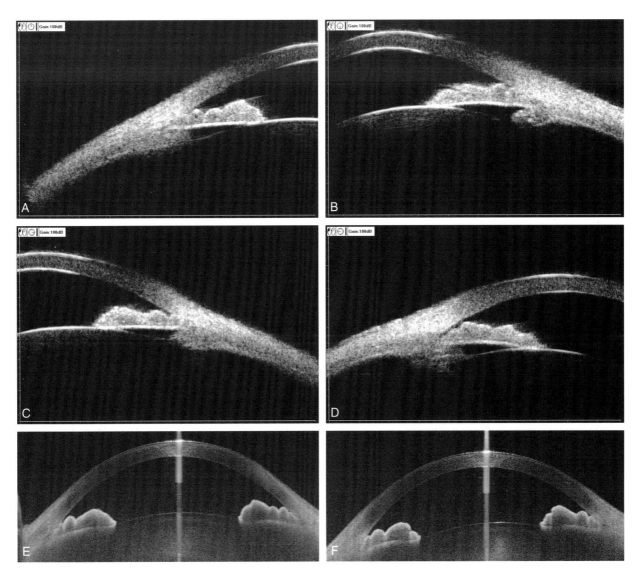

图 5-2-4　原发性闭角型青光眼发病机制——单纯非瞳孔阻滞型典型病例 4

A~F：同一个患者的右眼。UBM 下 12 点钟（A）、6 点钟（B）、3 点钟（C）、9 点钟（D）虹膜肥厚 + 轻度虹膜膨隆。OCT 图像显示对应的 12 点钟和 6 点钟的房角形态（E），3 点钟和 9 点钟的房角形态（F），均呈现虹膜堆积、肥厚。符合 AS-OCT 分型下的周边虹膜肥厚型

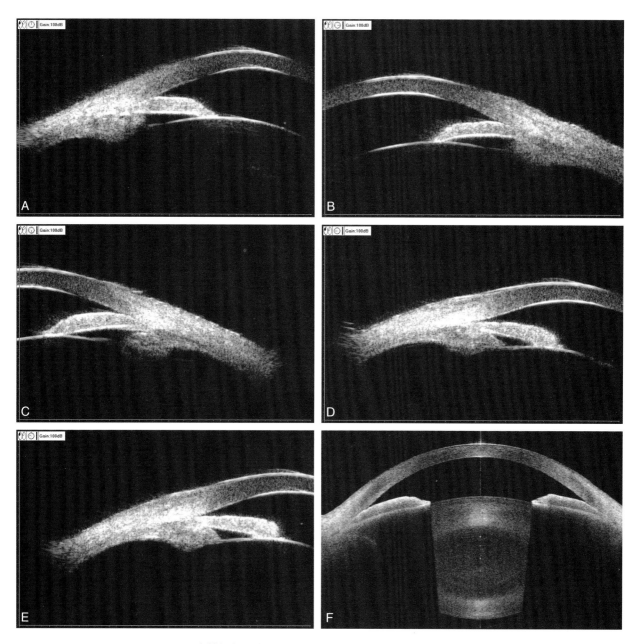

图 5-2-5　原发性闭角型青光眼发病机制——单纯非瞳孔阻滞型典型病例 5

A~F：同一个患者的右眼。UBM 下 12 点钟虹膜膨隆 + 睫状体前位 / 前旋（A），3 点虹膜膨隆（B），6 点钟虹膜膨隆（C），9 点钟虹膜膨隆 + 睫状体前位 / 前旋（D），10 点钟虹膜膨隆 + 睫状体前位 / 前旋（E）。OCT 图像显示对应的 12 点钟和 6 点钟的房角形态（F），符合 AS-OCT 分型下的瞳孔阻滞型

第三节 联合机制型

UBM 下 ≥2 象限存在两种或两种以上机制,称为联合机制型,也有学者称为多种机制共存型[7-10]。详见"第三章 UBM 检查及 UBM 下的房角形态"。见图 5-3-1~ 图 5-3-15。

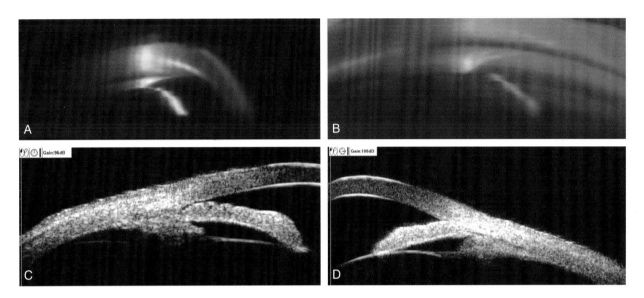

图 5-3-1 原发性闭角型青光眼发病机制——联合机制型典型病例 1

A:房角镜下静态下的房角入口窄,仅隐约见上 1/3 色素淡的小梁网结构,房角所见记录为 N3;B:动态下的房角入口加宽,可见下 2/3 功能小梁网。注意无论静态还是动态,虹膜仅轻度膨隆,周边虹膜有皱褶;C:对应的右眼 12 点钟虹膜膨隆 + 虹膜肥厚;D:对应的 3 点钟周边虹膜肥厚

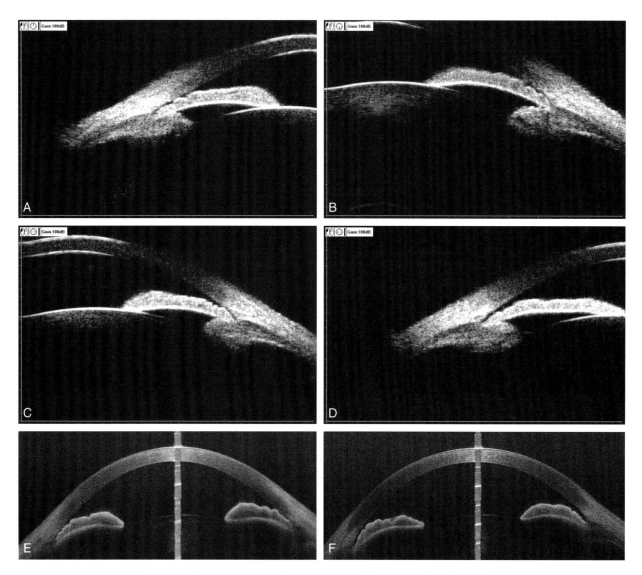

图 5-3-2　原发性闭角型青光眼发病机制——联合机制型典型病例 2

A~F:同一个患者的右眼。UBM 下 12 点钟虹膜膨隆 + 睫状体前位 / 前旋(A),6 点钟虹膜膨隆(B),3 点钟虹膜膨隆 + 睫状体前位 / 前旋(C),9 点钟虹膜膨隆 + 睫状体前位 / 前旋(D)。OCT 图像显示对应的 12 点钟和 6 点钟的房角形态(E),对应的 3 点钟和 9 点钟的房角形态(F),符合 AS-OCT 分型下的瞳孔阻滞型

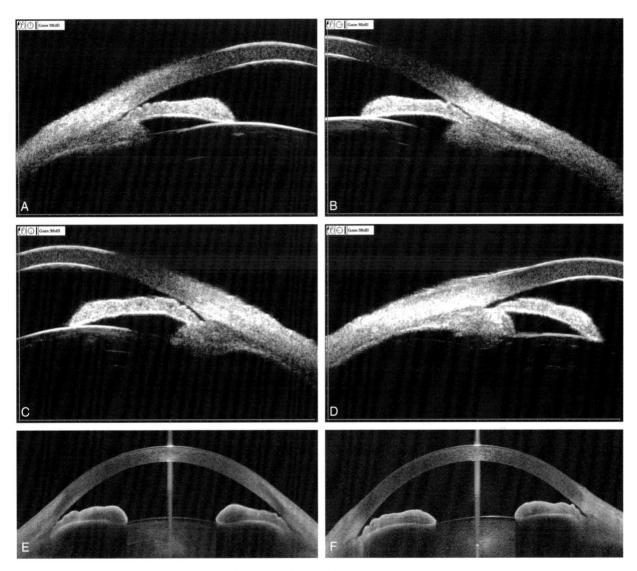

图 5-3-3 原发性闭角型青光眼发病机制——联合机制型典型病例 3

A~F:同一个患者的右眼。UBM 下 12 点钟虹膜膨隆 + 虹膜肥厚(A),3 点钟虹膜膨隆 + 虹膜肥厚(B),6 点钟虹膜膨隆 + 虹膜肥厚(C),9 点钟虹膜膨隆(D)。OCT 图像显示对应的 12 点钟和 6 点钟的房角形态(E),对应的 3 点钟和 9 点钟的房角形态(F),按照 AS-OCT 分类归类为瞳孔阻滞型 + 周边虹膜肥厚型

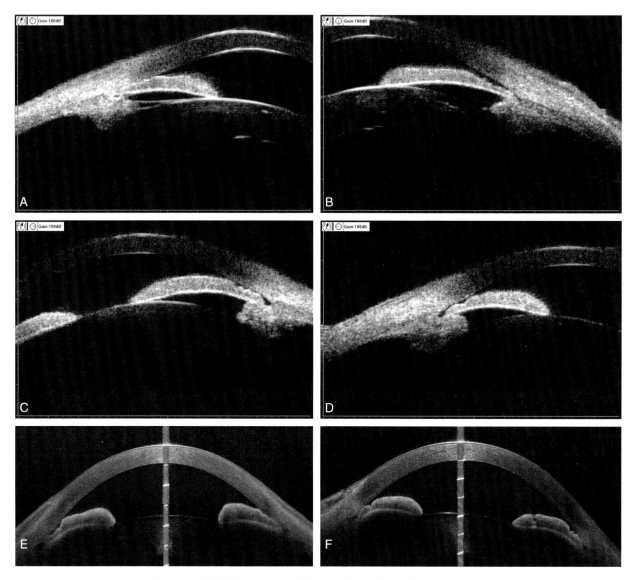

图 5-3-4　原发性闭角型青光眼发病机制——联合机制型典型病例 4

A~F:同一个患者的左眼。UBM 下 12 点钟虹膜膨隆(A),6 点钟虹膜膨隆(B),3 点钟虹膜膨隆 + 睫状体前位 / 前旋(C),9 点钟虹膜膨隆 + 睫状体前位 / 前旋(D)。OCT 图像显示对应的 12 点钟和 6 点钟的房角形态(E),对应的 3 点钟和 9 点钟的房角形态(F),按照 AS-OCT 分类归类为瞳孔阻滞型

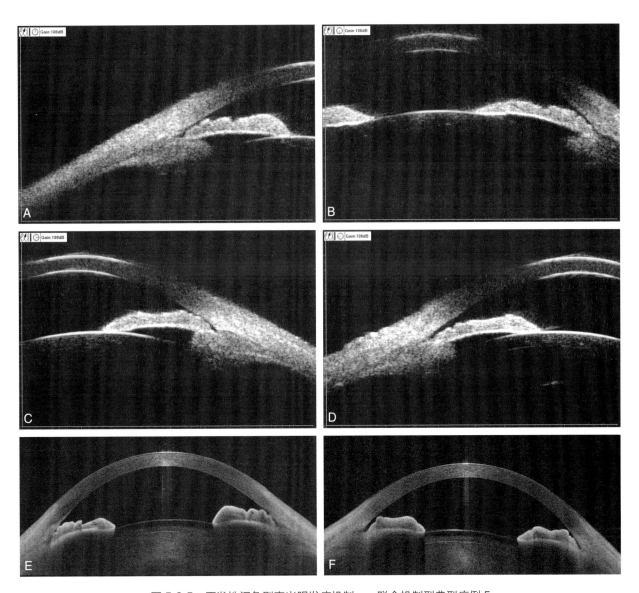

图 5-3-5　原发性闭角型青光眼发病机制——联合机制型典型病例 5

A~F:同一个患者的左眼。UBM 下 12 点钟虹膜轻度膨隆(A),6 点钟虹膜膨隆(B),3 点钟虹膜膨隆 + 睫状体前位 / 前旋(C),9 点钟虹膜膨隆 + 睫状体前位 / 前旋(D)。OCT 图像显示对应的 12 点钟和 6 点钟的房角形态(E),对应的 3 点钟和 9 点钟的房角形态(F),按照 AS-OCT 分类归类为瞳孔阻滞型 + 周边虹膜肥厚型

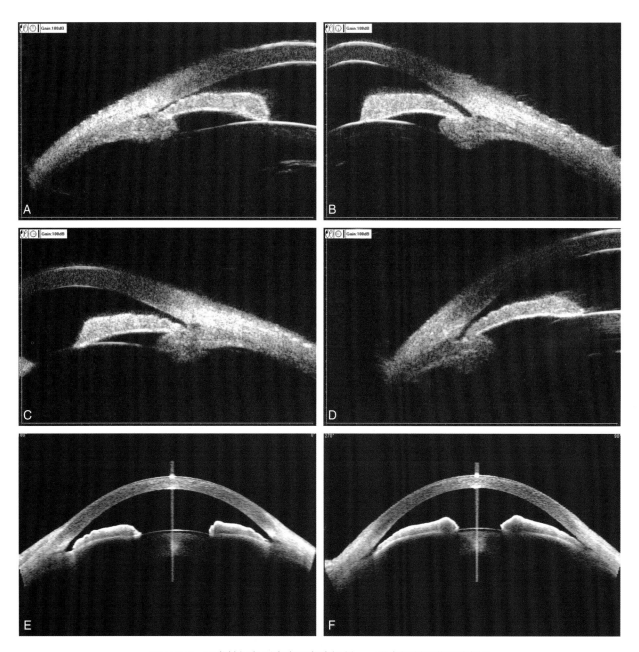

图 5-3-6　原发性闭角型青光眼发病机制——联合机制型典型病例 6

A~F:同一个患者的右眼。UBM 下 12 点钟虹膜膨隆＋虹膜肥厚（A）,6 点钟虹膜膨隆＋睫状体前位／前旋（B）,3 点钟虹膜膨隆＋睫状体前位／前旋（C）,9 点钟虹膜膨隆（D）。OCT 图像显示对应的 3 点钟和 9 点钟的房角形态（E）,对应的 12 点钟和 6 点钟的房角形态（F）,按照 AS-OCT 分类归类为瞳孔阻滞型

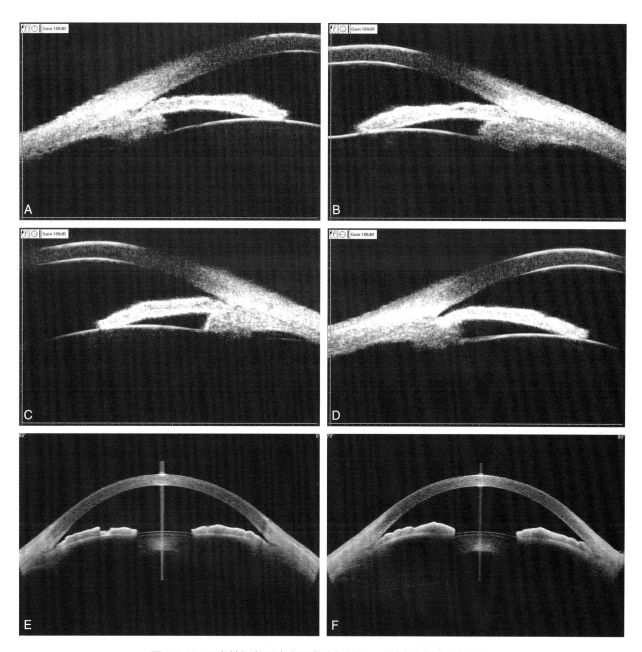

图 5-3-7 原发性闭角型青光眼发病机制——联合机制型典型病例 7

A~F:同一个患者的右眼。UBM 下 12 点钟虹膜膨隆 + 睫状体前位 / 前旋(A),6 点钟虹膜膨隆 + 睫状体前位 / 前旋(B),3 点钟虹膜膨隆 + 睫状体前位 / 前旋(C),9 点钟虹膜膨隆(D)。OCT 图像显示对应的 3 点钟和 9 点钟的房角形态(E),对应的 12 点钟和 6 点钟的房角形态(F),按照 AS-OCT 分类归类为瞳孔阻滞型

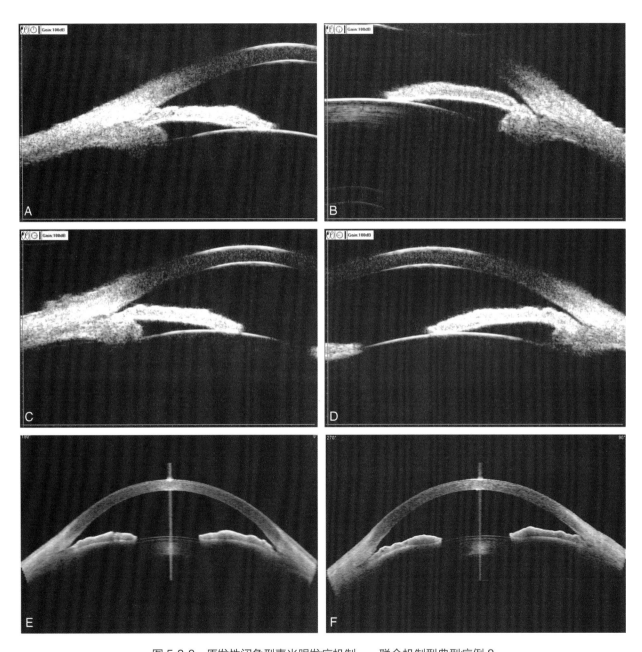

图 5-3-8　原发性闭角型青光眼发病机制——联合机制型典型病例 8

A~F：同一个患者的右眼。UBM 下 12 点钟虹膜膨隆 + 睫状体前位 / 前旋（A），6 点钟虹膜膨隆 + 睫状体前位 / 前旋（B），3 点钟虹膜膨隆 + 睫状体前位 / 前旋（C），9 点钟虹膜膨隆 + 睫状体前位 / 前旋（D）。OCT 图像显示对应的 3 点钟和 9 点钟的房角形态（E），对应的 12 点钟和 6 点钟的房角形态（F），按照 AS-OCT 分类归类为瞳孔阻滞型

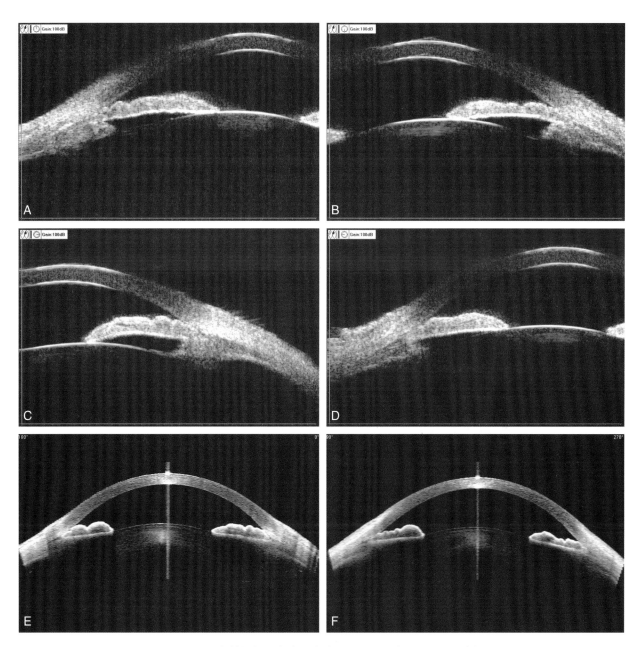

图 5-3-9　原发性闭角型青光眼发病机制——联合机制型典型病例 9

A~F:同一个患者的左眼。UBM 下 12 点钟虹膜膨隆(A),6 点钟虹膜膨隆 + 睫状体前位 / 前旋(B),3 点钟虹膜膨隆 + 虹膜肥厚 + 睫状体前位 / 前旋(C),9 点钟虹膜膨隆 + 虹膜肥厚(D)。OCT 图像显示对应的 3 点钟和 9 点钟的房角形态(E),对应的(F)12 点钟和 6 点钟的房角形态,按照 AS-OCT 分类归类为瞳孔阻滞型 + 周边虹膜肥厚型

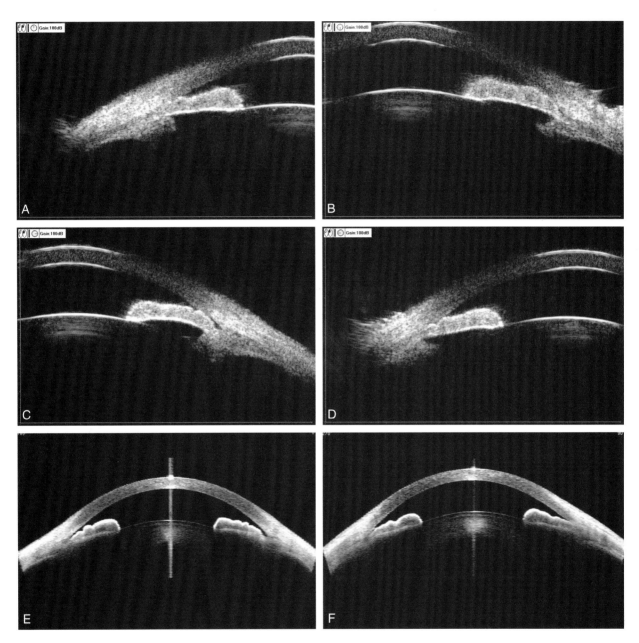

图 5-3-10　原发性闭角型青光眼发病机制——联合机制型典型病例 10

A~F:同一个患者的左眼。UBM 下 12 点钟虹膜膨隆 + 虹膜肥厚 + 睫状体前位 / 前旋(A),6 点钟虹膜膨隆 + 虹膜肥厚(B),6 点钟虹膜膨隆 + 虹膜肥厚(C),9 点钟虹膜膨隆 + 虹膜肥厚(D)。OCT 图像显示对应的 3 点钟和 9 点钟的房角形态(E),按照 AS-OCT 分类归类为瞳孔阻滞型 + 周边虹膜肥厚型;对应的 12 点钟和 6 点钟的房角形态(F),按照 AS-OCT 分类归类为瞳孔阻滞型

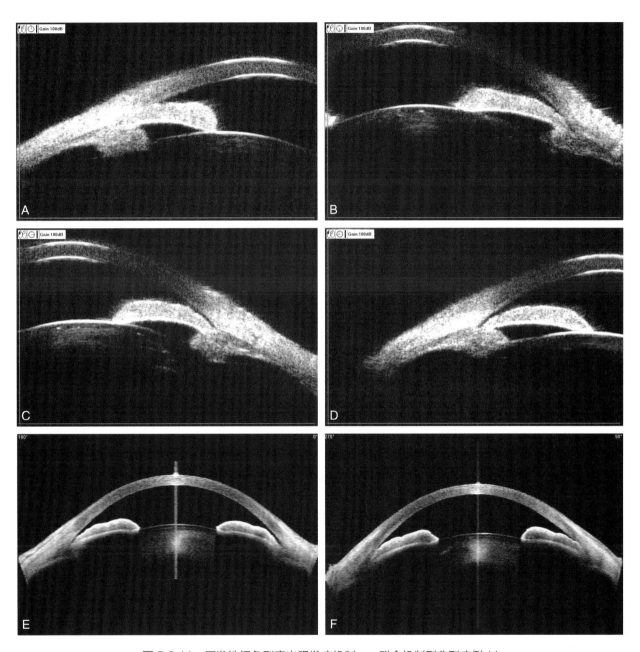

图 5-3-11　原发性闭角型青光眼发病机制——联合机制型典型病例 11

A~F:同一个患者的右眼。UBM 下 12 点钟虹膜膨隆 + 虹膜肥厚(A),6 点钟虹膜膨隆 + 虹膜肥厚(B),6 点钟虹膜膨隆 + 虹膜肥厚(C),9 点钟虹膜膨隆(D)。OCT 图像显示对应的 3 点钟和 9 点钟的房角形态(E),对应的 12 点钟和 6 点钟的房角形态(F),按照 AS-OCT 分类归类为瞳孔阻滞型 + 周边虹膜肥厚型

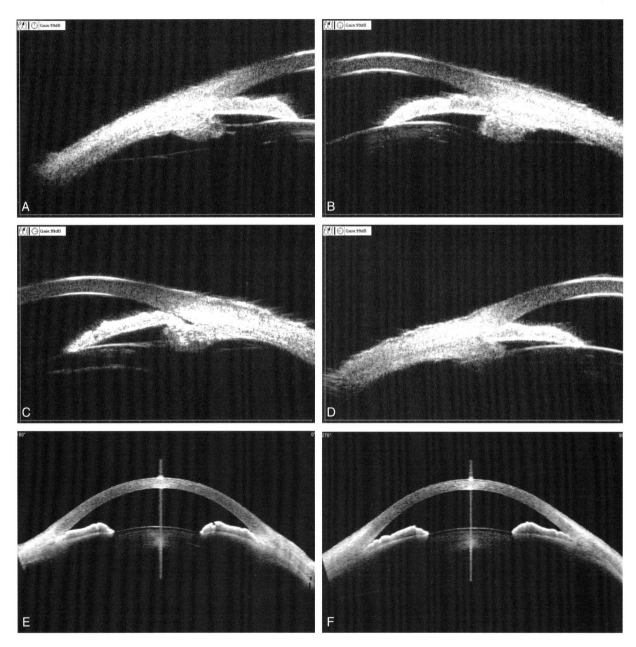

图 5-3-12　原发性闭角型青光眼发病机制——联合机制型典型病例 12

A~F:同一个患者的左眼。UBM 下 12 点钟虹膜膨隆 + 虹膜肥厚 + 睫状体前位 / 前旋(A),6 点钟虹膜膨隆 + 睫状体前位 / 前旋(B),3 点钟高褶虹膜构型(C),9 点钟虹膜膨隆 + 虹膜肥厚 + 睫状体前位 / 前旋(D)。OCT 图像显示对应的 3 点钟和 9 点钟的房角形态(E),对应的 12 点钟和 6 点钟的房角形态(F),按照 AS-OCT 分类归类为瞳孔阻滞型 + 周边虹膜肥厚型

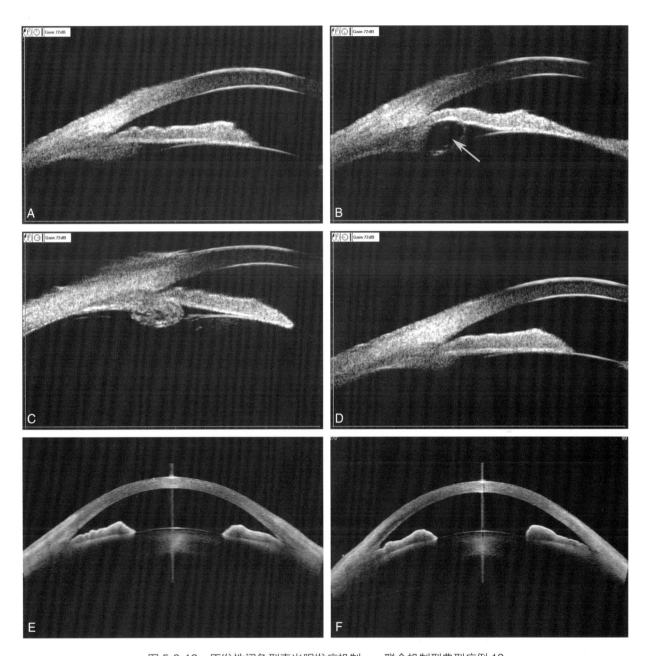

图 5-3-13　原发性闭角型青光眼发病机制——联合机制型典型病例 13

A~F：同一个患者的右眼。UBM 下 12 点钟虹膜平坦（A），6 点钟虹膜膨隆（B，绿箭头示意睫状体囊肿），3 点钟高褶虹膜构型（C），9 点钟虹膜平坦（D）。OCT 图像显示对应的 3 点钟和 9 点钟的房角形态（E），对应的 12 点钟和 6 点钟的房角形态（F），按照 AS-OCT 分类归类为瞳孔阻滞型 + 周边虹膜肥厚型

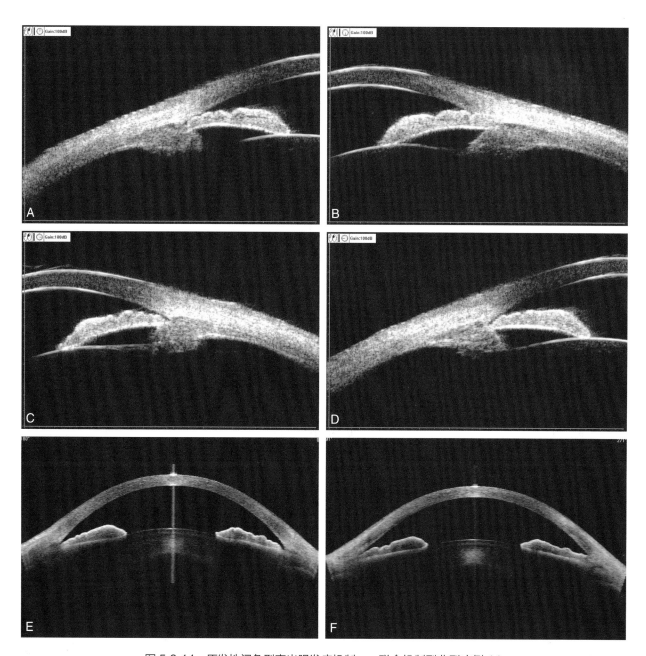

图 5-3-14　原发性闭角型青光眼发病机制——联合机制型典型病例 14

A~F:同一个患者的左眼。UBM 下 12 点钟虹膜膨隆(A),6 点钟虹膜膨隆 + 虹膜肥厚 + 睫状体前位 / 前旋(B),3 点钟虹膜膨隆 + 睫状体前位 / 前旋(C),9 点钟虹膜膨隆(D)。OCT 图像显示对应的 3 点钟和 9 点钟的房角形态(E),对应的 12 点钟和 6 点钟的房角形态(F),按照 AS-OCT 分类归类为瞳孔阻滞型

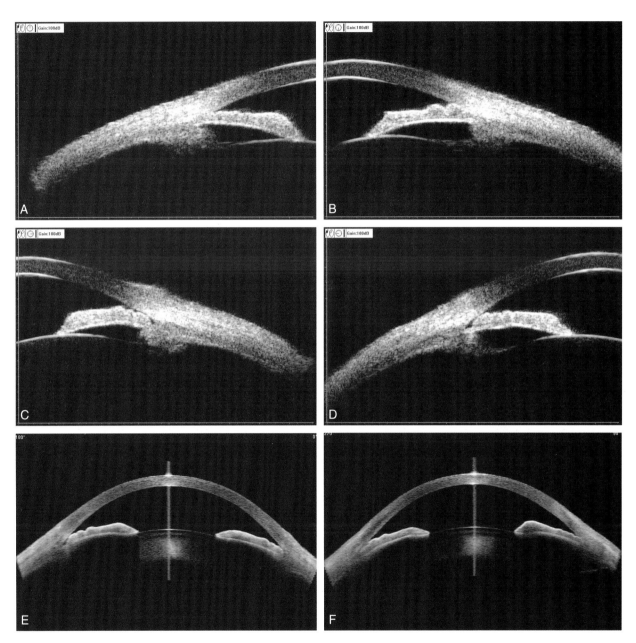

图 5-3-15 原发性闭角型青光眼发病机制——联合机制型典型病例 15

A~F:同一个患者的右眼。UBM 下 12 点钟虹膜膨隆 + 虹膜附止靠前（A），6 点钟虹膜膨隆 + 虹膜肥厚（B），3 点钟虹膜膨隆 + 虹膜肥厚（C），9 点钟虹膜膨隆 + 虹膜肥厚（D）。OCT 图像显示对应的 3 点钟和 9 点钟的房角形态（E），对应的 12 点钟和 6 点钟的房角形态（F），按照 AS-OCT 分类归类为瞳孔阻滞型 + 周边虹膜肥厚型

第四节 一对姐妹的左右眼对比

图 5-4-1、图 5-4-2 展示的是姐姐左右眼的房角形态，双眼对称，均为瞳孔阻滞型。

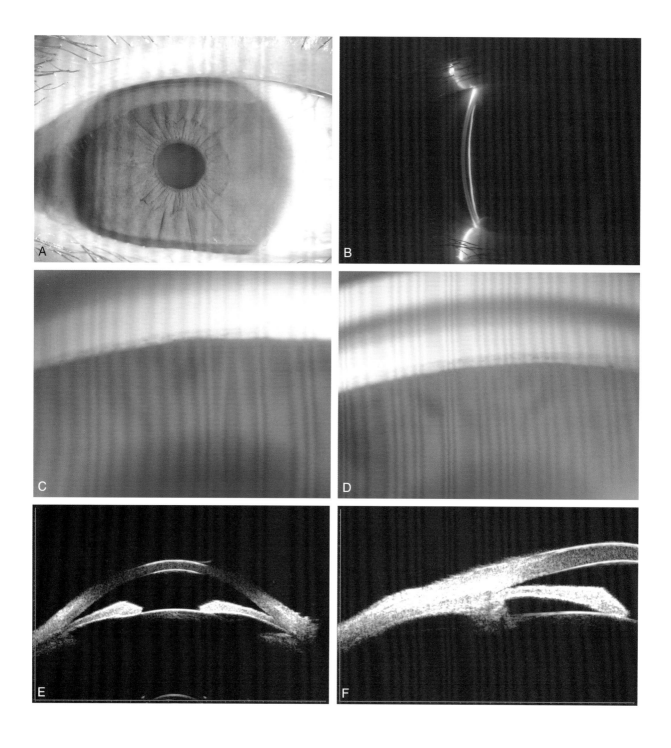

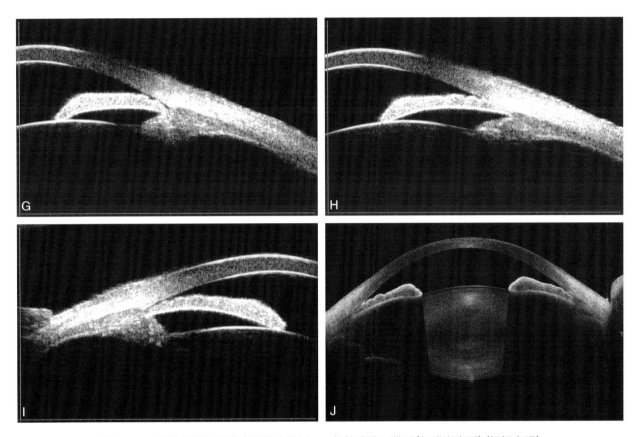

图 5-4-1　原发性闭角型青光眼发病机制——单纯瞳孔阻滞型（虹膜膨隆型）（姐姐右眼）

A：右眼外观，虹膜膨隆；B：周边前房浅；C：静态下虹膜膨隆，仅见上 1/3 小梁网，为 N3；D：动态下可见窄睫状体带，房角镜检查记录为 N3（开放）；E~I：全周房角呈现虹膜膨隆型（F~I：分别展示 UBM 下 12 点钟、3 点钟、6 点钟、9 点钟虹膜膨隆型表现）；J：AS-OCT 显示 3 点钟和 9 点钟的房角形态，表现为瞳孔阻滞型

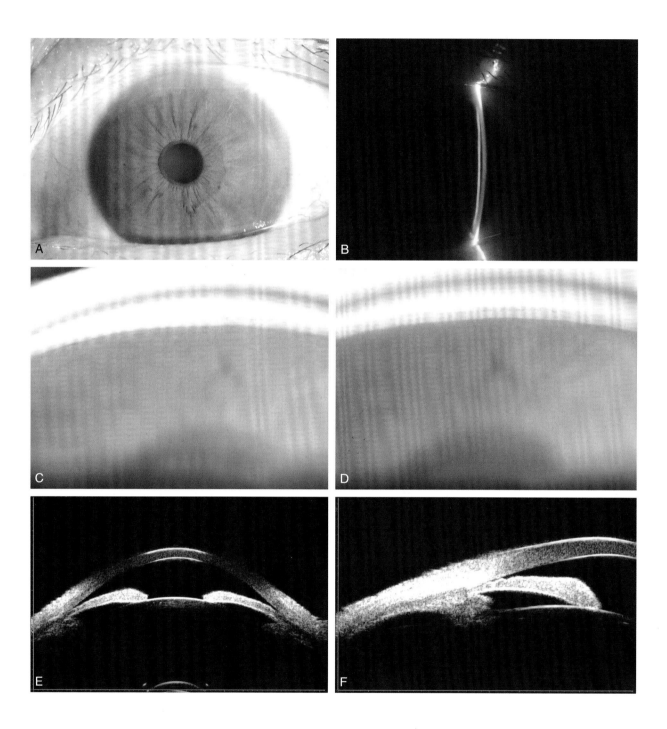

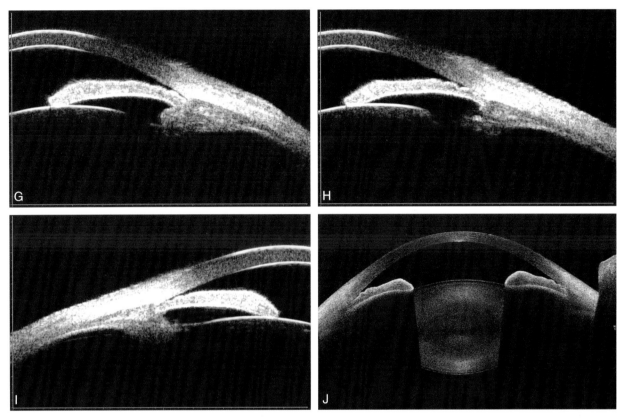

图 5-4-2　原发性闭角型青光眼发病机制——单纯瞳孔阻滞型(虹膜膨隆型)(姐姐左眼)

A:左眼外观,虹膜膨隆;B:周边前房浅;C:静态下虹膜膨隆,仅见上 1/3 小梁网,为 N3;D:动态下可见窄睫状体带,房角镜检查记录为 N3(开放);E~I:全周房角呈现虹膜膨隆型(F~I:分别展示 UBM 下 12 点钟、3 点钟、6 点钟、9 点钟虹膜膨隆型表现)

J:AS-OCT 显示 3 点钟和 9 点钟的房角形态,表现为瞳孔阻滞型

图 5-4-3、图 5-4-4 展示的是妹妹左右眼的房角形态,双眼对称,均为联合机制型。

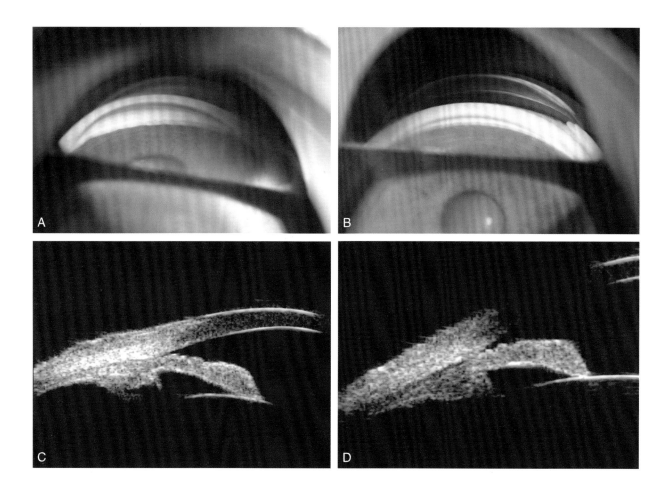

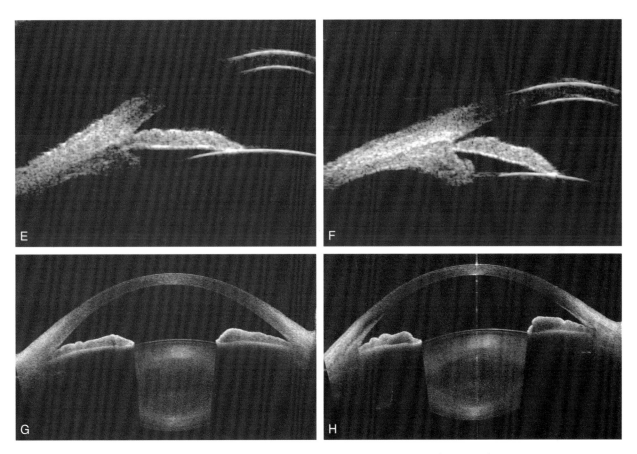

图 5-4-3　原发性闭角型青光眼发病机制——联合机制型（妹妹右眼）

A：房角镜检查静态下虹膜轻度膨隆，虹膜有堆积、皱纹，看不见巩膜嵴，似乎隐约可看到下 2/3 小梁网，为 N2；B：动态下房角开放，可见睫状体带；C~F：分别对应 12 点钟、3 点钟、6 点钟、9 点钟方位的 UBM 所见。12 点钟为虹膜膨隆 + 虹膜肥厚，3 点钟为虹膜膨隆 + 虹膜肥厚 + 睫状体前位 / 前旋，6 点钟虹膜平坦、不肥厚、不前位 / 前旋，9 点钟为虹膜膨隆。为联合机制型；G：在明室时（瞳孔缩小）AS-OCT 表现，虹膜轻度膨隆；H：在暗室时（瞳孔散大）虹膜明显堆积、肥厚

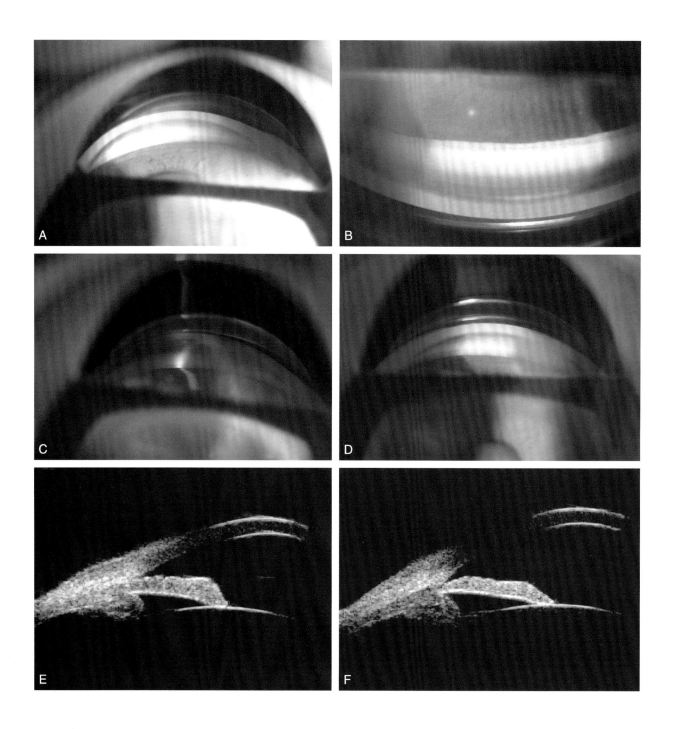

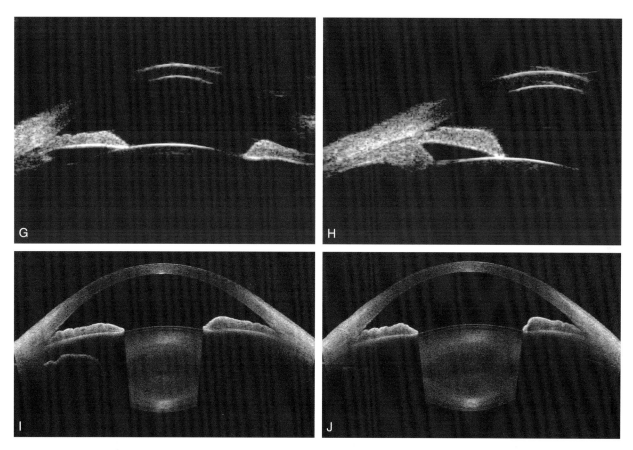

图 5-4-4 原发性闭角型青光眼发病机制——联合机制型（妹妹左眼）

A：左眼房角镜检查静态下虹膜轻度膨隆，虹膜有堆积、皱纹，看不见巩膜嵴，隐约仅看到上 1/3 小梁网，为 N3；B：示意上方房角静态下见，同 A 图；C：用窄的裂隙光束观察显示虹膜膨隆不明显；D：动态下可见窄睫状体带；E~H：分别对应 12 点钟、3 点钟、6 点钟、9 点钟方位的 UBM 所见。12 点钟为虹膜膨隆＋虹膜肥厚＋睫状体前位 / 前旋，3 点钟为虹膜膨隆，6 点钟虹膜膨隆，9 点钟为虹膜膨隆＋虹膜肥厚。因此也是联合机制型；I：在明室时（瞳孔缩小）AS-OCT 表现，虹膜轻度膨隆；J：在暗室时（瞳孔散大）虹膜有堆积、肥厚

参 考 文 献

1. Quigley HA,Broman AT. The number of people with glaucoma worldwide in 2010 and 2020. Br J Ophthalmol,2006,90(3),62-267.

2. Friedman DS,Foster PJ,Aung T,et al. Angle closure and angle-closure glaucoma:what we are doing now and what we will be doing in the future. Clin Exp Ophthalmol,2012,40(4):381-387.

3. Cheng JW,Cheng SW,Ma XY,et al. The prevalence of primary glaucoma in mainland China:a systematic review and meta-analysis. J Glaucoma,2013,22(4):301-306.

4. Zhang X,Liu Y,Wang W,et al. Why does acute primary angle closure happen? Potential risk factors for acute primary angle closure. Surv Ophthalmol,2017,62(5):635-647.

5. 张秀兰,王宁利. 图解临床青光眼诊治. 北京:人民卫生出版社,2014:1-28.

6. Tello C,Tran Hv,Liebmann J,et al. Angle closure:classification,concepts,and the role of ultrasound biomicroscopy in diagnosis and treatment. Semin Ophthalmol,2002,17(2):69-78.

7. Ng WT,Morgan W. Mechanisms and treatment of primary angle closure:a review. Clin Experiment Ophthalmol,2012,40(4):e218-e228.

8. 王宁利. 应用超声生物显微镜与房角镜检查眼前房角结果的比较. 中华眼科杂志,1999,35(3):174.

9. Sun X,Dai Y,Chen Y,et al. Primary angle closure glaucoma:what we know and what we don't know. Prog Retin Eye Res,2017,57:26-45.

10. Wang N,Wu H,Fan Z. Primary angle closure glaucoma in Chinese and western populations. Chin Med J(Engl),2002,115(11):1706-1715.

11. 王宁利,欧阳洁,周文炳. 中国人闭角型青光眼房角关闭机制多样性的研究. 中华眼科杂志,2000,36(1):46-51.

12. Kwon J,Sung KR,Han S. Long-term changes in anterior segment characteristics of dyes with different primary angle-closure mechanisms. Am J Ophthalmol,2018,191:54-63.

13. Zhang Y,Li SZ,Li L,et al. Quantitative analysis of iris changes following mydriasis in subjects with different mechanisms of angle closure. Investigative ophthalmology & visual science,2015,56:563-570.

14. Moghimi S,Zandvakil N,Vahedian Z,et al. Acute angle closure:qualitative and quantitative evaluation of the anterior segment using anterior segment optical coherence tomography. Clinical & experimental ophthalmology,2014,42:615-622.

15. Shabana N,Aquino MC,See J,et al. Quantitative evaluation of anterior chamber parameters using anterior segment optical coherence tomography in primary angle closure mechanisms. Clin Exp Ophthalmol,2012,40:792-801.

16. Nongpiur ME,Ku JY,Aung T. Angle closure glaucoma:a mechanistic review. Curr Opin Ophthalmol,2011,22(2):96-101.

17. Zhou M,Wang W,Ding X,et al. Choroidal thickness in fellow eyes of patients with acute primary angle-closure measured by enhanced depth imaging spectral-domain optical coherence tomography. Invest Ophthalmol Vis Sci,2013,54(3):1971-1978.

18. Wang W,Zhou M,Huang W,et al. Does acute primary angle-closure cause an increased choroidal thickness? Invest Ophthalmol Vis Sci,2013,54(5):3538-3545.

19. Arora KS,Jefferys JL,Maul E A,et al. The choroid is thicker in angle closure than in open angle and control eyes. Invest Ophthalmol Vis Sci,2012,53(12):7813-7818.

20. Huang W,Wang W,Gao X,et al. Choroidal thickness in the subtypes of angle closure:An EDI-OCT study. Invest Ophthalmol Vis Sci,2013,54(13):7849-7853.

21. Wang N,Wang B,Zhai G,et al. A method of measuring anterior chamber volume using the anterior segment optical coherence tomographer and specialized software. Am J Ophthalmol,2007,143(5):879-881.

22. Quigley HA, Friedman DS, Congdon N G. Possible mechanisms of primary angle-closure and malignant glaucoma. J Glaucoma, 2003, 12(2):167-180.

23. Zhang X, Wang W, Aung T, et al. Choroidal physiology and primary angle closure disease. Surv Ophthalmol, 2015, 60(6):547-556.

24. Li F, Li H, Yang J, et al. Upside-down position leads to choroidal expansion and anterior chamber shallowing:OCT study. Br J Ophthalmol, 2019 Sep 13. pii:bjophthalmol-2019-314418. doi:10.1136/bjophthalmol-2019-314418.[Epub ahead of print]

第六章

房角及其他眼前节继发性改变

第一节　与晶状体改变相关的眼前节继发性改变

如图 6-1-1、图 6-1-2。

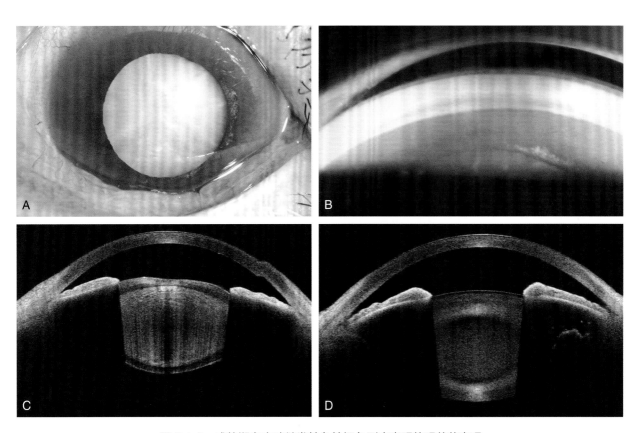

图 6-1-1　成熟期白内障继发性急性闭角型青光眼的眼前节表现

A、B：成熟期白内障继发性急性闭角型青光眼眼外观（A），房角镜下可见房角完全关闭（B）；C：AS-OCT 示意成熟期白内障影像；D：对侧眼正常晶状体影像

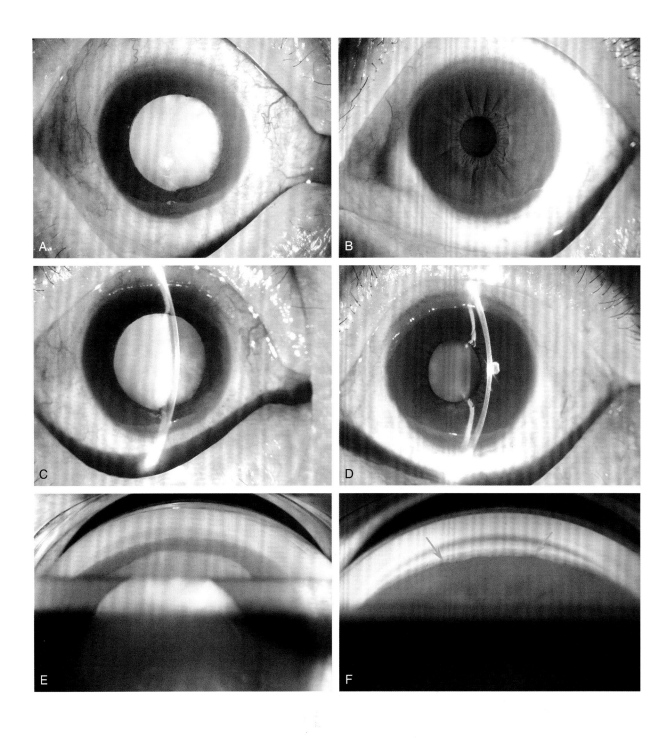

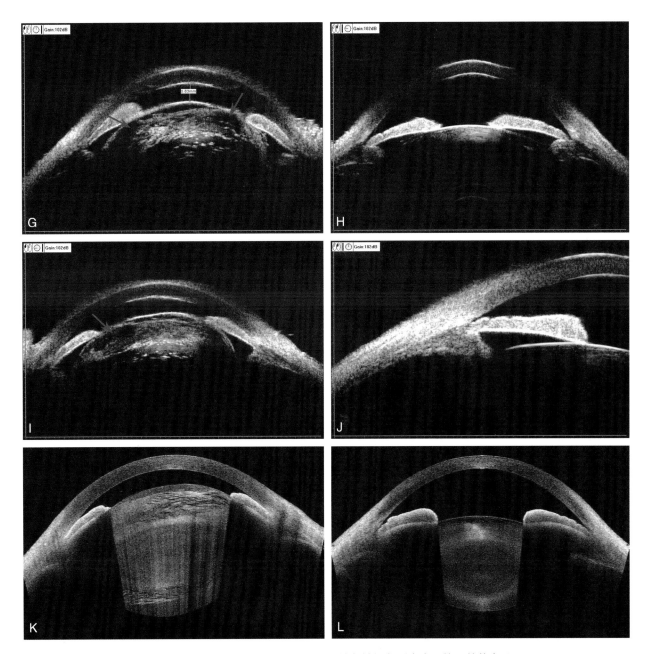

图 6-1-2　膨胀期和成熟期白内障继发性急性闭角型青光眼的眼前节表现

A、C、E、G、I、K：右眼急性闭角型青光眼表现，眼压增高、前房浅、瞳孔散大、虹膜震颤、晶状体全白（A、C）；房角镜下房角全周关闭（E）；UBM 下见前房浅（0.83mm）、虹膜膨隆、房角关闭、晶状体混浊、有液性暗区（G、I，红箭头），提示晶状体膨胀。多个钟点未见晶状体悬韧带，提示晶状体不全脱位；K 示意 AS-OCT 扫描下的晶状体情况；B、D、F、H、J、L：对侧眼左眼眼前节表现。房角镜动态下下方房角可见爬行粘连（F，绿箭头）。UBM 提示虹膜膨隆型表现（H、J）。L 示意 AS-OCT 扫描下的晶状体情况。最终诊断：①混合型闭角型青光眼（原发性 + 继发性晶状体源性急性闭角型青光眼）od；②原发性房角关闭 os；③晶状体不全脱位 od；④老年性白内障（膨胀期和成熟期）od

第二节 与炎症相关的眼前节继发性改变

急性炎症往往引起小梁网充血、水肿,可以导致房水流出受阻,引起眼压增高。典型病例见图 6-2-1~图 6-2-4。

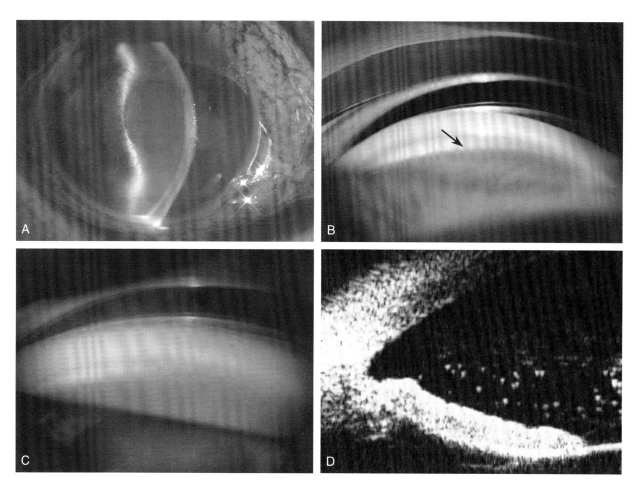

图 6-2-1 葡萄膜炎继发性开角型青光眼典型病例 1

A、B:患者一,房水混浊,急性葡萄膜炎表现(A),房角镜下可见小梁网充血(B,黑箭头)、水肿;C、D:患者二,房角水肿炎症外观(C),UBM 下房角宽角、未见粘连,前房内见炎症颗粒(D)

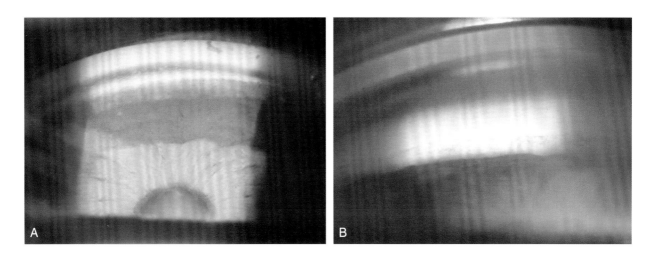

图 6-2-2 葡萄膜炎继发性开角型青光眼典型病例 2

A:患眼眼压高,房角结构全部可见,但呈现明显炎症外观,比对侧眼(B)污秽、较多色素沉着;B:对侧眼房角,外观干净

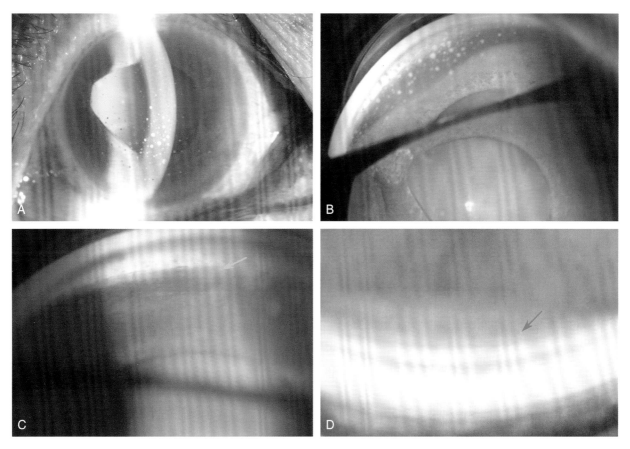

图 6-2-3 葡萄膜炎继发性开角型青光眼典型病例 3

A、B:患眼角膜内皮面见大量类羊脂状 KP 沉着(含色素);C、D:房角镜下小梁网炎症外观(C,绿箭头;D,蓝箭头),充血、水肿、房角色素增多,可见角膜后沉积物

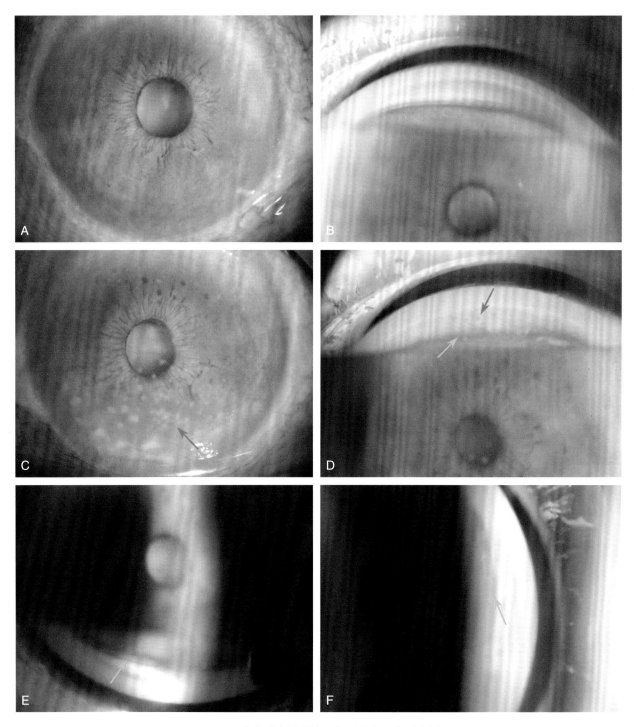

图6-2-4　葡萄膜炎继发性开角型青光眼典型病例4

A、B:患者右眼为正常眼,房角镜下W(开放);C~F:患眼为左眼,可见大量羊脂状角膜后沉积物(C,蓝箭头),房角镜下房角为宽角,尚未粘连,但呈现炎症水肿表现(D、E、F,绿箭头),房角见沉积物(D,蓝箭头)

临床上有些患者眼前段炎症表现不甚明显或无明显炎症表现,但房角镜、UBM 检查可以看到炎症存在的证据(图 6-2-5);甚至有些患者,房角镜下看似正常,UBM 检查也常常可以发现睫状体有炎症表现,中间葡萄膜炎或隐匿性葡萄膜炎可能性不能排除(图 6-2-6)。

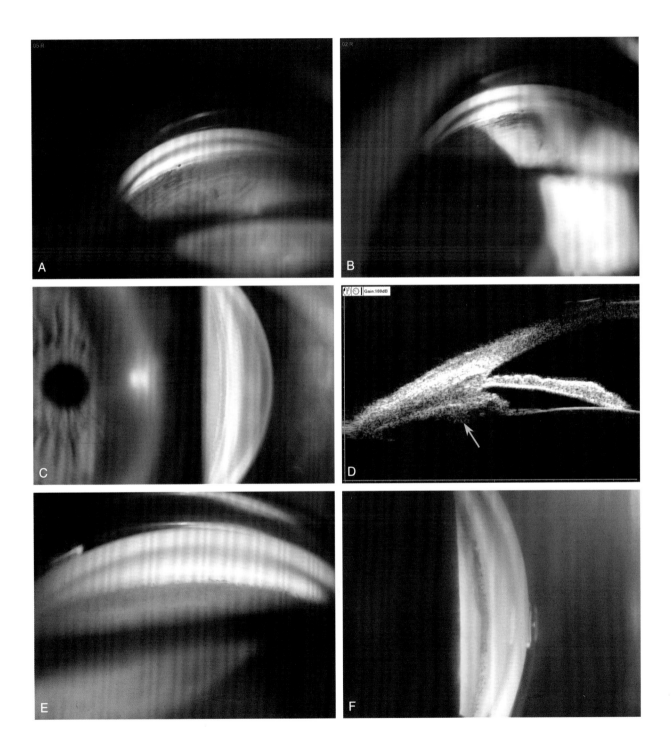

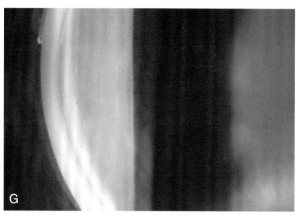
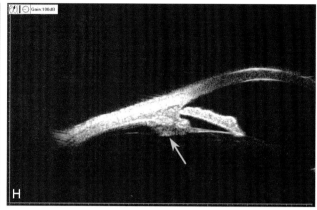

图 6-2-5　葡萄膜炎继发性开角型青光眼典型病例 5

A~D:患者右眼,眼压正常,眼前段正常外观,房角镜下也基本正常,仅下方房角见局部色素增多(A、B),但 UBM 下可见睫状体有渗出;E~H:患者左眼,眼前段也呈现正常外观,房角镜下宽角,尚未见粘连,但可见较多色素和梳状韧带,相比右眼,房角结构有炎症表现,UBM 下见睫状体有渗出。左眼眼压 52mmHg。诊断为隐匿性葡萄膜炎继发性开角型青光眼 os,隐匿性葡萄膜炎 od。右眼由于房角功能尚好,眼压尚未增高;左眼房角功能受损,眼压增高

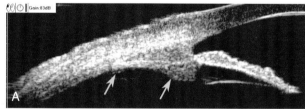
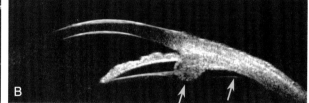

图 6-2-6　中间葡萄膜炎或隐匿性葡萄膜炎继发性开角型青光眼

A、B:UBM 检查发现睫状体水肿,基底部玻璃体和睫状体有少量点状渗出物附着,考虑中间葡萄膜炎症或隐匿性葡萄膜炎可能性(绿箭头)

慢性炎症往往造成房角不同程度粘连(图 6-2-7~ 图 6-2-12)。

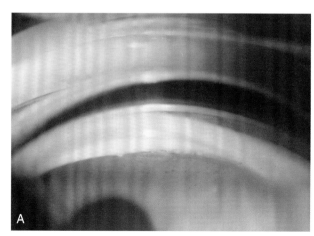
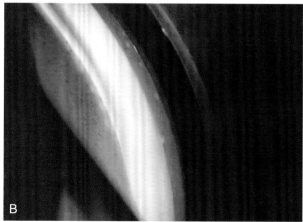

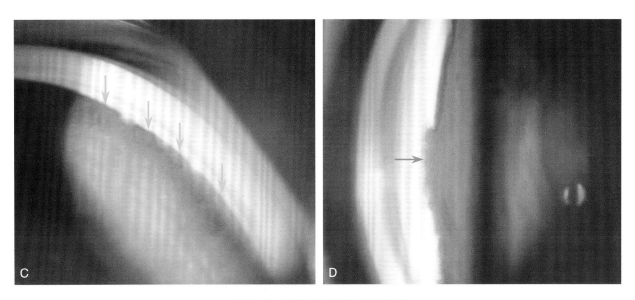

图 6-2-7 房角不同程度不规则粘连

A、B:房角内可见小梁网炎症、碎屑沉积及类羊脂 KP 沉着;C:慢性炎症导致房角多处不规则粘连(绿箭头);D:慢性炎症导致房角局部不规则粘连(蓝箭头)

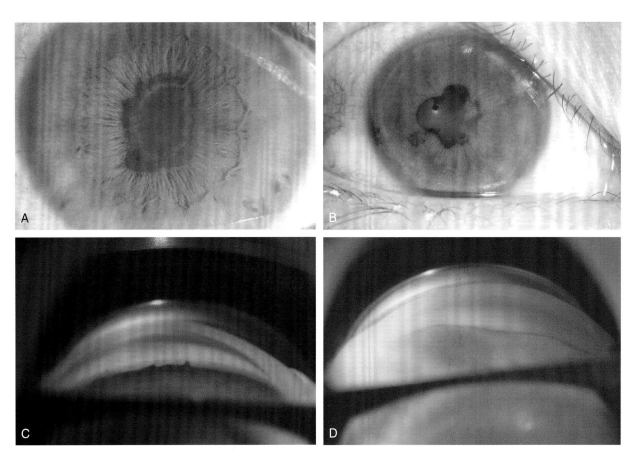

图 6-2-8 葡萄膜炎继发性闭角型青光眼典型病例 1

A~D:双眼长期慢性炎症,虹膜完全后粘连。瞳孔闭锁,阿托品散瞳仍不能散大(A),另眼经阿托品扩瞳后呈现梅花样瞳孔(B)。房角镜下全周房角不规则锥状粘连(C),另一眼全周房角关闭、局部如山峰状隆起(D)

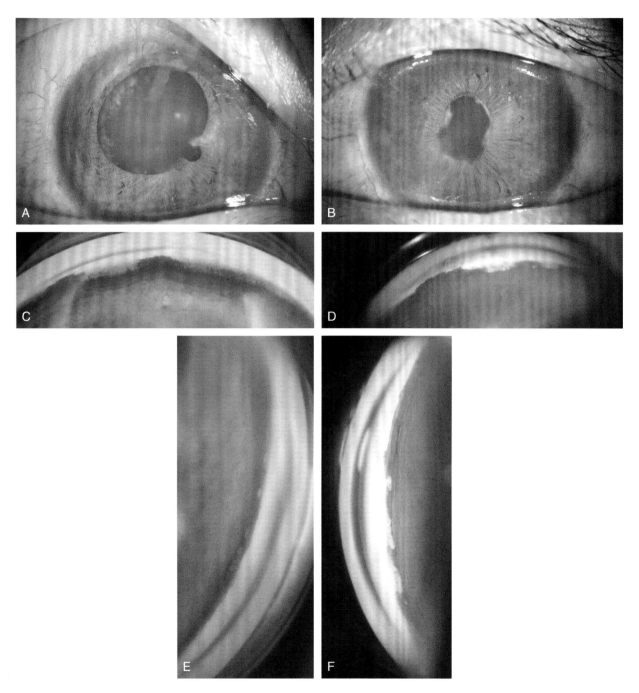

图 6-2-9 葡萄膜炎继发性闭角型青光眼典型病例 2

A、C、E:右眼,瞳孔不规则散大,虹膜后粘连;房角镜下周边虹膜不规则、间断性虹膜前粘连;B、D、F:左眼,瞳孔不规则,瞳孔闭锁,虹膜后粘连;房角镜下周边虹膜前粘连十分明显,呈现不规则形状,粘连明显比右眼严重。事实上,左眼眼压增高,用降眼压药物不能控制,需要手术干预;而右眼用降眼压药物下眼压能控制。左眼的房角粘连程度严重,解释了眼压不能控制的原因

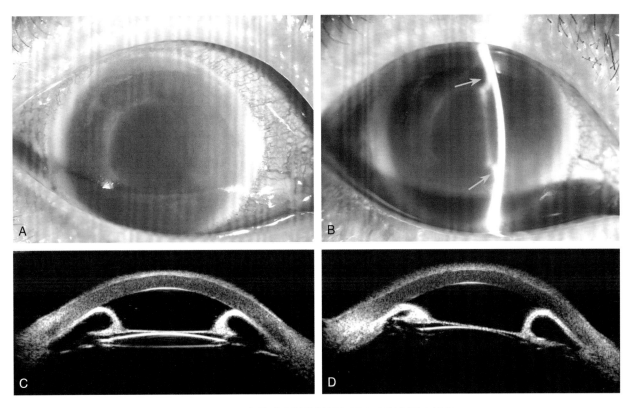

图 6-2-10　葡萄膜炎继发性闭角型青光眼典型病例 3

A:前房炎症反应重,虹膜后粘连;B:虹膜膨隆(绿箭头);C、D:UBM 下可见虹膜膨隆、粘连导致房角关闭,瞳孔闭锁;人工晶状体在位

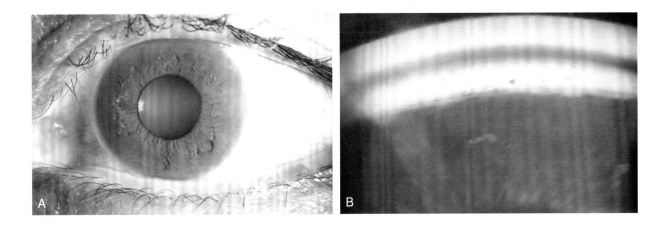

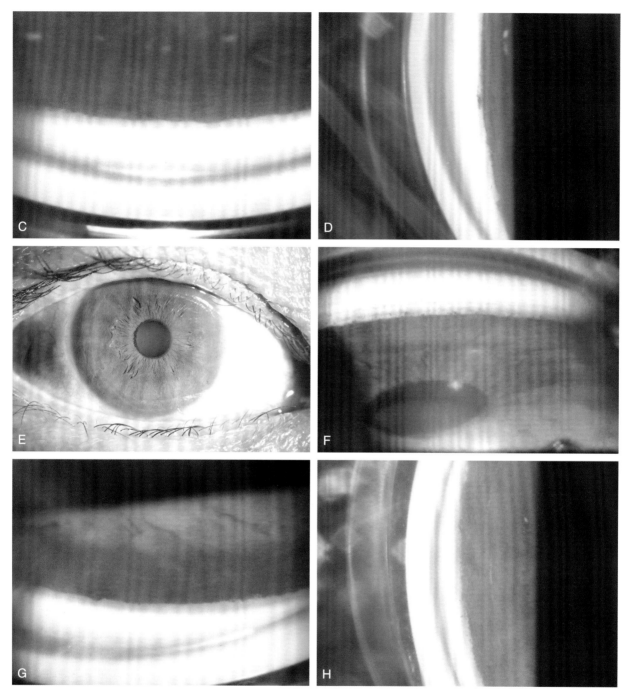

图 6-2-11 葡萄膜炎继发性闭角型青光眼典型病例 4

A~D:患者左眼反复出现眼压高,时有 KP 出现,当地医院诊为"青睫综合征",左眼患者的 C/D 比已有 0.9,左眼眼压不能控制来诊。房角镜检查发现:可见明显不规则周边虹膜前粘连至小梁网上(B~D)。可以解释眼压增高的原因,目前药物不能控制;E~H:右眼压正常,C/D 比为 0.4。房角镜检查,右眼房角虹膜平坦,全周已有小锥状粘连,但尚未粘连至巩膜嵴(F~H),可以解释眼压暂时未升高的原因。最终诊断为慢性葡萄膜炎继发性闭角型青光眼 os,慢性葡萄膜炎 od

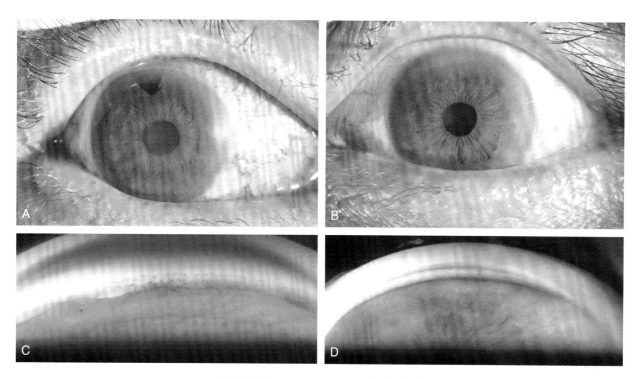

图 6-2-12　双眼葡萄膜炎继发性青光眼

A、C：右眼葡萄膜炎继发性青光眼，已行抗青光眼手术治疗，房角全周不规则粘连　B、D：左眼眼压正常，房角开放尚无粘连，但虹膜有轻度萎缩、色素脱落表现

　　一些特殊类型的炎症，如青光眼 - 睫状体炎综合征（青睫综合征）、Fuchs 综合征、各种类型的角膜炎症病变引起的继发性青光眼，有些在房角镜下未见显著改变（图 6-2-13、图 6-2-14），但大多数在房角上可以或多或少地发现一些炎症的证据（图 6-2-15~ 图 6-2-20）。

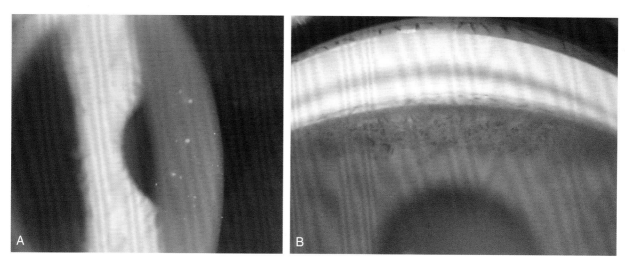

图 6-2-13　青光眼 - 睫状体炎综合征继发性青光眼典型病例 1

A：反复发作的青光眼 - 睫状体炎综合征，角膜内皮面可见数个羊脂状 KP；B：房角宽角、开放，未发现异常，与对侧眼对比无特殊

213

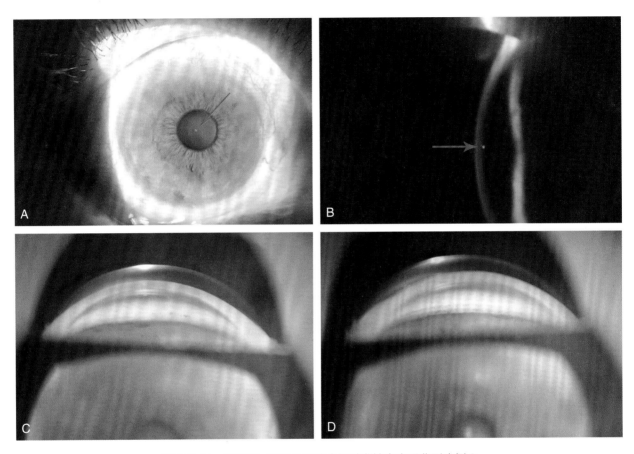

图 6-2-14　青光眼 - 睫状体炎综合征继发性青光眼典型病例 2

A~D:右眼诊断青光眼 - 睫状体炎综合征,角膜正中央内皮面可见一粒类羊脂状 KP(A、B,蓝箭头),房角(C)与对侧眼房角(D)对比未发现明显不同

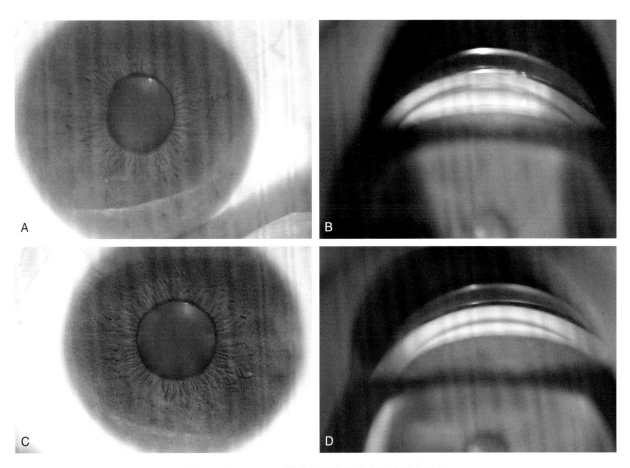

图 6-2-15　Fuchs 综合征继发性青光眼典型病例 1

A、B：右眼眼前段正常外观，房角未见异常；C、D：左眼虹膜轻度脱色素，多量细小灰白 KP，对比右眼，左眼房角亦没有异常表现

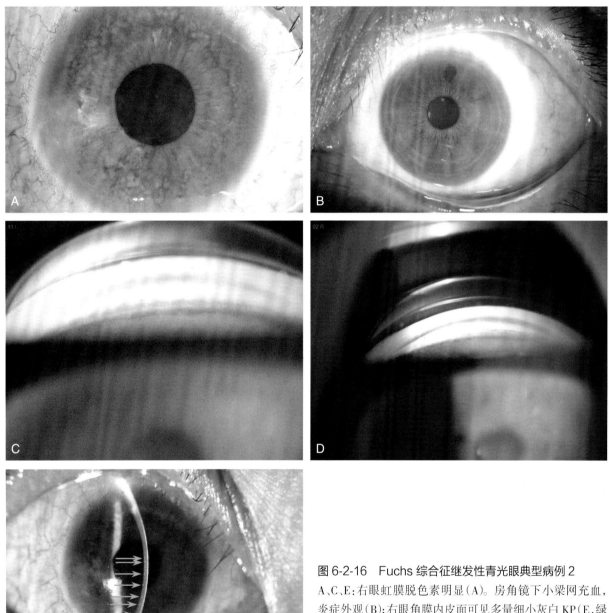

图 6-2-16　Fuchs 综合征继发性青光眼典型病例 2

A、C、E：右眼虹膜脱色素明显（A）。房角镜下小梁网充血，炎症外观（B）；右眼角膜内皮面可见多量细小灰白 KP（E，绿箭头）；B、D：对侧眼正常外观和正常房角所见

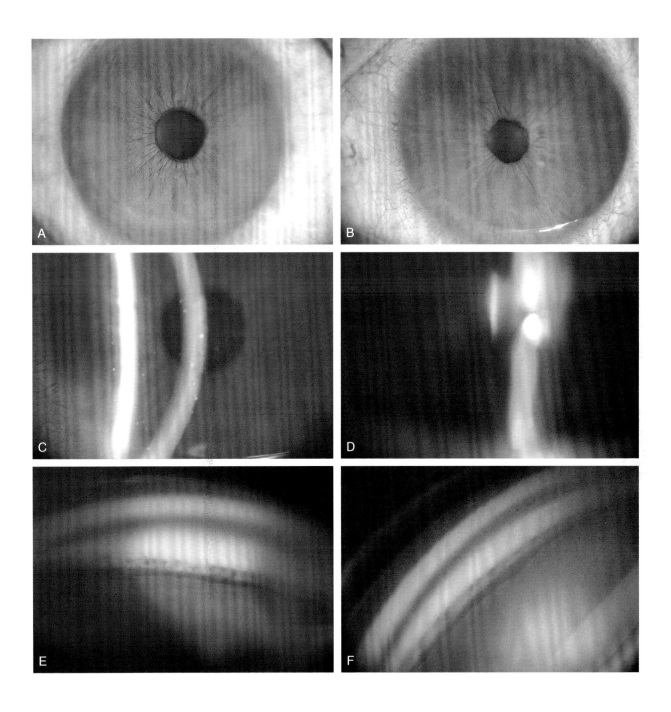

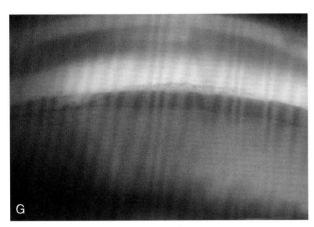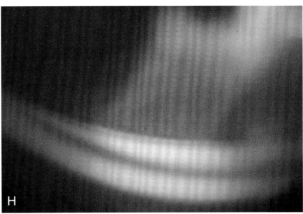

图 6-2-17 Fuchs 综合征继发性青光眼典型病例 3

A:右眼为正常眼;B:左眼为 Fuchs 综合征,可见虹膜蚕食样脱色素外观;C:裂隙灯下可见多个灰白 KP;D:小瞳孔下可见晶状体后囊下混浊,为 Fuchs 综合征并发白内障;E~G:全周房角为宽角,下方房角(E)和部分颞侧房角(F)可见细小新生血管团。加压后血管团扩张充血,可见有线状出血进入前房(G,Amsler 征);H:其他象限未见异常。图片由周文宗主任医师提供

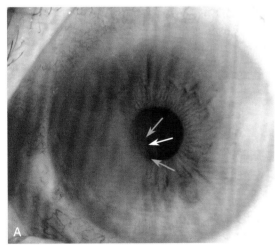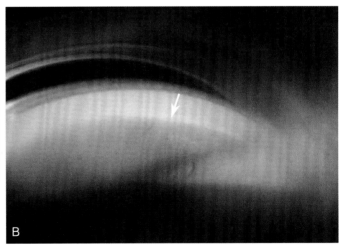

图 6-2-18 角膜内皮炎继发性青光眼

A:角膜内皮面鼻侧局灶性水肿混浊(白箭头),多个灰白色 KP(绿箭头);B:房角镜下见房角组织水肿,虹膜不规则前粘连,局部隆起如山峦状(白箭头),考虑由慢性炎症反复发作所致

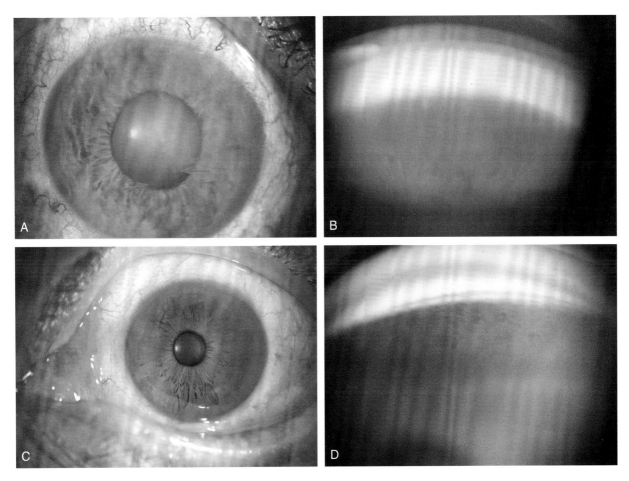

图 6-2-19　病毒感染继发性开角型青光眼

A:角膜水肿,角膜内皮面有灰白 KP(蓝箭头);B:房角镜下房角组织明显水肿;C、D:对侧眼外观和房角均正常

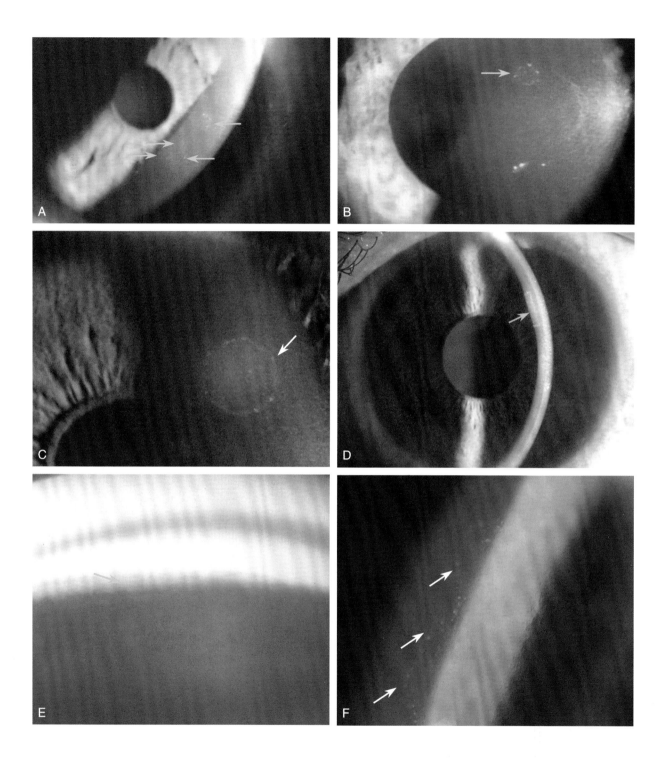

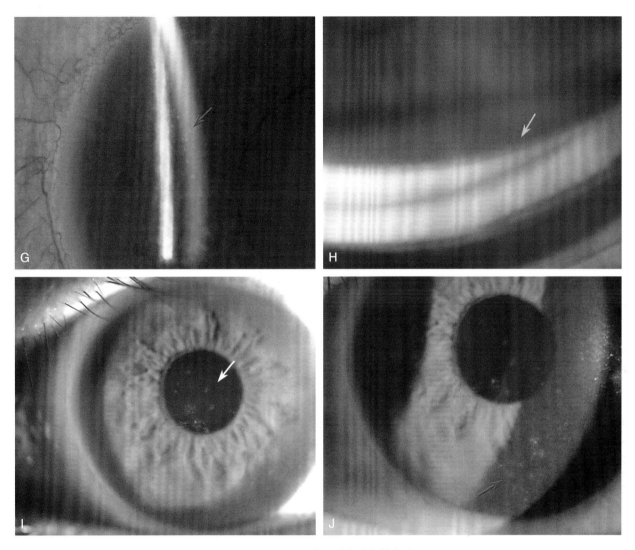

图 6-2-20　巨细胞病毒感染继发性青光眼

A、B：伴或不伴色素的、不洁感的、大小不等 KP（绿箭头）除见于巨细胞病毒（CMV）感染外，也常见于单纯疱疹病毒感染和带状疱疹病毒感染（KP 更多是羊脂状的）。如角膜内皮受累，即伴有角膜内皮炎，当出现内皮病灶，应高度怀疑 CMV 感染；C~E：类型一，圆斑状（或钱币状）角膜内皮炎，炎症位于角膜内皮面（D，红箭头），圆斑周围见多个灰白色 KP（C，白箭头），房角无粘连（E，绿箭头）；F~H：类型二，线状角膜内皮炎（F，多个白箭头示意线状病灶），病灶位于内皮面，可见多个灰白色 KP（G，红箭头），同样房角未见到粘连表现（H，绿箭头）；I、J：类型三，斑驳状角膜内皮炎

带状疱疹病毒性角膜炎特点是单侧发病,除了三叉神经分布范围的皮肤受累之外,结膜、角膜以及虹膜常常被累及。眼部带状疱疹并发虹膜睫状体炎时,症状及体征或轻或重,多数伴有继发性青光眼。机制可能包括:小梁网的滤过功能下降以及房水中的渗出物和脱落的色素颗粒阻塞了小梁网的网孔[1]。见图 6-2-21~ 图 6-2-23。

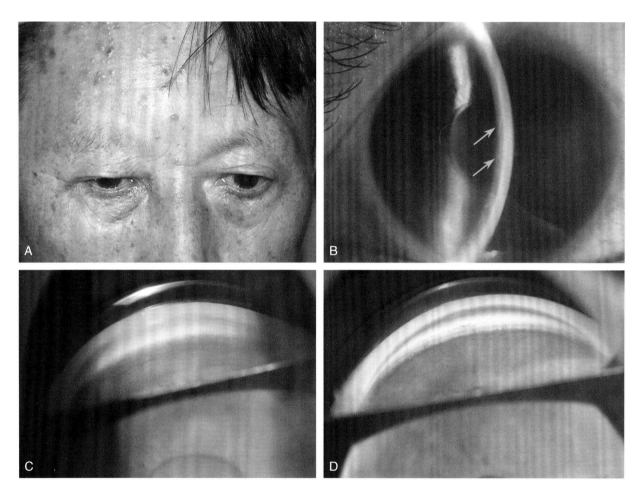

图 6-2-21　眼部带状疱疹继发性青光眼典型病例 1

A:右侧头面部可见大量疱疹,不越过中线;B:结膜充血,角膜水肿,角膜后可见灰白色和色素性 KP(绿箭头);C:房角镜下房角炎症表现明显,小梁网水肿及色素沉着;D:对侧眼(未感染者)房角外观正常

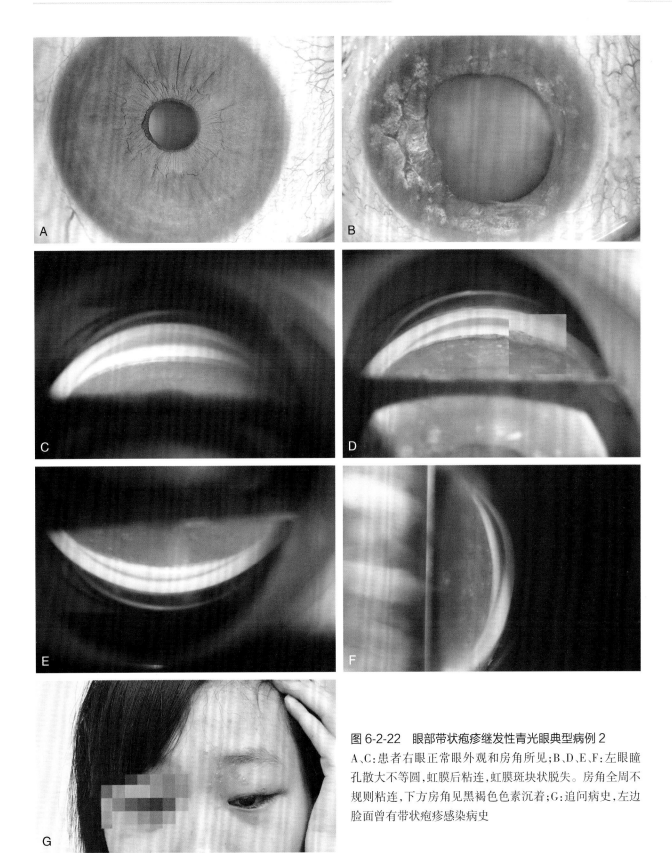

图 6-2-22 眼部带状疱疹继发性青光眼典型病例 2

A、C:患者右眼正常眼外观和房角所见;B、D、E、F:左眼瞳孔散大不等圆,虹膜后粘连,虹膜斑块状脱失。房角全周不规则粘连,下方房角见黑褐色色素沉着;G:追问病史,左边脸面曾有带状疱疹感染病史

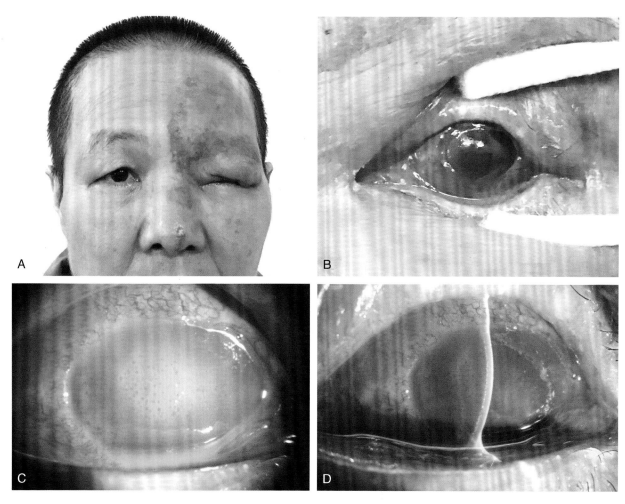

图 6-2-23　眼部带状疱疹继发性青光眼典型病例 3

A:患者左侧头面部可见大量疱疹,不越过中线;B~D:结膜明显充血,角膜水肿,角膜后可见大量灰白、类羊脂状及色素性KP,瞳孔散大和虹膜后粘连。因角膜水肿无法进行房角镜检查

　　巩膜炎继发性青光眼主要是由于巩膜水肿和血管扭曲所致的上巩膜静脉压增高,是眼内压增高的可能原因。治疗过程中糖皮质激素的应用导致的激素性青光眼也可能是继发性青光眼的原因之一[2]。见图6-2-24。

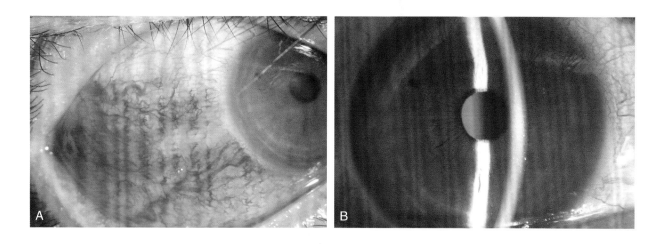

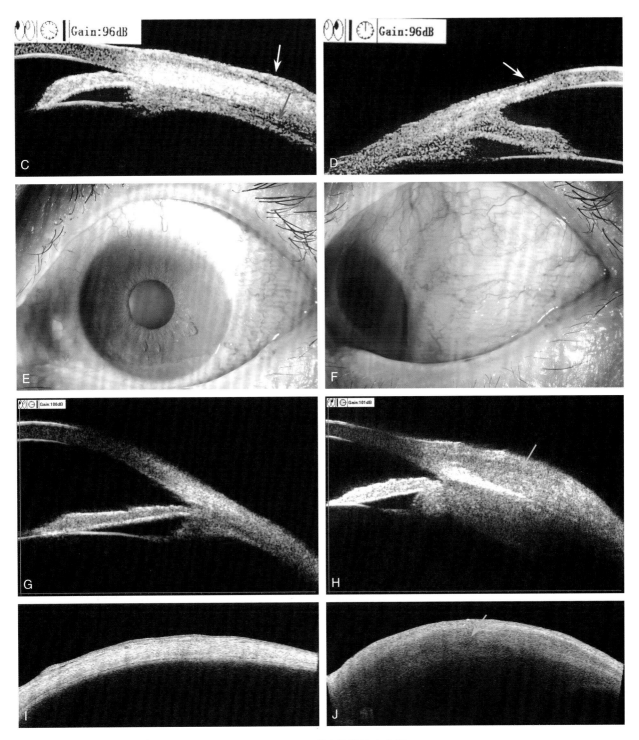

图 6-2-24　巩膜炎继发性青光眼

A~D:患眼一,右眼颞侧巩膜弥漫性橙红色充血,触痛明显(A);前房深,除几颗色素 KP 外,前房内尚未见明显炎症改变(B),提示病变仍局限于巩膜表层;UBM 显示患眼前段脉络膜脱离(C,红箭头),房角狭窄,筋膜囊水肿增厚(C,白箭头);对侧眼(左眼)房角关闭,部分角膜变薄(D,白箭头);E~J:患者二,左眼颞侧巩膜炎,局部充血、水肿、压痛(E、F);UBM 提示左眼 3 点钟方位局部水肿、增厚,似有巩膜溶解坏死表现(H,绿箭头),G 为健眼同一部位 3 点钟方位情况;AS-OCT 提示局部巩膜增厚、边界模糊不清(J,绿箭头),I 为健眼同一部位巩膜,显示边界清晰

第三节　假性剥脱综合征继发性房角改变

如图 6-3-1。

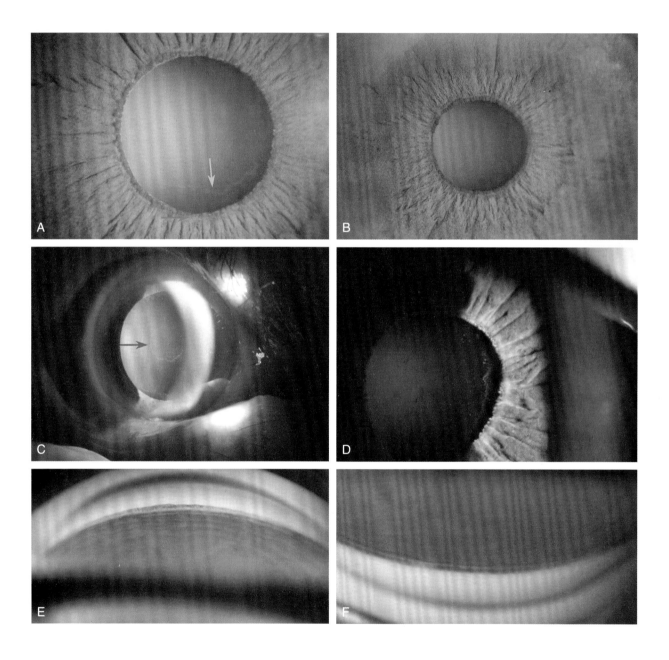

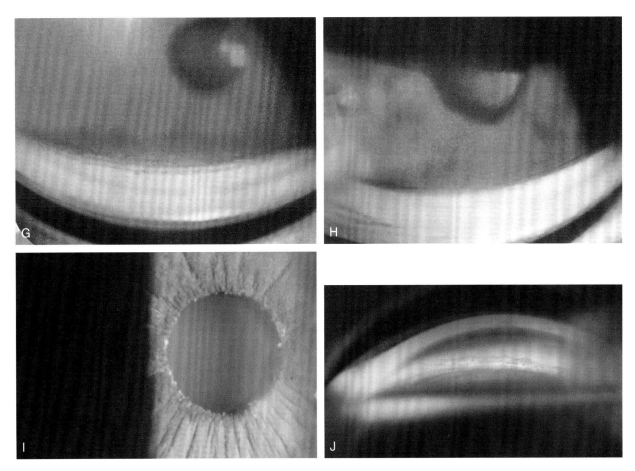

图 6-3-1 假性剥脱综合征继发性房角改变

A~F:患者一。右眼假性剥脱综合征继发性青光眼,可见瞳孔缘有灰白色屑状物(A,蓝箭头),晶状体表面一圈屑状灰白色剥脱物(A,绿箭头),对侧眼正常外观(B)。散大瞳孔后可见瞳孔区一圈屑状灰白色剥脱物沉积在晶状体表面(C,红箭头)。放大倍数可清楚地看到瞳孔缘虹膜表面的灰白色屑状物(D)。房角可见小梁网色素较多,由于可能受虹膜色泽较深影响的缘故,肉眼未能分辨出灰白色剥脱物的沉积(E、F);G~H:患者二。可见房角有灰白色剥脱物沉积(G),对侧眼正常外观(H);I~J:患者三。瞳孔缘有灰白色屑状物(I),房角可见剥脱物沉积(J)。图片 G、H 由叶天才教授提供

第四节　小梁网色素过度沉着与色素性青光眼

小梁网的色素,按照 Spaeth 分级可分为 0 级(没有色素)、1 级(轻微)、2 级(中等)、3 级(多量)、4 级(非常大量)[3]。色泽因种族而异。亚洲人虹膜色泽为棕色,小梁网色素的颜色大致和虹膜颜色相同(图2-2-3)。异常色素增多主要见于炎症、外伤、色素播散综合征继发性青光眼(色素性青光眼)等(图 6-4-1~图 6-4-6)。

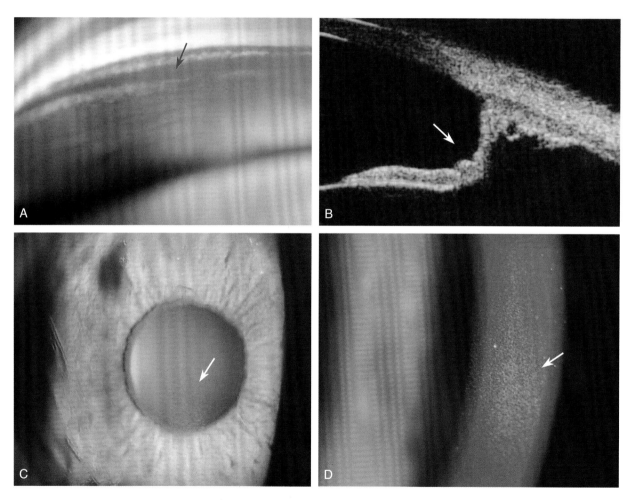

图 6-4-1　色素性青光眼眼前节改变典型病例 1

A:色素播散综合征显著的特征是小梁网上深褐色色素沉着(酱油色,红色箭头);B:UBM 示中周部虹膜显著后凹,与晶状体接触(反瞳孔阻滞);C、D:角膜内皮面有色素沉着,呈现梭形,称为 Krukenberg 梭(白箭头)。图 B~D 由卿国平教授提供

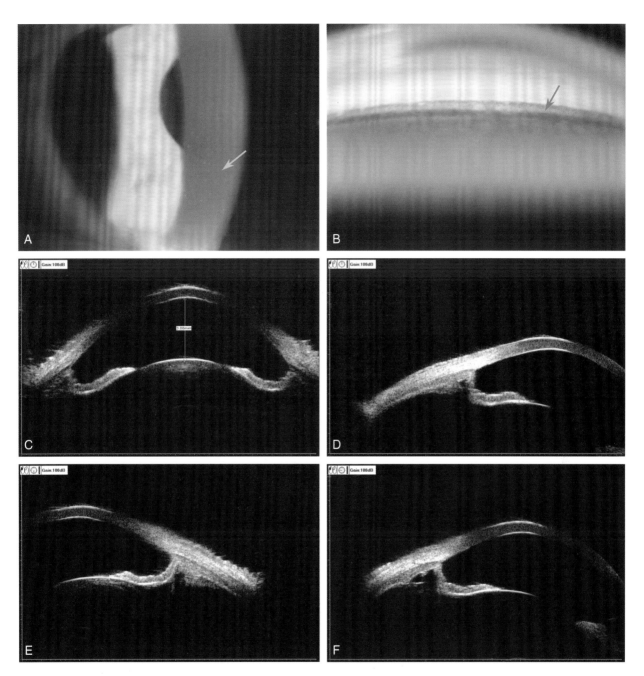

图 6-4-2　色素性青光眼眼前节改变典型病例 2

A：色素性青光眼角膜内皮面见色素沉着，仔细查看隐约可以看到呈现梭形向下方角膜沉积（绿箭头）；B：小梁网呈现酱油色样色素改变；C~F：UBM 示中周边部虹膜后凹，与晶状体接触。C、D 显示 12 钟点方位房角形态，E、F 分别显示 6 点、9 点房角形态

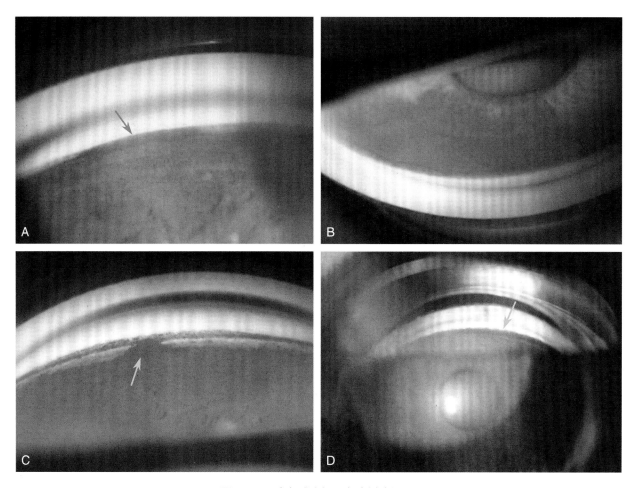

图 6-4-3 房角或小梁网色素过度沉积

A:房角局部色素沉积(蓝箭头);B:局部虹膜和房角大片状色素沉积;C:局部房角斑块状色素沉积(绿箭头),小梁网色素沉着且色泽深;D:小梁网色素色泽深(绿箭头)。上述眼部均尚未发现其他异常

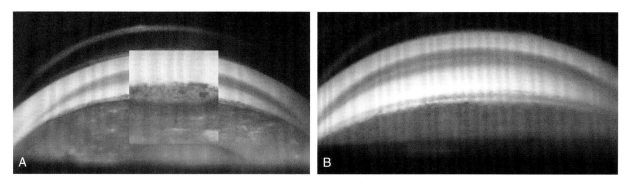

图 6-4-4 炎症导致的色素过度沉积

A:葡萄膜炎继发性青光眼,房角粘连,异常深褐色色素沉积;B:对侧眼房角正常外观

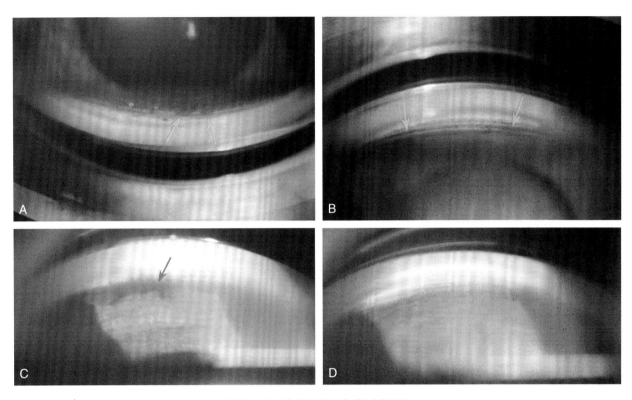

图 6-4-5　房角挫伤后色素过度沉积

A、B:不同的患眼,都有不同程度的眼挫伤病史,房角镜下房角后退,同时伴有异常色素沉积(绿箭头);C、D:房角后退伴大量异常色素沉积(C,蓝箭头),对侧眼房角正常外观(D)

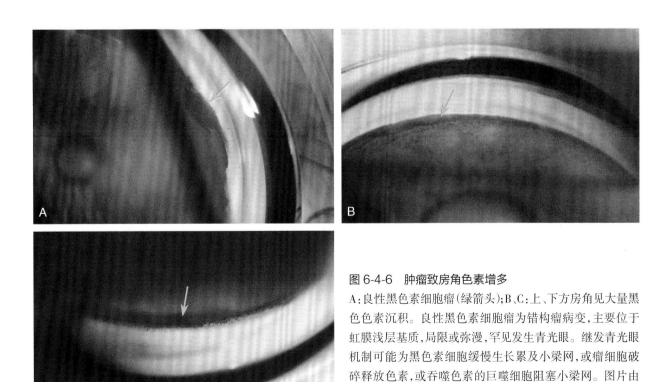

图 6-4-6　肿瘤致房角色素增多

A:良性黑色素细胞瘤(绿箭头);B、C:上、下方房角见大量黑色色素沉积。良性黑色素细胞瘤为错构瘤病变,主要位于虹膜浅层基质,局限或弥漫,罕见发生青光眼。继发青光眼机制可能为黑色素细胞缓慢生长累及小梁网,或瘤细胞破碎释放色素,或吞噬色素的巨噬细胞阻塞小梁网。图片由叶天才教授提供

第五节 新生血管性青光眼房角改变

如图 6-5-1~ 图 6-5-6。

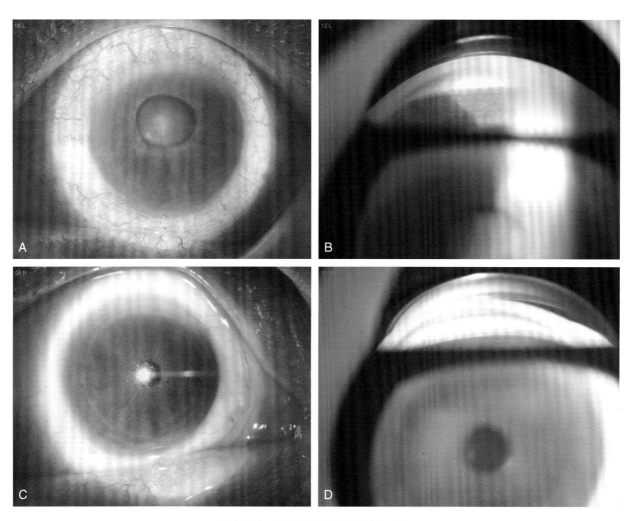

图 6-5-1 新生血管性青光眼房角改变

A、B：左眼新生血管性青光眼，虹膜面大量细小新生血管；B：虹膜、房角面见大量新生血管长入；C、D：对侧眼右眼眼前段正常外观，虹膜、房角均无新生血管

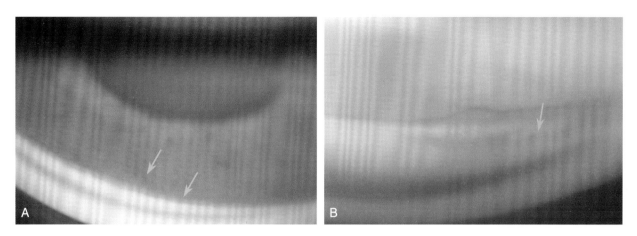

图 6-5-2 新生血管性青光眼开角期房角改变
A、B:房角见少量的新生血管长入(绿箭头),房角宽角、开放

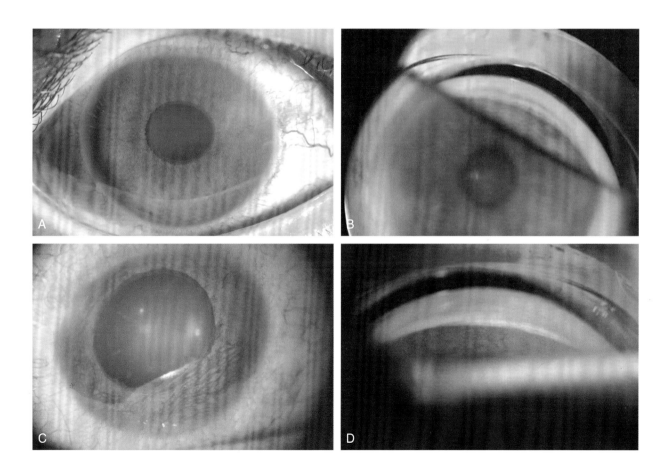

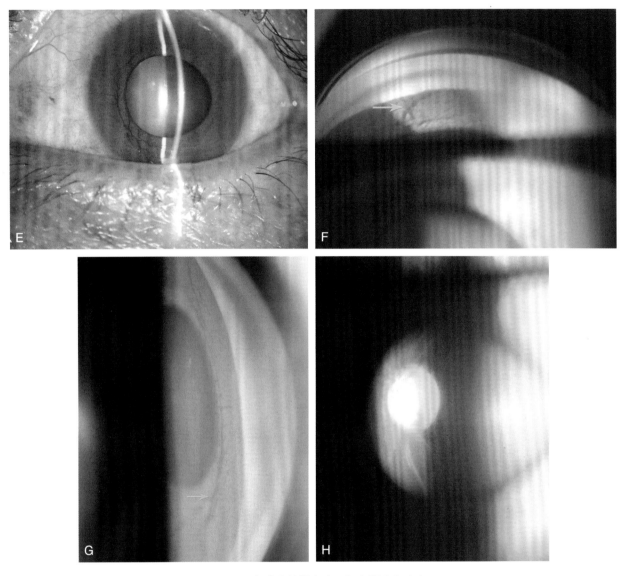

图6-5-3　新生血管性青光眼闭角期房角改变

A、B:患者一,虹膜面大量新生血管(A),房角大量新生血管、房角关闭(B);C、D:患者二,和 A、B 类似;E~H:患者三,虹膜面新生血管(E),房角关闭、见粗大新生血管长入(F、G,绿箭头),房角镜下视盘已苍白,血管有白鞘

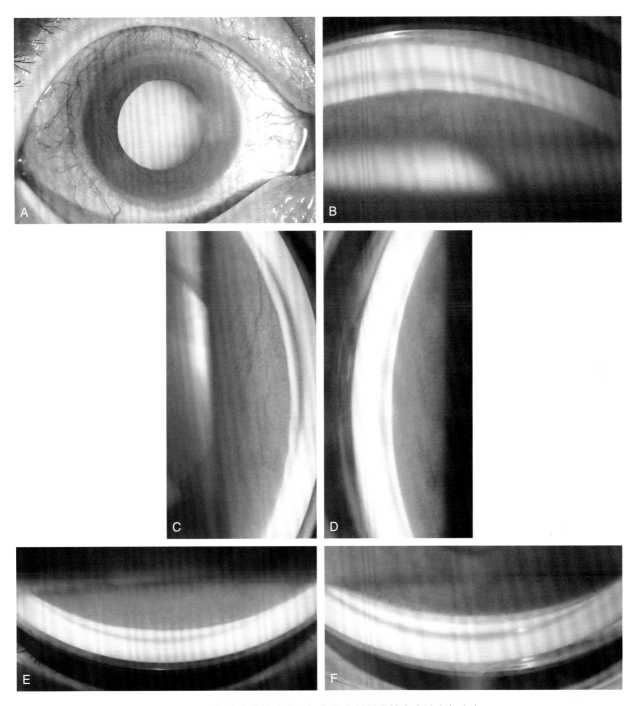

图 6-5-4　新生血管性青光眼闭角期合并并发性白内障房角改变

A：右眼新生血管性青光眼，虹膜面大量新生血管，晶状体混浊变白；B：下方房角关闭，伴有异常色素沉着，周边虹膜面可见大量新生血管；C：颞侧房角关闭，周边虹膜面可见大量新生血管；D：鼻侧房角关闭，周边虹膜面可见大量新生血管；E：上方房角关闭，周边虹膜面隐约见新生血管；F：对侧眼左眼上方房角，为正常宽角、开放表现

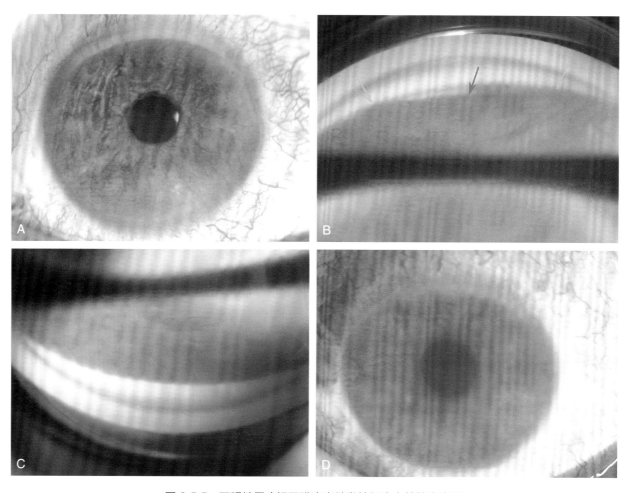

图 6-5-5 双眼糖尿病视网膜病变继发性新生血管性青光眼

A：右眼虹膜大量新生血管；B：房角镜下周边虹膜、下方房角大量新生血管长入，房角关闭（绿箭头），部分房角仍然开放（蓝箭头）；C：上方房角完全关闭；D：对侧眼为左眼，眼压高达 55mmHg，虹膜面见大量新生血管，角膜高度水肿，无法进行房角镜检查

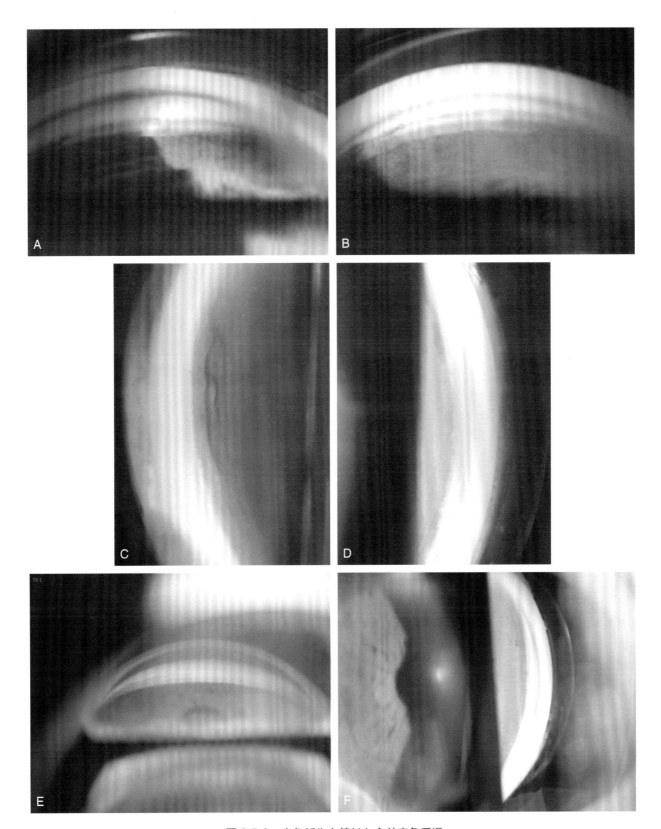

图 6-5-6　房角新生血管长入合并房角后退

A~D:右眼诊断为新生血管性青光眼,房角新生血管长入,伴全周房角后退,明显比对侧眼(E、F)增宽

第六节　外伤性房角异常改变

　　眼外伤包括钝挫伤和穿通伤。钝挫伤可导致虹膜根部附止后退和变钝,葡萄膜小梁网撕裂、小梁网、巩膜嵴或睫状体带裸露,睫状体带增宽、房角变宽变深及睫状肌间劈裂与裂隙形成(Ⅰ度、Ⅱ度、Ⅲ度劈裂后退)。其他改变包括:局部虹膜前粘连、虹膜根部断裂、睫状体分离、小梁色素沉着增多、房角血迹、晶状体悬韧带松弛、晶状体不全脱位、瞳孔括约肌扩大、瞳孔玻璃体疝、视网膜裂孔与脱离(Schwartz综合征)等。如图6-6-1~图6-6-8。

　　Howard将房角后退按睫状肌撕裂深度程度分成三级[4,5]:

　　浅度撕裂:①葡萄膜小梁网撕裂(虹膜突消失),但无真正睫状肌间劈裂;②睫状体带无裂痕。房角镜下表现:①结构上,睫状体带更黑更宽,巩膜突更白(较对侧),见不到裂隙尖端;②周边虹膜前表面、睫状体带、巩膜突和后部小梁网色素增多。

　　中度撕裂:①睫状体纵行肌和环形肌间劈裂;②虹膜根部及睫状肌后移。房角镜下表现:结构上,睫状体、房角显著增宽。UBM下可见撕裂的下端。

　　深度撕裂:睫状肌劈裂达到睫状体内。房角镜下表现:结构上,睫状体、房角显著增宽。UBM下房角显著增宽,撕裂下端较深,无法窥见。

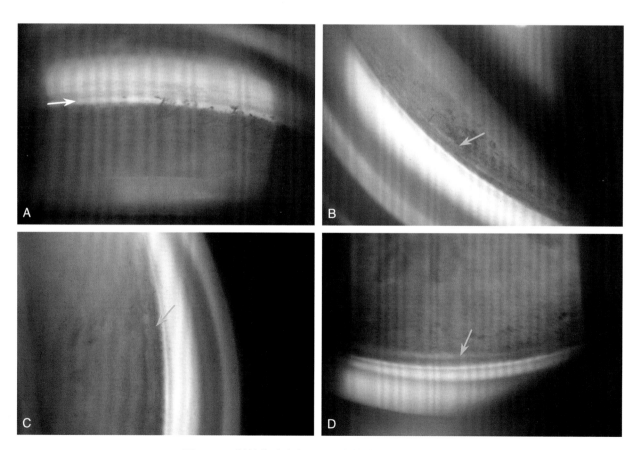

图6-6-1　钝挫伤致房角后退继发性青光眼典型病例1

A:同一只眼,下方房角正常外观,白色的巩膜嵴清晰可见(白箭头);B~D:颞上方(B)、鼻侧(C)、上方(D)房角明显后退(绿箭头),裸露出深褐色的睫状体

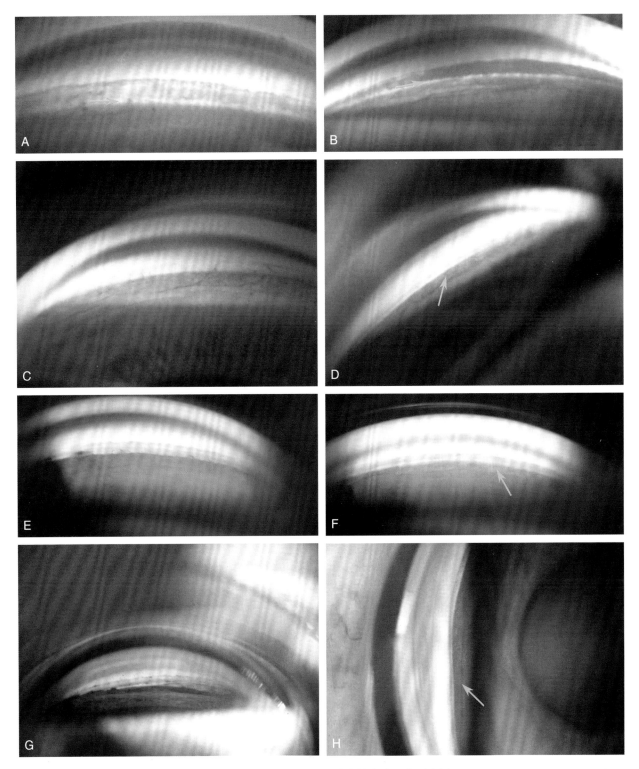

图 6-6-2 钝挫伤致房角后退继发性青光眼典型病例 2

A~B:患者一,右眼房角正常(A),左眼房角后退(B),绿箭头为巩膜嵴;C~D:患者二,右眼正常房角(C),左眼房角后退(D,绿箭头);E~F:患者三,右眼正常房角(E),左眼房角后退(F,绿箭头);G~H:患者四,同一只眼,下方、颞侧房角不同程度后退(绿箭头)

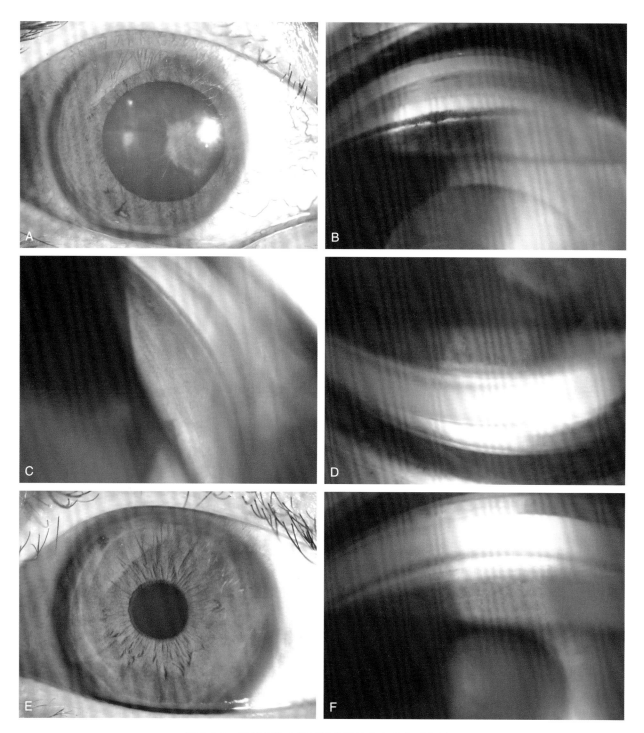

图 6-6-3 钝挫伤致房角后退继发性青光眼典型病例 3

A~D:右眼挫伤,瞳孔散大,晶状体局灶性混浊(A),全周房角后退,色素增多(B~D);E~F:对侧眼左眼,房角正常外观

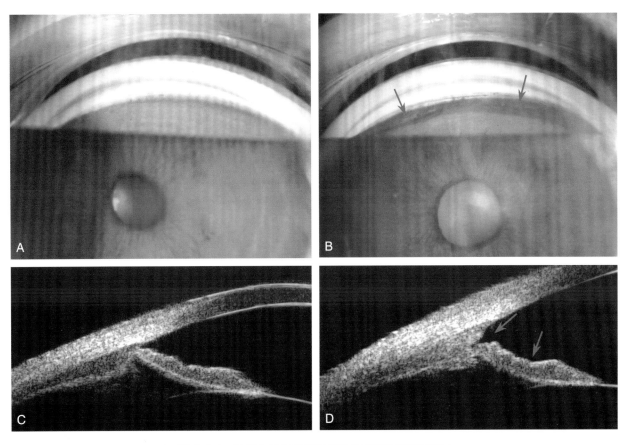

图 6-6-4　钝挫伤致房角后退继发性青光眼典型病例 4

A:眼挫伤对侧眼房角正常外观;B:挫伤眼房角明显后退、增宽(红箭头);C、D:UBM 下患眼房角(D)明显比对侧眼(C)增宽(红箭头),为中度撕裂

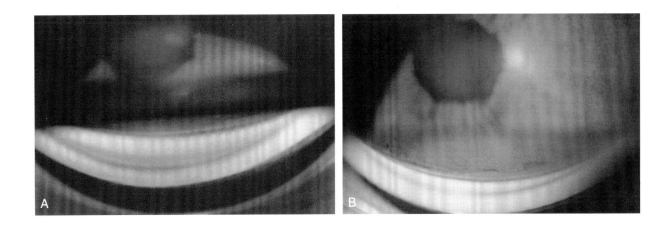

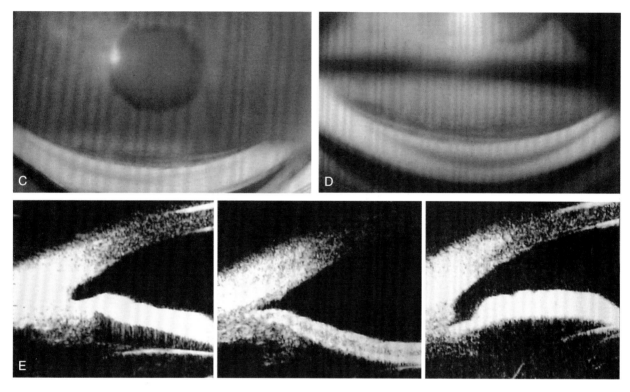

图 6-6-5　房角不同程度劈裂

A~D:不同患眼上方房角不同程度后退、劈裂;E:UBM 示意房角不同程度劈裂

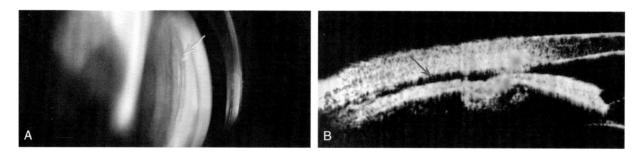

图 6-6-6　钝挫伤致房角后退、劈裂伴睫状体脱离

A:房角后退、劈裂(绿箭头);B:UBM 示意睫状体脱离(红箭头)。图片由叶天才教授提供

眼外伤后，相当一部分患者伴有外伤性虹膜睫状体炎症，炎症引起周边虹膜前粘连致继发性闭角型青光眼。如图 6-6-7、图 6-6-8。

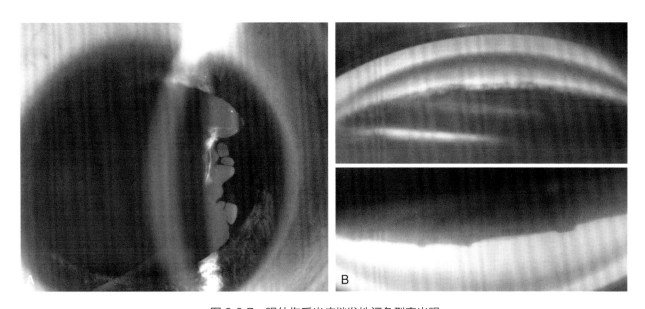

图 6-6-7　眼外伤后炎症继发性闭角型青光眼

A：挫伤眼，瞳孔散大，虹膜后粘连，眼压增高；B：房角镜检查发现房角多处不规则粘连，房角关闭，解释了眼压增高的原因

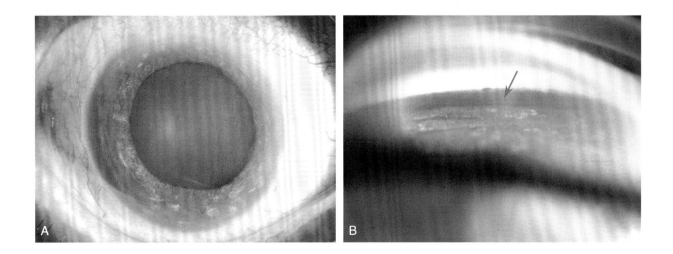

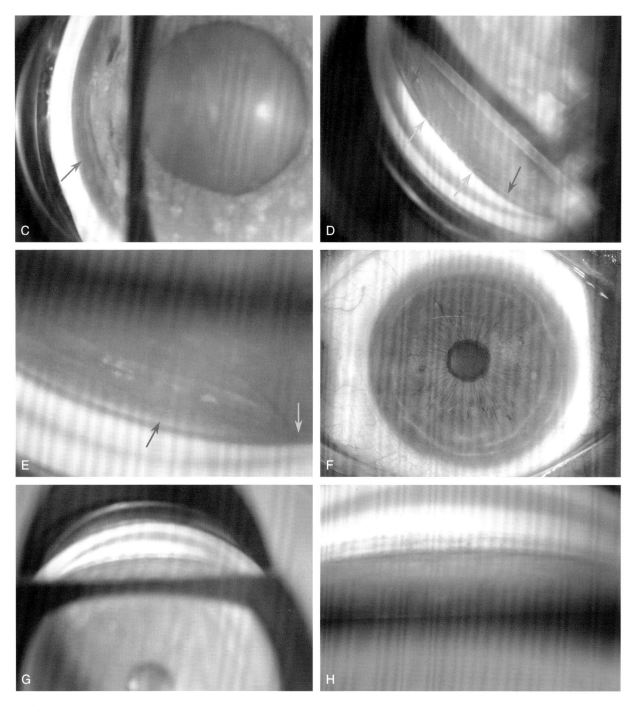

图 6-6-8　眼外伤后继发性青光眼

A:右眼挫伤,瞳孔散大,虹膜片状色素脱落、萎缩;B、C:下方、鼻侧房角后退、大量色素沉积(蓝箭头);D:鼻上方房角见粘连
(两绿箭头之间)、后退(红箭头);E:上方房角后退(红箭头)、粘连(绿箭头);F:对侧眼正常眼外观;G、H:对侧眼房角正常外观

第七节　原发性闭角型青光眼急性发作后房角改变

如图 6-7-1~ 图 6-7-3。

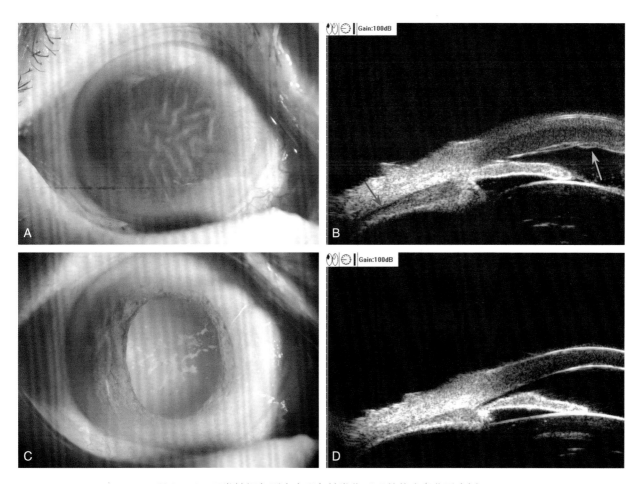

图 6-7-1　原发性闭角型青光眼急性发作后眼前节改变典型病例 1

A:患者女性,75 岁,以"原发性急性闭角型青光眼右眼急性发作期,左眼临床前期"收入院。右眼来诊时角膜高度水肿如龟背样(A),前房 1.29mm。由于角膜水肿无法检查房角镜;B:UBM 提示有睫状体脱离(红箭头;绿箭头示意角膜水肿);C:给予抗炎、降低眼压等保守治疗 8 天后,右眼角膜水肿消退,清晰可见晶状体前青光眼斑;D:复查 UBM 提示睫状体脱离恢复(D),前房深度 1.51mm。考虑到角膜水肿消退后前房深度仍浅于对侧眼(左眼 1.73mm),相差 0.22mm,左眼房角窄Ⅳ(开放),提示患眼可能存在晶状体悬韧带松弛。因此右眼最终诊断为混合型青光眼(原发性 + 继发性急性闭角型青光眼)(缓解期),左眼为原发性急性闭角型青光眼(临床前期)

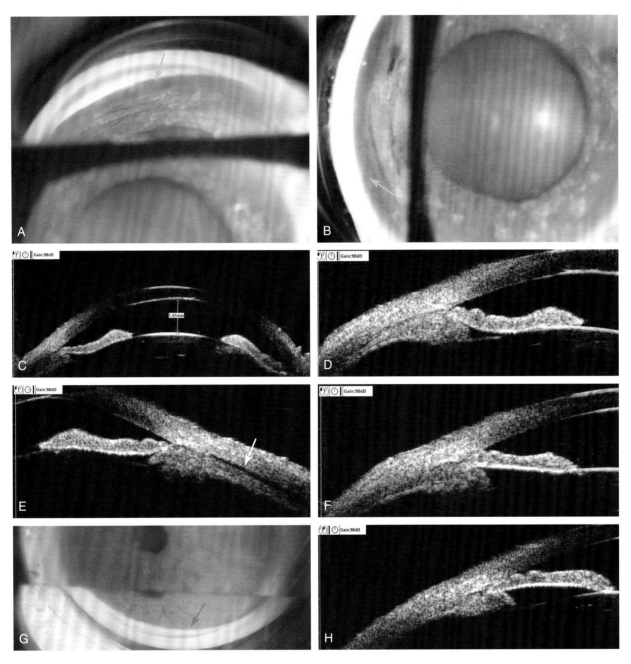

图 6-7-2　原发性闭角型青光眼急性发作后眼前节改变典型病例 2

A~B:原发性闭角型青光眼急性发作期后,眼压下降,角膜水肿减轻,房角镜下房角有后退现象(绿箭头);C~E:UBM 提示虹膜后陷、房角开放、睫状体脱离(E,白箭头);F:保守治疗后睫状体脱离恢复;G:对侧眼房角镜下房角窄Ⅳ(蓝箭头);H:对侧眼 UBM 显示虹膜膨隆表现

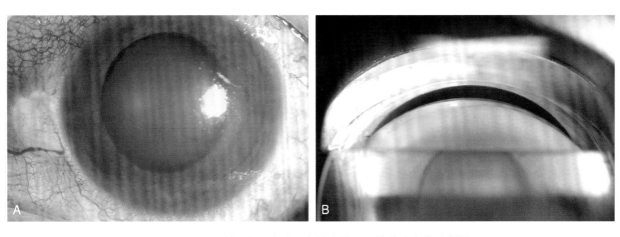

图 6-7-3　原发性闭角型青光眼急性发作期眼前节改变典型病例 3

A：原发性闭角型青光眼急性发作期，角膜水肿、瞳孔散大、眼压高；B：因角膜水肿，房角镜无法看清房角结构

第八节　房角发育异常与青光眼

房角先天发育异常包括单纯性小梁发育不良，合并虹膜、角膜或其他发育不良，以及合并全身异常。许多先天性眼部异常通常都伴有青光眼。根据世界青光眼学会联合会共识，此类归属于青光眼合并非获得性眼部异常[6]。相关临床表现如图 6-8-1~ 图 6-8-15。

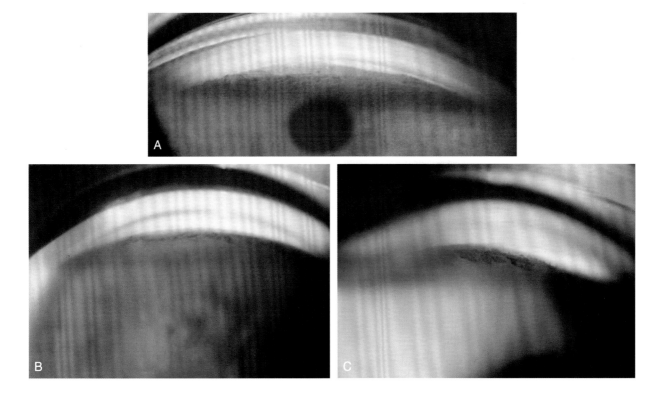

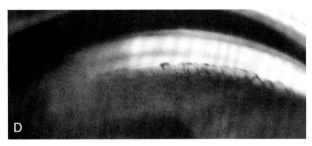
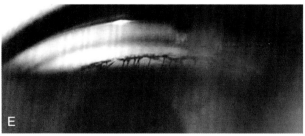

图 6-8-1 原发性先天性青光眼房角改变

A:婴幼儿型青光眼的房角改变主要是小梁网发育异常,小梁网丧失正常透明、光滑的外观。图示小梁网呈现致密灰色模样结构;B:虹膜平坦附止高位,部分可见窄的睫状体带。但巩膜嵴和小梁网似乎融合一起。瞳孔有先天性瞳孔残膜;C:房角隐窝形成,虹膜附止高位,虹膜突(梳状韧带)组织多,小梁网呈现致密模样外观;D、E:小梁网呈现梳状或 T 样结构外观,为残留的中胚叶组织(A~E 图片由叶天才教授提供)

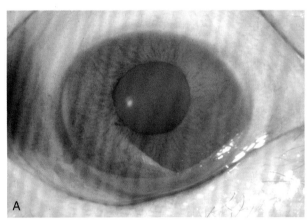
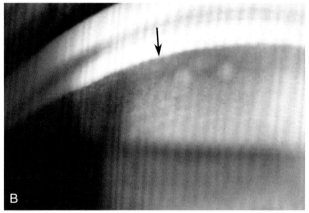

图 6-8-2 原发性先天性青光眼儿童期房角先天发育异常所见

A:患者就诊已经 16 岁,右眼因眼球"巨大"失明已在当地医院摘除。左眼外观眼球增大、角膜增大、前房异常深;B:房角镜下虹膜附止高位,虹膜突组织多,小梁网呈现致密模样外观(黑箭头)

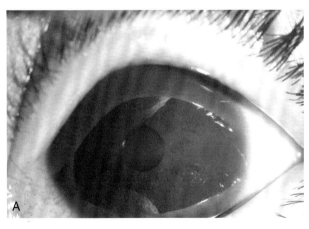
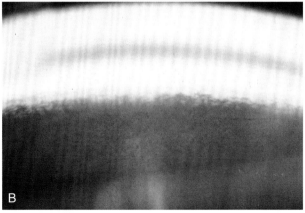

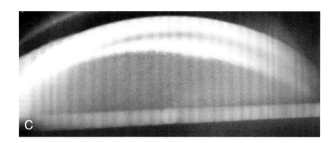

图 6-8-3 合并虹膜和房角发育异常的儿童青光眼
A:虹膜深褐色,似乎增厚,失去原有的弹性外观;B、C:房角小梁网发育异常,大量稠密梳状或束状黑褐色组织(梳状韧带或虹膜组织残留)附着在小梁网上

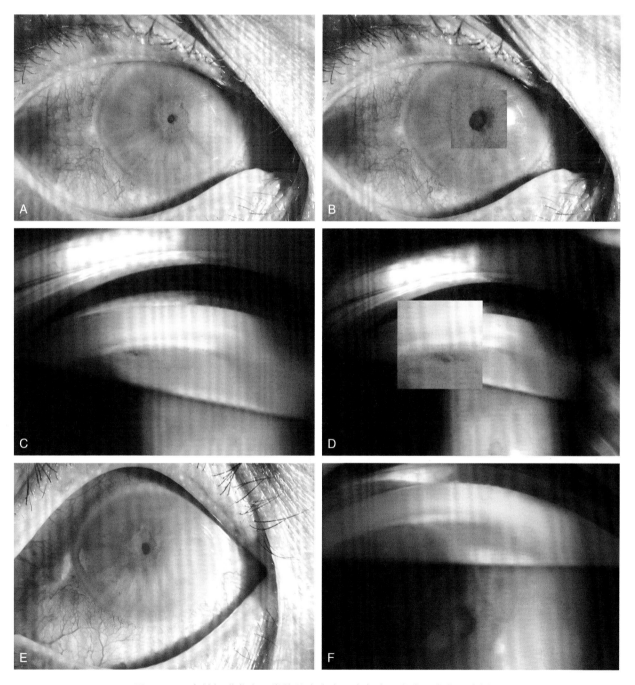

图 6-8-4 合并虹膜发育异常的儿童青光眼房角先天发育异常典型病例 1
A、B:右眼虹膜发育异常;C、D:房角可见周边虹膜附止高和裂孔形成,小梁网似有模样结构;E、F:左眼所见基本同右眼

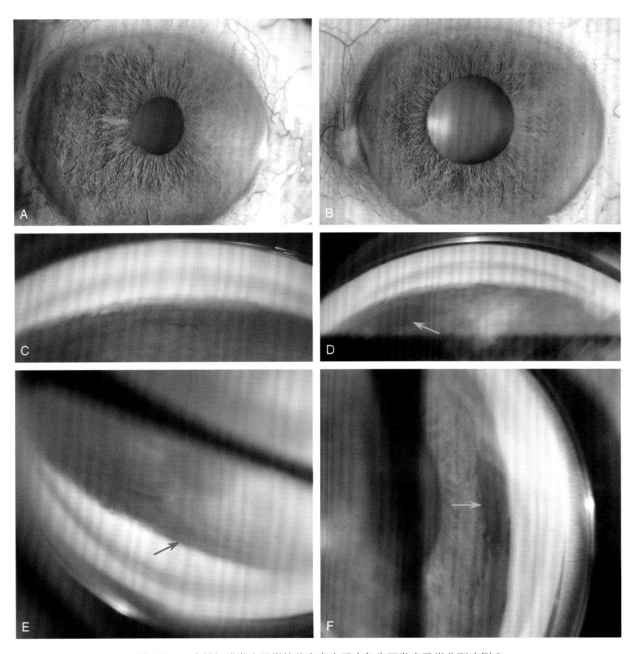

图 6-8-5　合并虹膜发育异常的儿童青光眼房角先天发育异常典型病例 2

A、C、E：右眼，虹膜发育异常和房角内虹膜根部附止靠前，小梁网失去透明光泽，似有模样结构，小梁网色素增多（蓝箭头）；
B、D、F：左眼，所见基本同右眼，双眼周边虹膜局部有色素异常增多的斑块（绿箭头）

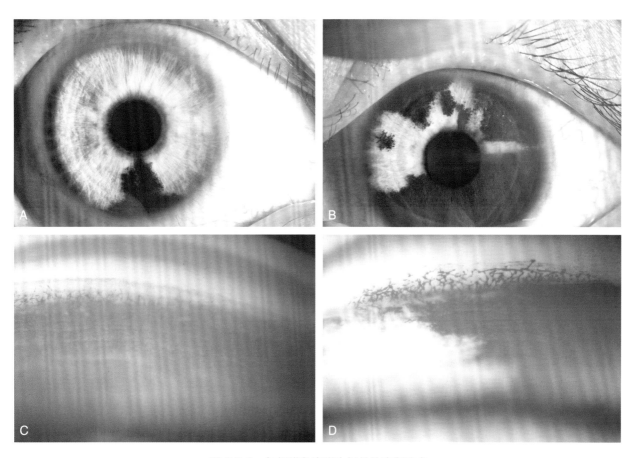

图 6-8-6　与虹膜色素脱失相关的房角改变

A~D：双眼均见虹膜异变，色素脱失，呈节段性或局限性（A、B）；房角可见大量中胚叶组织（梳状韧带或虹膜突组织存留）（C、D）。可能伴随有赫希施普龙氏病（Hirschsprung's disease），即先天性巨结肠病，肠梗阻易发生。本病罕有发生青光眼

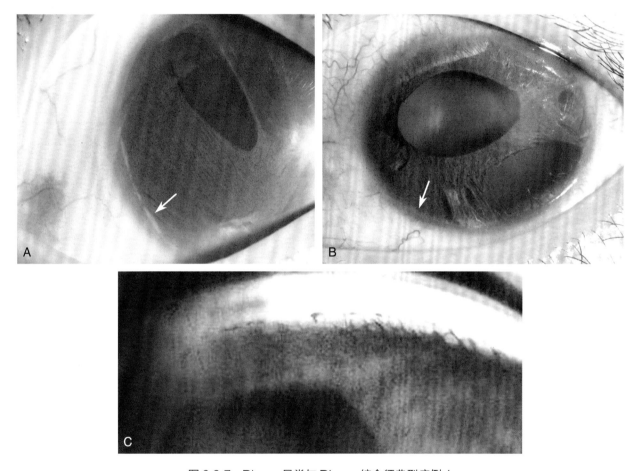

图 6-8-7　Rieger 异常与 Rieger 综合征典型病例 1

A、B:双眼发病,角膜后胚胎环是典型特征(白箭头),为周边部角膜增厚突起和前移的 Schwalbe 线。合并角膜、虹膜、瞳孔等发育不良;C:房角镜下见棕色线样组织跨越房角隐窝并附着在白色突起的周边角膜后胚胎环上,小梁网发育不良。上述表现称为 Rieger 异常。若伴有全身发育异常则称为 Rieger 综合征。两者都有较高青光眼发生率。图片 C 由叶天才教授提供

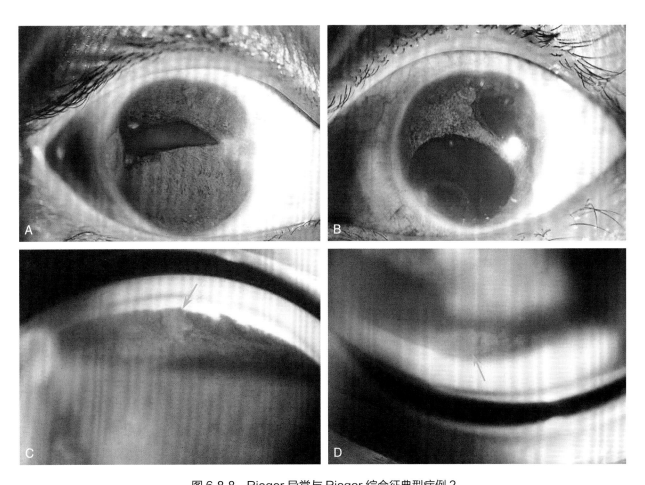

图 6-8-8 Rieger 异常与 Rieger 综合征典型病例 2

A、B：双眼发病，角膜、虹膜、瞳孔等发育不良；C~D：房角镜下虹膜、小梁网发育不良（绿箭头）。同图 6-8-7。图片由叶天才教授提供

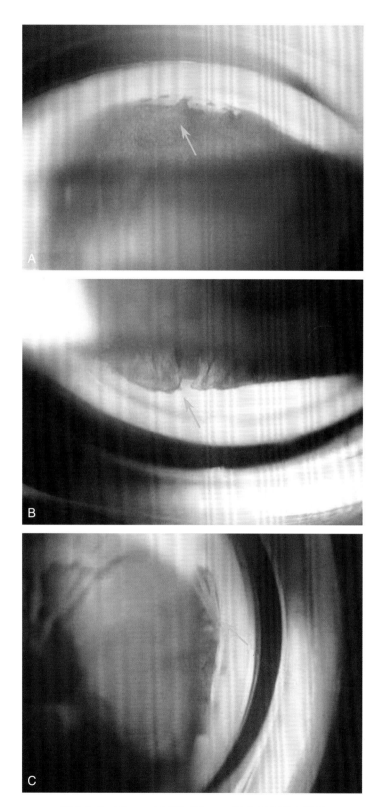

图 6-8-9 Rieger 异常与 Rieger 综合征典型病例 3
A~C:不同患者、不同部位的房角先天发育异常表现(绿箭头),眼压高
或不高,同时合并虹膜、瞳孔等异常。同图 6-8-7、图 6-8-8

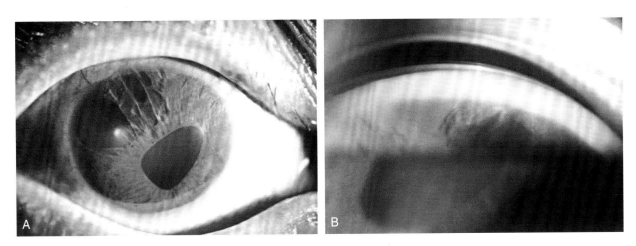

图 6-8-10　Rieger 异常与 Rieger 综合征典型病例 4
A、B:虹膜、瞳孔发育异常,房角亦有异常改变,眼压高或不高。同图 6-8-7~ 图 6-8-9

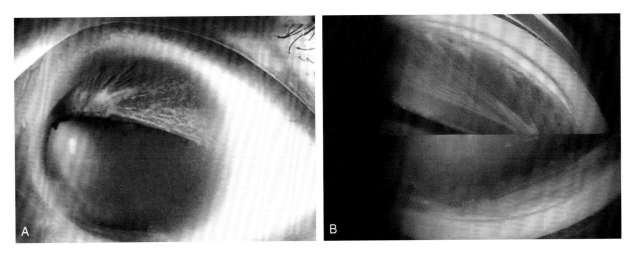

图 6-8-11　Rieger 异常与 Rieger 综合征典型病例 5
A、B:虹膜、房角发育异常,血管裸露,眼压高或不高。同图 6-8-7~ 图 6-8-10

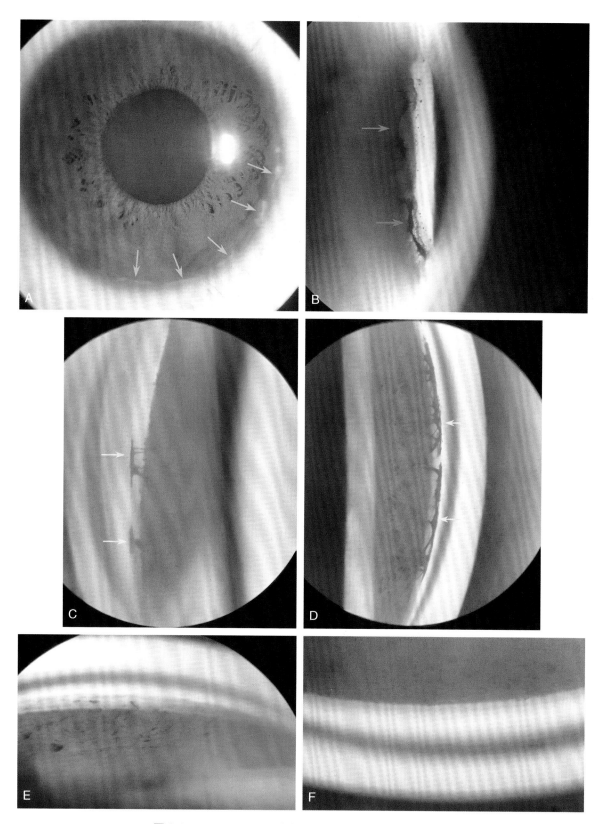

图 6-8-12　Axenfeld 异常与 Axenfeld 综合征典型病例 1

A：可见角膜后胚胎环组织（绿箭头）；B：后照法可见与后胚胎环连接的色素组织（蓝箭头）；C、D：两侧房角可见明显的后胚胎环组织（异常虹膜突组织，黄箭头示意，形状像 T）样残留；E~F：上、下方房角未见残留的后胚胎环及虹膜组织。Axenfeld 异常伴有青光眼则称为 Axenfeld 综合征。图片由周文宗主任医师提供

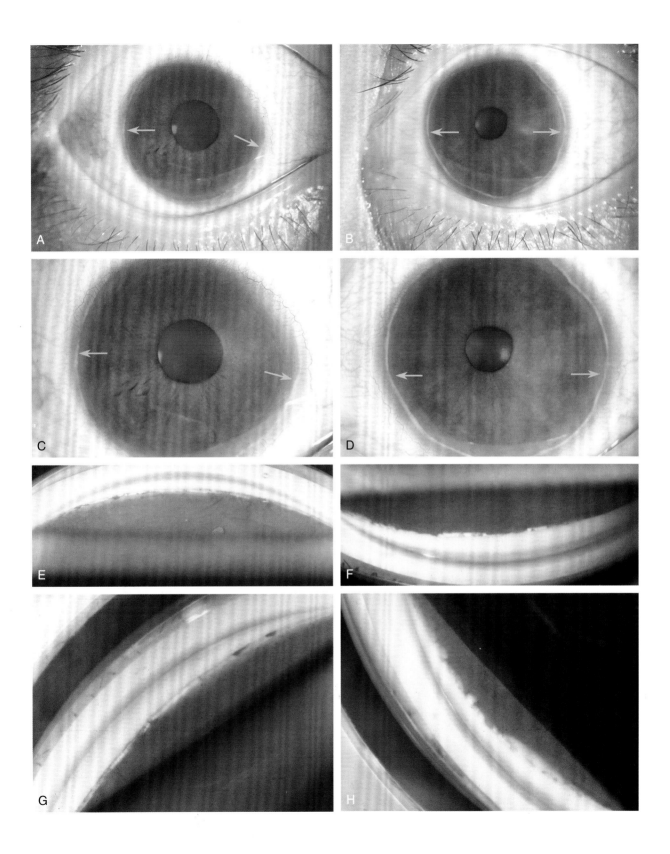

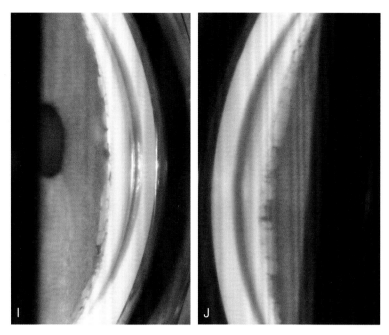

图 6-8-13 Axenfeld 异常与 Axenfeld 综合征典型病例 2

A、C、E、G、I：右眼，可见角膜后胚胎环组织（A、C，绿箭头），下方房角（E）、鼻下方房角（G）、颞侧房角（I）见残留的后胚胎环及虹膜组织；B、D、F、H、J：左眼，可见明显的角膜后胚胎环组织（B、D，绿箭头），上方房角（F）、颞上方房角（H）、颞侧房角（J）均见残留的后胚胎环及虹膜组织。患儿双眼眼压均增高，诊断为 Axenfeld 综合征（Axenfeld 异常伴有青光眼）

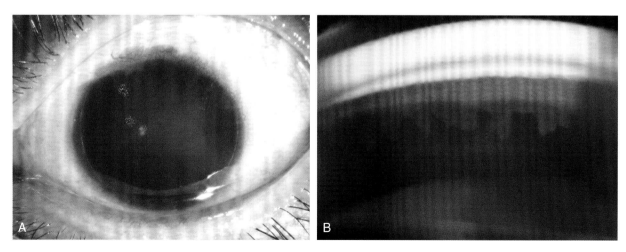

图 6-8-14 先天性无虹膜继发性青光眼

A：先天性无虹膜；B：房角镜下直接可以看到一个个睫状突，房角有不规则粘连

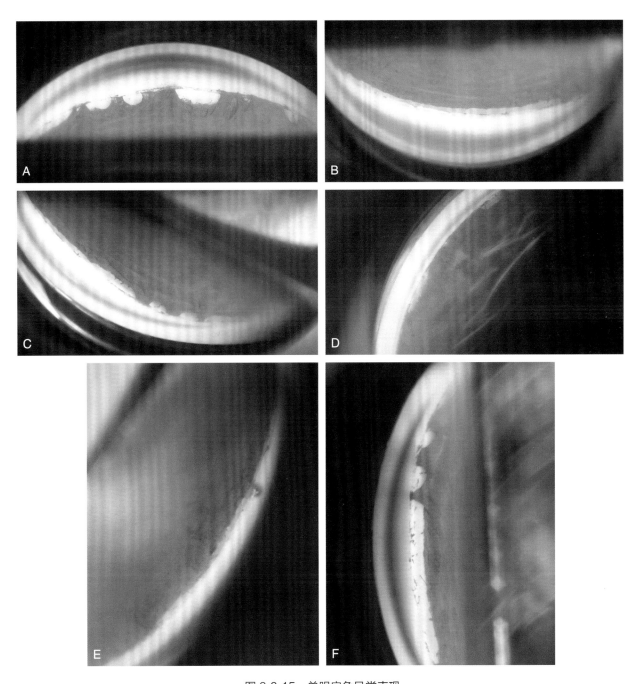

图 6-8-15　单眼房角异常表现

A~F:年轻小伙子,双眼外观无异常。右眼眼压不高,左眼单眼眼压高。右眼房角未见异常。左眼房角镜下全周呈现不规则粘连(A~F)。双眼角膜内皮计数在正常范围内。不能排除炎症以及先天发育异常

第九节　虹膜角膜内皮综合征继发性房角改变

虹膜角膜内皮综合征(iridocorneal endothelial syndrome,ICE 综合征)是波及角膜内皮、房角、虹膜等眼前节组织的一组疾病。通常根据虹膜的异常,分为 Chandler 综合征、进行性虹膜萎缩和虹膜痣样综合征(Cogan-Reese syndrome),但三者通常相互重叠。该组疾病的共同特点是角膜内皮的特征性异常,导致不同程度的角膜水肿,前房角进行性关闭伴青光眼,以及一系列虹膜改变。ICE 综合征是后天获得性疾病,确切病因不明,多认为可能是获得性的炎症或病毒感染所致。对 ICE 综合征患者进行角膜内皮镜检查,可以发现角膜内皮细胞异常,有人称之为"ICE 细胞"("黑心"细胞),可能是 ICE 综合征的病理学基础。ICE 综合征继发性青光眼药物治疗往往无效,多数情况下需要手术干预。由于疾病的进行性进展,抗青光眼手术成功率不高。即使辅以抗代谢药物的小梁切除术成功率也较低(滤过泡易瘢痕化),其他手术方式包括青光眼引流阀植入手术、经巩膜睫状体光凝术、穿透性粘小管成形术[7-8]等。相关临床表现如图6-9-1~图6-9-6。

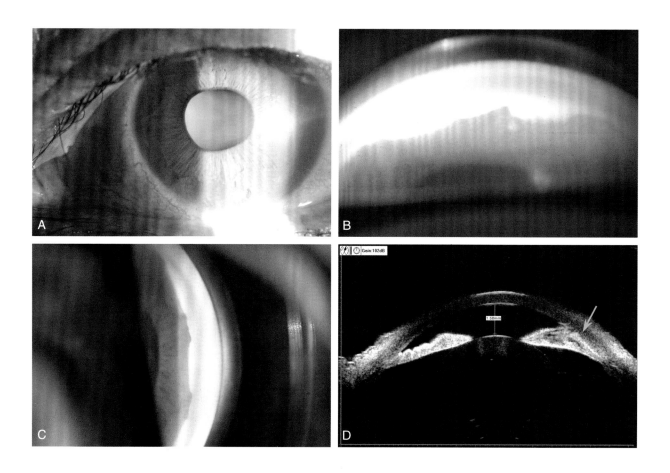

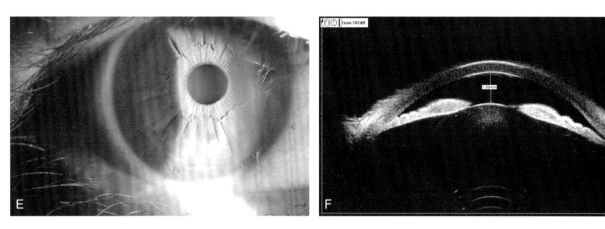

图 6-9-1 ICE 综合征继发性青光眼典型病例 1

A:左眼单侧发病,下方虹膜基质萎缩,虹膜裂孔形成,角膜虽然透明,但角膜内皮检查发现异常,瞳孔变形,括约肌区域尚未见萎缩;B、C:患眼房角镜下周边虹膜粘连呈山峰状;D:UBM 显示 12 钟点的周边虹膜前粘连的情况(绿箭头);E、F:对侧眼的眼外观照(E)和 UBM 所见(F),UBM 提示房角狭窄,周边虹膜膨隆

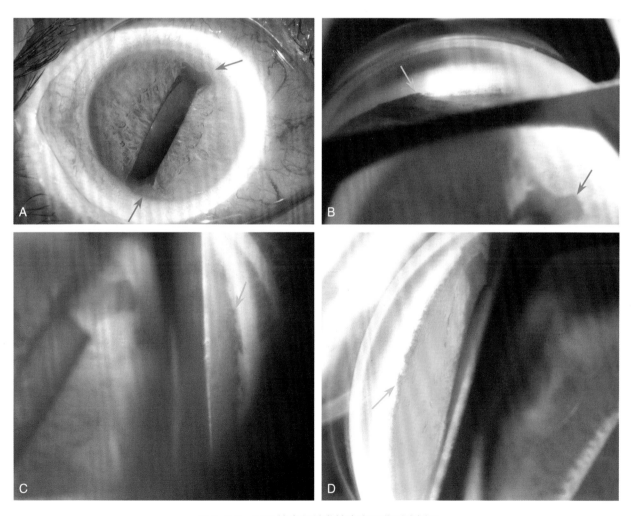

图 6-9-2 ICE 综合征继发性青光眼典型病例 2

A~D:右眼 ICE 综合征,房角镜下全周不规则粘连(绿箭头)。蓝箭头示意瞳孔缘葡萄膜外翻

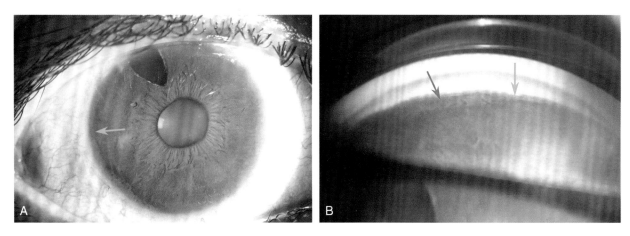

图 6-9-3　ICE 综合征继发性青光眼典型病例 3

A：右眼误诊为原发性闭角型青光眼早期，进行周边虹膜切除术，术后眼压不能控制。后发现右眼实际为 ICE 综合征继发性青光眼，周边虹膜见虹膜痣样改变（蓝箭头）和不规则前粘连（绿箭头）；B：房角镜下房角结构发生紊乱、周边虹膜不规则粘连（绿箭头），虹膜表面痣形成（蓝箭头）

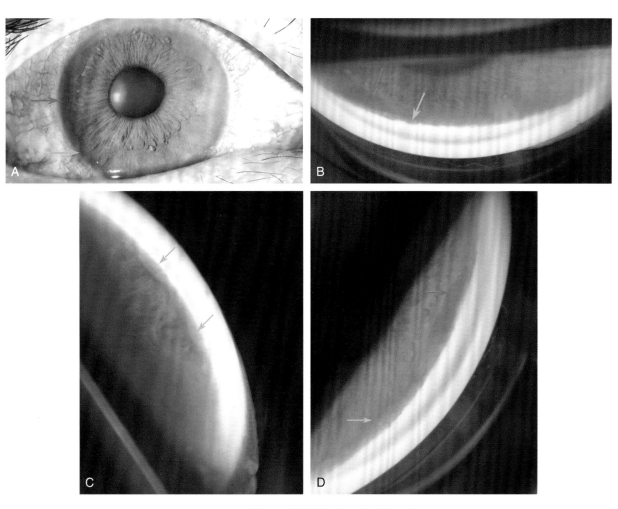

图 6-9-4　ICE 综合征继发性青光眼典型病例 4

A：右眼 ICE 综合征继发性青光眼，周边虹膜见虹膜痣样改变（蓝箭头）和不规则前粘连（绿箭头）；B~D：房角镜下房角结构发生紊乱、周边虹膜不规则粘连（绿箭头），虹膜表面痣样改变形成（蓝箭头）

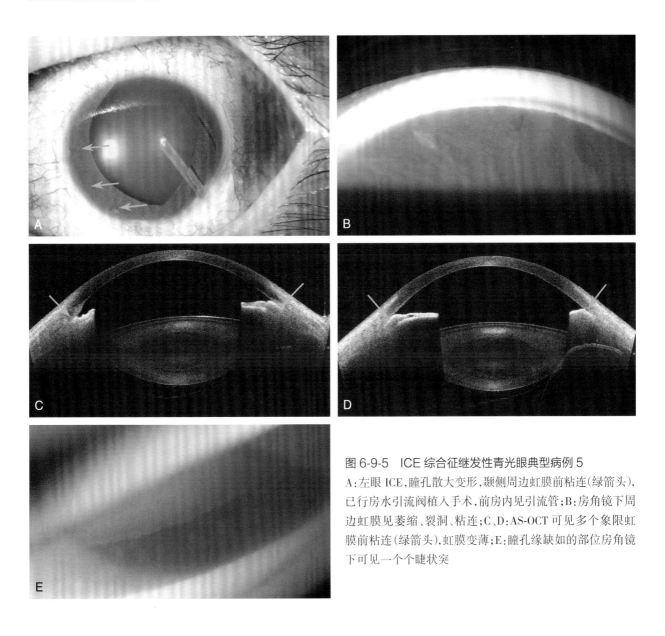

图 6-9-5 ICE 综合征继发性青光眼典型病例 5

A:左眼 ICE,瞳孔散大变形,颞侧周边虹膜前粘连(绿箭头),已行房水引流阀植入手术,前房内见引流管;B:房角镜下周边虹膜见萎缩、裂洞、粘连;C、D:AS-OCT 可见多个象限虹膜前粘连(绿箭头),虹膜变薄;E:瞳孔缘缺如的部位房角镜下可见一个个睫状突

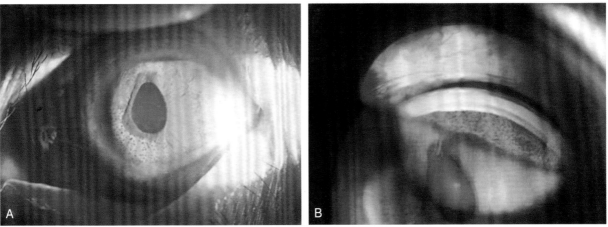

图 6-9-6 ICE 综合征继发性青光眼典型病例 6

A、B:左眼 ICE 综合征继发性青光眼,虹膜可见大量色素痣样改变(A、B),房角关闭(B)

263

第十节　上巩膜静脉压升高与 Schlemm 管充血

任何原因造成上巩膜静压升高,均可能导致继发性开角型或闭角型青光眼。常见的病因有:甲状腺相关眼病,Sturge-Weber 综合征,眼眶内静脉曲张,特发性上巩膜静脉压升高;其他少见的病因有海绵窦静脉血栓,颈内动脉海绵窦瘘,颈内动脉硬脑膜瘘等。关于颈内动脉海绵窦继发性青光眼的病例报告,临床报道多为继发性开角型青光眼,继发性闭角型青光眼少见[9]。

上巩膜静脉压升高所致的青光眼主要临床表现为:①浅层巩膜静脉紫红色扩张充血呈束状、丛状迂曲并相互交通,也可呈瘤样扩张(红眼外观),球结膜水肿、"红眼"是常见的体征;②眼压升高和青光眼,房角镜检查常能见到 Schlemm 管充血的现象;③原发疾病的临床表现:眼球突出,搏动性杂音等。其治疗主要在于对原发病的治疗,需要多学科合作。青光眼的药物中,减少房水生成的药物可能更适合这一类的青光眼。药物治疗不佳时,可考虑滤过性手术,但并发症较多。针对这一类型青光眼,其他手术方式如非穿透小梁切除术、粘小管扩张术、小梁切开术、二氧化碳(CO_2)激光辅助深层巩膜切除术(CLASS)手术都有学者进行尝试。相关临床表现如图 6-10-1~ 图 6-10-2。

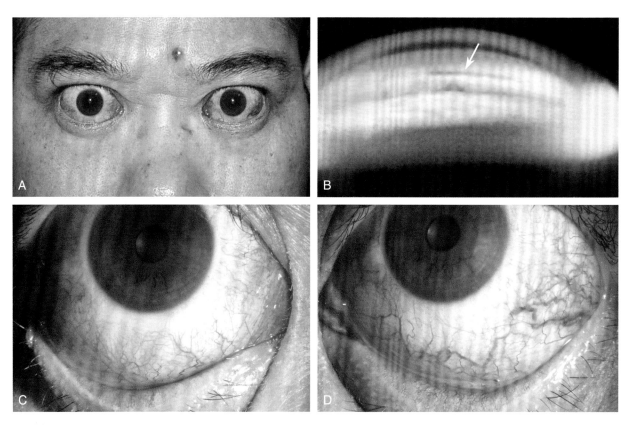

图 6-10-1　甲状腺相关眼病导致的上巩膜静脉压增高继发性青光眼

A:甲状腺功能亢进引起 Grave 眼病继发性青光眼,双眼突出、上睑退缩、眼压增高;B:房角镜下可见小梁网 Schlemm 管充血(白箭头);C、D:可透见结膜下粗大的上巩膜静脉怒张。图片 B 由叶天才教授提供

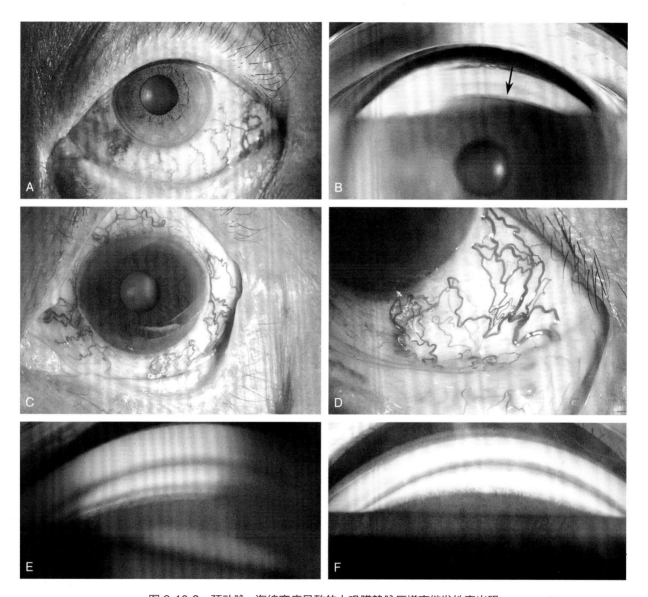

图 6-10-2　颈动脉 - 海绵窦瘘导致的上巩膜静脉压增高继发性青光眼

A:硬脑膜动脉 - 海绵窦瘘患者，"红眼"，眼压增高，上巩膜静脉充盈、迂曲;B:房角镜下房角开放，后部小梁网可见细小红线(小梁网 Schlemm 管充血，黑色箭头)，并非色素沉积;C~F:颈内动脉 - 海绵窦瘘患者，巩膜表层血管迂曲扩张(C、D)，眼眶周围听诊闻及杂音。房角镜下 Schlemm 管充血(E)，对侧眼房角无异常(F)。图片 A、B 由叶天才教授提供

第十一节 肿瘤继发性青光眼房角改变

常见的眼内良性肿瘤包括虹膜、睫状体囊肿、良性黑色素细胞瘤(图 6-4-6)等。常见的眼内恶性肿瘤有视网膜母细胞瘤、脉络膜黑色素瘤、脉络膜血管瘤、睫状体黑色素瘤、眼内转移癌等。眼内肿瘤继发性青光眼的发病机制包括虹膜新生血管形成及房角关闭,肿瘤组织侵犯房角,瞳孔阻滞和肿瘤前房播散,黑色素瘤溶解性青光眼,房角发育异常等。眼内肿瘤继发性青光眼的处理因肿瘤类型、生长部位、病变侵犯程度等因素而异。对原发性肿瘤可以进行药物保守治疗、切除肿瘤组织或眼球摘除等手术治疗;对转移瘤可以进行药物、化学及放射治疗。多发性睫状体囊肿也可引起继发性闭角型青光眼。相关临床表现如图 6-11-1~ 图 6-11-6。

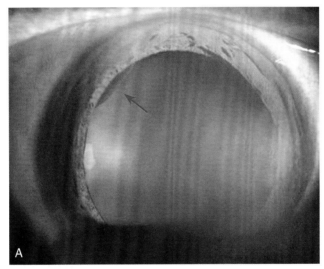
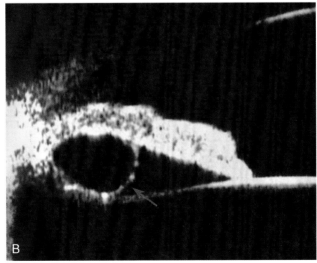

图 6-11-1 睫状体囊肿

A:箭头示意睫状体囊肿的位置(红箭头);B:UBM 显示囊肿(红箭头)。单个睫状体囊肿可引起局部房角狭窄或关闭

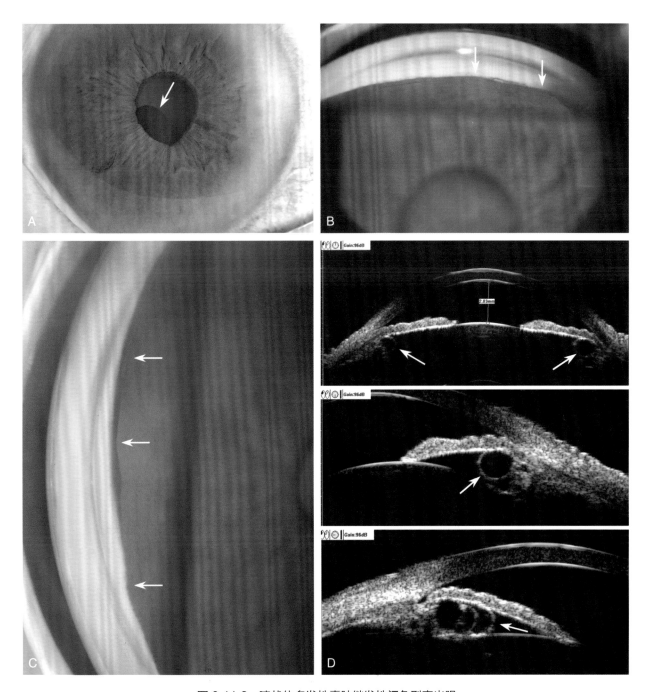

图 6-11-2　睫状体多发性囊肿继发性闭角型青光眼

A:患者以眼压高来诊,裂隙灯下可见到囊肿(白箭头);B、C:房角镜下房角关闭,多处可见局部隆起(白箭头);D:UBM 检查提示全周多个睫状体囊肿(白箭头),是导致房角关闭的主要原因

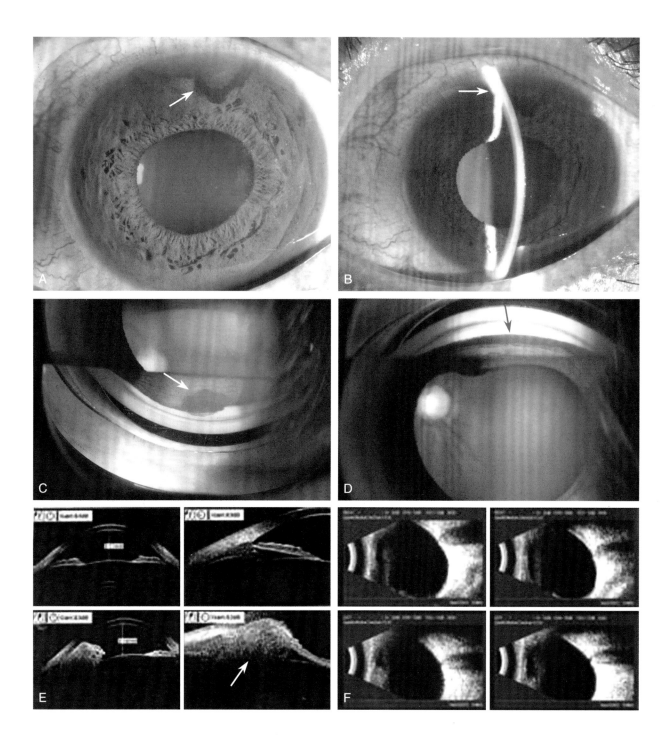

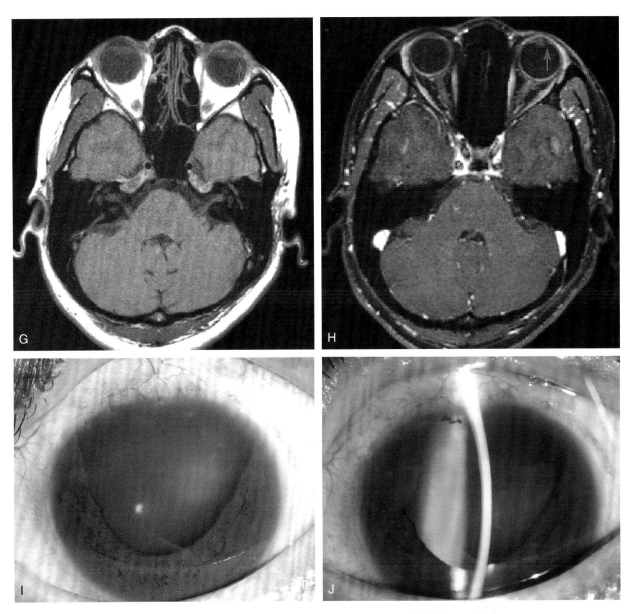

图6-11-3 睫状体黑色素瘤继发性青光眼

A、B:患者年轻女性,36岁,主诉患眼(左眼)视力下降来诊。检查发现左眼角膜透明但上方虹膜前粘连,10点至1点可见棕色结节隆起(A,白箭头),局部可见棕色肿块顶压虹膜(B,白箭头);C、D:房角镜检查发现相应病灶区虹膜隆起,贴于角膜,虹膜表面可见棕色结节(C,白箭头),小梁网上亦可见大量深棕色色素沉积(D,红箭头);E:UBM提示左眼全周房角关闭,10点至1点可见睫状体肿物回声(白箭头),提示左眼虹膜睫状体肿物性质待查;F:B超提示球内占位病变;G、H:MRI提示左眼睫状体局部虹膜增厚(红箭头);I、J:肿瘤摘除术后眼前段照相。术后病理检查结果:左眼虹膜、睫状体恶性黑色素瘤。肿瘤摘除术后随访3年,用三种降低眼压药物能控制眼压

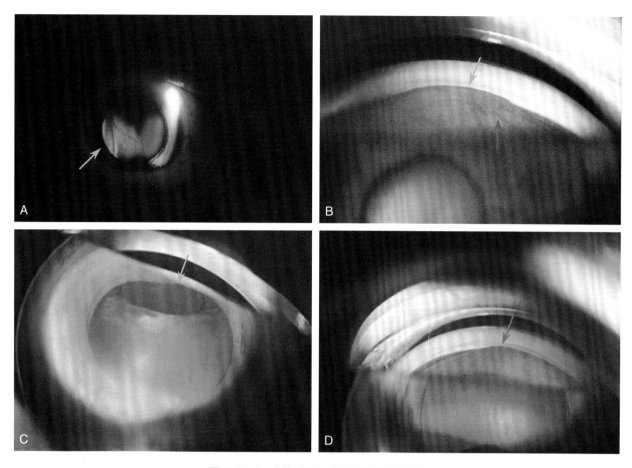

图 6-11-4 脉络膜黑色素瘤继发性青光眼

A、B:患者一,裂隙灯下透过瞳领区可见后方的肿瘤(A,绿箭头),房角镜下局部房角关闭(B,绿箭头),虹膜表面粗大新生血管长入(B,红箭头);C、D:患者二,瞳领区可见巨大肿瘤组织(C,绿箭头),局部房角关闭(D,蓝箭头)。两例患者最终诊断为脉络膜恶性黑色素瘤继发性青光眼。图片由叶天才教授提供

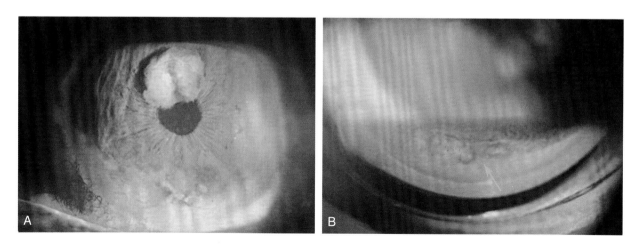

图 6-11-5 全身肿瘤转移继发性青光眼

A:肺癌转移性肿瘤,位于瞳领区上方虹膜面,黄白色、绒球状,易破碎和播散于下方前房形成假性前房积脓;B:示转移癌瘤细胞播种于上方前房角(绿箭头)。图片由叶天才教授提供

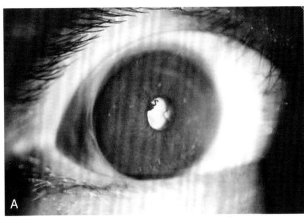
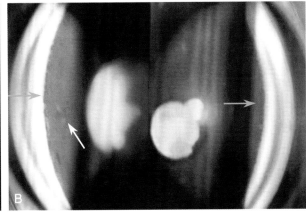
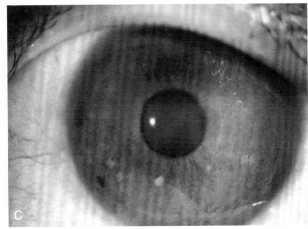

图 6-11-6　神经纤维瘤病继发性开角型青光眼

A、B:右眼虹膜上可见多个黄白色小结节突起,并发性白内障;B:房角镜下房角开放,虹膜附止高位,巩膜嵴境界不清,小梁网伴有深褐色色素沉积(绿箭头),周边虹膜亦见黄白色结节突起(白箭头);C:左眼虹膜也见多个结节。诊断为神经纤维瘤病(Lisch 结节)继发性开角型青光眼。图片由叶天才教授提供

第十二节　眼内手术及术后房角表现

如图 6-12-1~ 图 6-12-25。

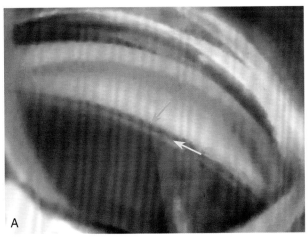
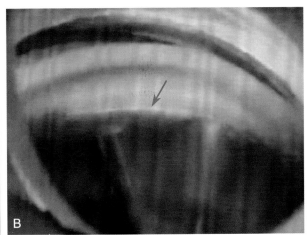

图 6-12-1　小梁消融术术后房角表现

A:小梁消融术前房角镜所见小梁网(绿箭头)、巩膜嵴(黄箭头)外观;B:小梁消融术后的小梁网和 Schlemm 管内壁的部位呈现灰白色(蓝箭头)

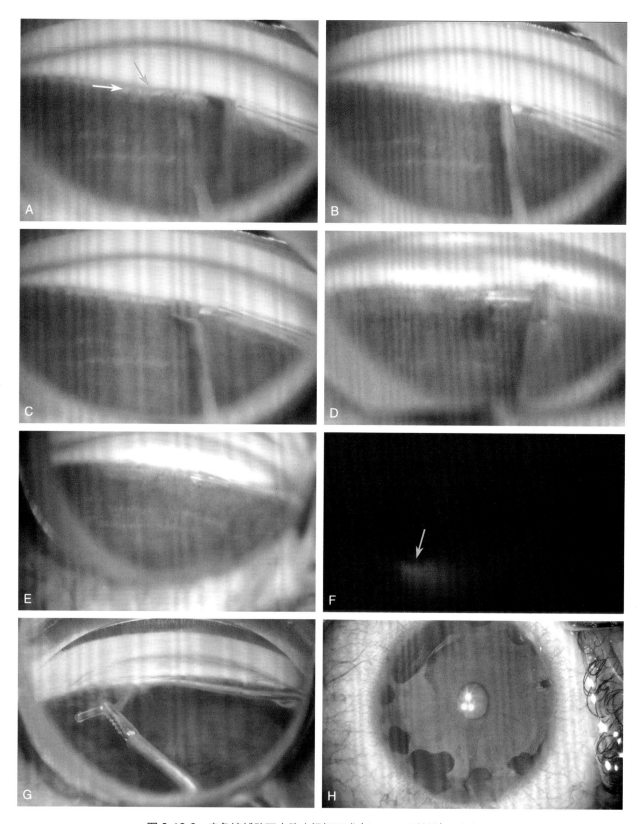

图 6-12-2　房角镜辅助下内路小梁切开术（GATT，导管法）手术步骤

A：定位小梁网（绿箭头），在白色巩膜嵴（白箭头）之上；B：切开 Schlemm 内壁；C：见少量出血；D：将导管插入 Schlemm 管内；
E：显示导管在 Schlemm 管内；F：显示导管在 Schlemm 管内行走的位置；G：显示 360 度小梁切开的操作；H：全周小梁切开后
前房内见出血，是切开成功的一个标志

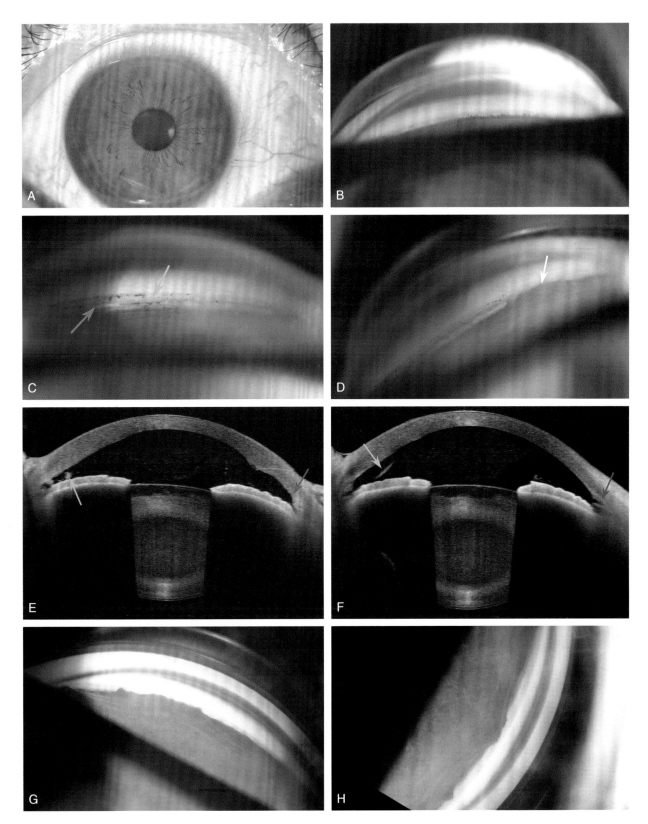

图 6-12-3　房角镜辅助下内路小梁切开术（GATT，导管法）后房角改变典型病例 1

A、B：术前眼前段外观和房角所见；C：术后可以看到 Schlemm 管被切开的部位（绿箭头），蓝箭头示意巩膜嵴；D：术后发现房角有一局部粘连（白箭头）；E、F：CASIA OCT 下，可见脱入前房内的、切开的小梁网组织（绿箭头），清晰的小梁切开口（红箭头）；G、H：另外一个患者，GATT 术后 2 个月眼压增高，房角镜检查发现全周房角不规则粘连，解释了眼压增高的部分原因

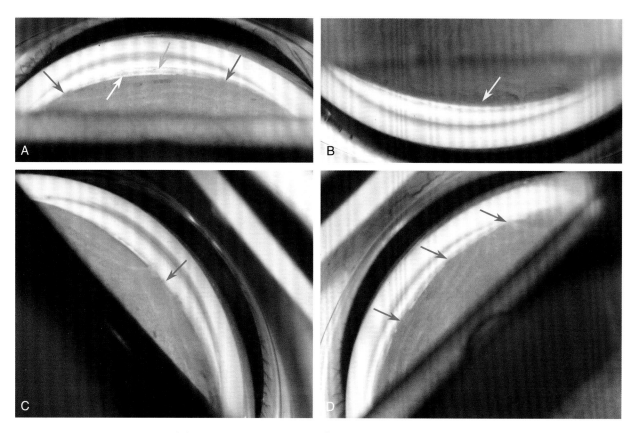

图 6-12-4　房角镜辅助下内路小梁切开术（GATT，导管法）后房角改变典型病例 2

A：GATT 术后 1 个月行房角镜检查下方房角所见。绿箭头为小梁网部位，白箭头示意巩膜嵴，蓝箭头示意粘连的部位；B：上方房角见房角后退；C、D：两侧房角见不同程度虹膜粘连至被切开的小梁网部位上。术后 1 个月时眼压尚未增高，但全周房角均见不同程度房角粘连和房角后退，远期效果尚待观察

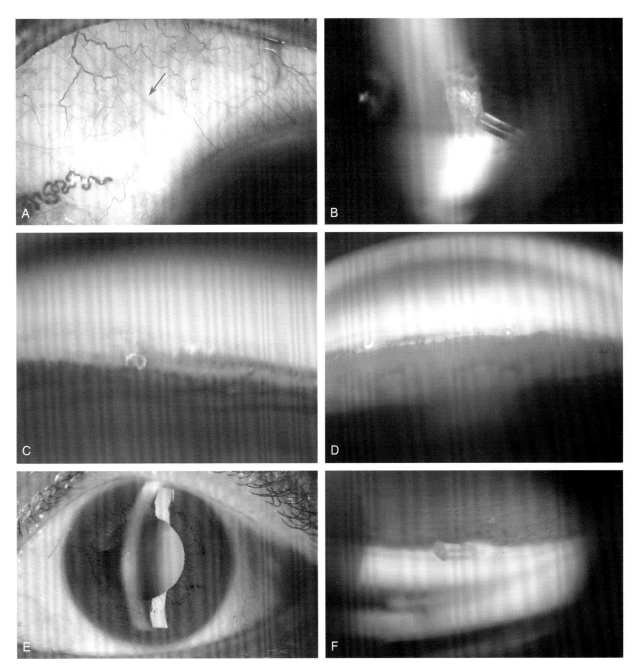

图 6-12-5　微创青光眼手术房水引流物植入术后房角镜下所见

A：显示 XEN 植入物在结膜下（蓝箭头）；B：显示 XEN 植入物在前房角（房角镜下）；C：显示 iStent Trabecular Bypass Stent 在前房角（房角镜下）；D：显示 iStent Inject implants 在前房角（房角镜下）；E：显示 PreserFlo（也称为 InnFocus Microshunt）在前房（绿箭头）；F：PreserFlo 在前房角（房角镜下）。图片 A~F 由 Chelvin Sng 教授提供

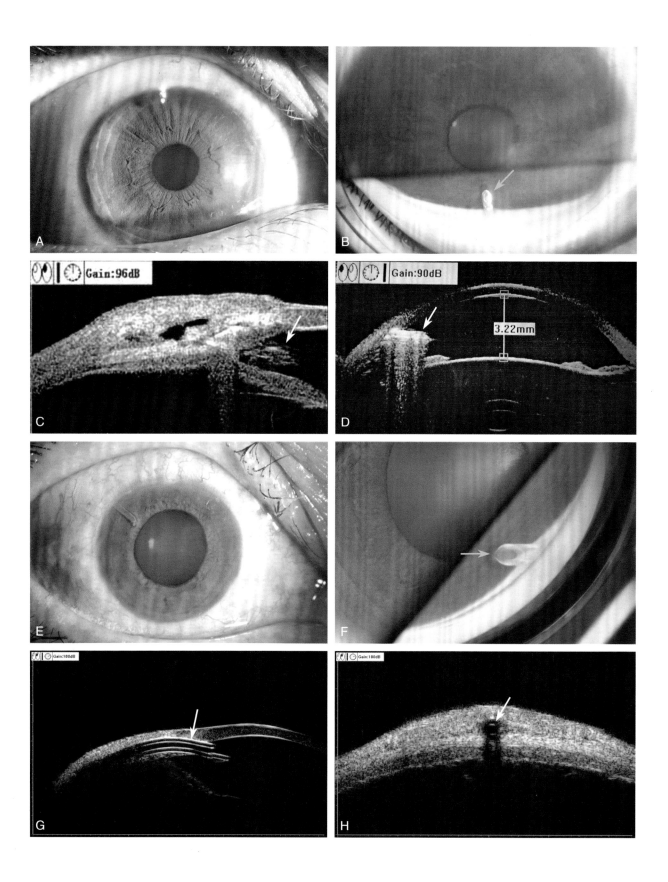

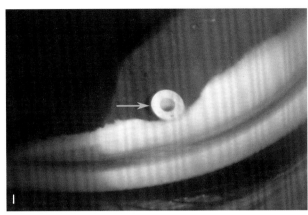
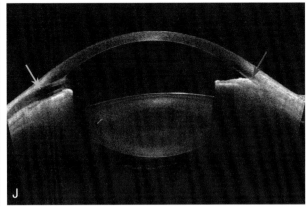

图 6-12-6　房水引流物植入术后房角镜下所见

A~D:EX-PRESS 青光眼引流钉植入术后所见。A 示意在前房内,B 示意在房角镜下在房角所见(绿箭头),C、D 示意在 UBM 下引流钉的影像(白箭头);E~H:房水引流阀植入术后所见。E 示意在裂隙灯下所见;F 示意在房角镜下所见(绿箭头);G、H 示意在 UBM 下引流管的影像(白箭头);I、J:I 示意在 ICE 综合征患者行房水引流阀植入术后,其引流管在房角镜下所见(绿箭头),引流管周围见前粘连的虹膜。J 示意在 AS-OCT 下引流管的影像(绿箭头),红箭头示意虹膜周边前粘连致房角关闭

　　CLASS 手术原理是借助 CO_2 激光消融切除深层巩膜形成"巩膜池",消融角巩膜缘部的组织使房水通过 Schlemm 管内壁和菲薄的小梁网渗透到"巩膜池",被深层巩膜及脉络膜吸收,达到降低眼压的作用[10-12]。理论上它不需形成结膜下滤过泡,因此属于非滤过泡依赖的降眼压手术方式,但事实上,它除了主要经小梁网途径、巩膜、脉络膜途径引流房水外,也存在经结膜下引流的可能性[13]。有学者认为,CLASS 手术的前身是非穿透性小梁手术(图 6-12-7)。

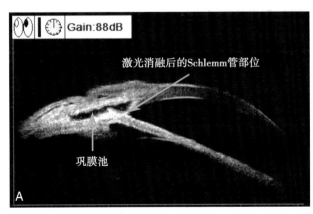
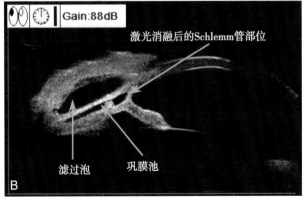

图 6-12-7　CLASS 手术术后 UBM 所见

A、B:CLASS 手术后 UBM 所见。图中示意激光消融后的 Schlemm 管和巩膜池部位。A 图未见滤过泡形成,B 图可见滤过泡形成。图片由王凯军教授提供

　　CLASS 手术术后眼压增高最常见的原因是周边虹膜前粘连(PAS)形成,在房角镜下用 YAG 激光使前粘的虹膜后退(激光能量一般选择 3~5mJ),暴露出小梁网,重建滤过通道,眼压可迅速下降(图 6-12-8)。

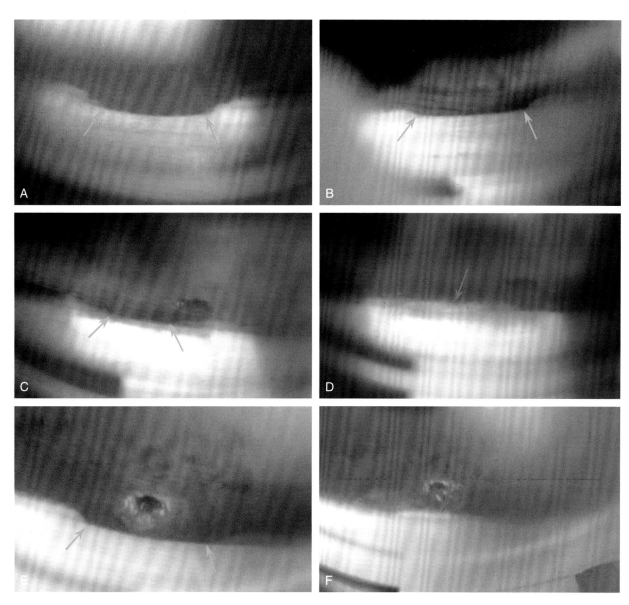

图 6-12-8　激光治疗重建滤过道

A、B:不同的两个患者 CLASS 手术后均见周边虹膜前粘连阻塞滤过内口(两绿箭头之间示意 PAS);C、D:患者一,激光术前(C,两绿箭头之间示意 PAS)、术后(D,蓝箭头示意虹膜回退,滤过通道重新开放);E、F:患者二,激光术前(C,两绿箭头之间示意 PAS)、术后(F,蓝箭头示意虹膜回退,滤过通道重新开放)。图片由王凯军教授提供

　　临床上常用几种激光治疗青光眼的作用如图 6-12-9~ 图 6-12-14。

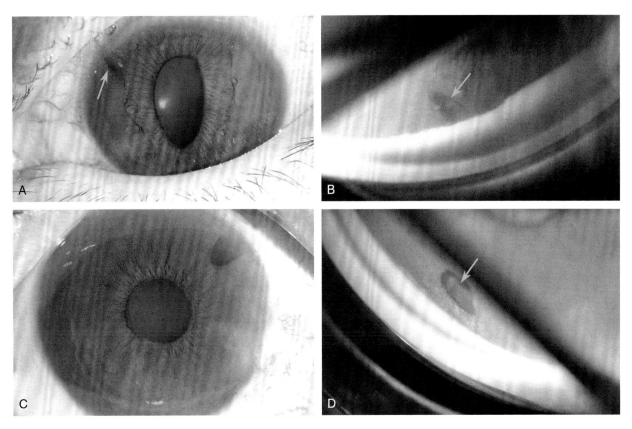

图 6-12-9　激光周边虹膜切开和手术周边虹膜切除术后房角所见

A:激光周边虹膜切开术后,可见激光切开口(绿箭头);B:房角镜下可见切开口是通畅的(绿箭头);C:手术周边虹膜切除术后,可见切除口;D:房角镜下可见切除口是通畅的,绿箭头示意睫状突

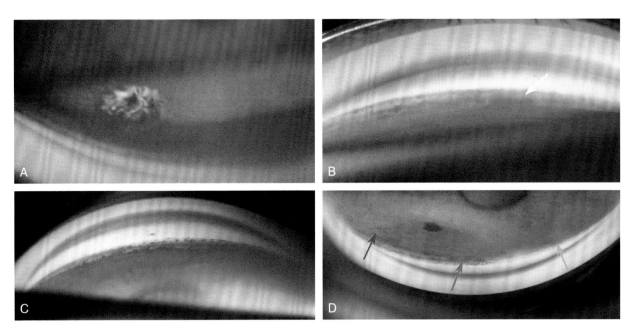

图 6-12-10　激光周边虹膜切开术房角镜下所见

A、B:患者一,激光虹膜切开口通畅(A),术后下方房角色素明显增多(B,白箭头);C:患者二,激光虹膜切开术后下方房角色素明显增多;D:患者三,红箭头示意激光周边虹膜切开口,蓝箭头示意房角色素增多,绿箭头示意房角粘连与开放交界点

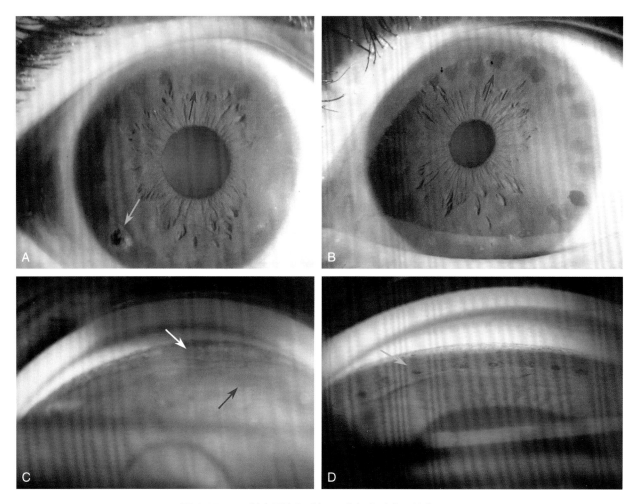

图 6-12-11　激光周边虹膜切开联合成形术眼前节所见

A、B:双眼激光周边虹膜切开联合成形术后虹膜面外观(红箭头示意成形术激光光斑痕迹),绿色箭头为激光周边虹膜切开口;C:下方房角见大量色素沉着(白箭头),红箭头示意成形术激光光斑痕迹;D:另外一个患者激光周边虹膜切开联合成形术后房角所见,绿箭头示意成形术激光光斑痕迹

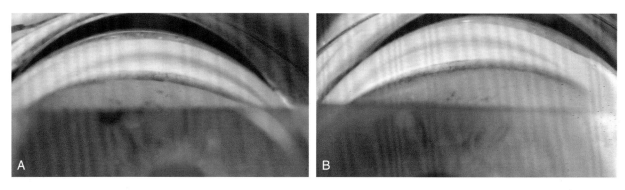

图 6-12-12　选择性激光小梁成形术后房角所见

A:选择性激光小梁成形术(Selective laser trabeculoplasty,SLT)治疗前房角外观;B:治疗后房角没有明显变化,色素亦无增多。这与 SLT 作用原理是相符合的,SLT 是选择性作用于小梁网上的黑色素,通过去除黑色素,恢复小梁网的通透性,达到促进房水外排、降低眼压的作用,因此对小梁网无创,因而色素不增多

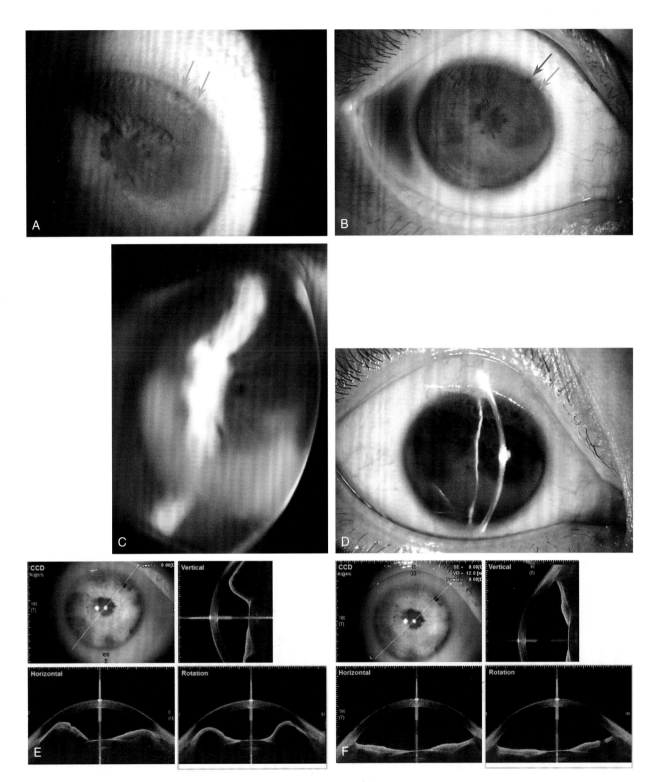

图 6-12-13　激光周边虹膜切开术治疗葡萄膜炎前后眼前节变化

A、C、E:慢性葡萄膜炎复发,原来两个激光周边虹膜切开口都膜闭(A,绿箭头)。中周部虹膜膨隆(C),CASIA OCT 示意虹膜膨隆;B、D、F:在其中一个周边虹膜切开口上再次击穿(B,蓝箭头;绿箭头示意另外一个原来的闭锁的周切口),虹膜平伏,前房加深(D),CASIA OCT 示意虹膜膨隆平坦,前房变深(F)

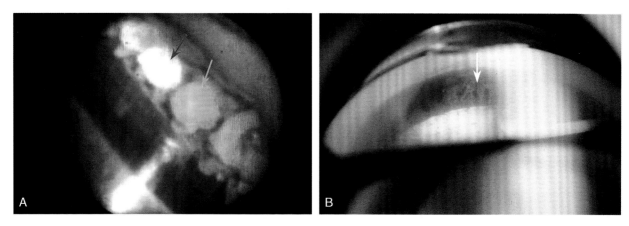

图 6-12-14　睫状体光凝术后房角变化

A：内镜下直接光凝睫状突（绿箭头），睫状突致泛白（红箭头）；B：房角镜下可以看到睫状体光凝治疗后局部虹膜组织萎缩（白箭头）

　　成功的小梁切除术后滤过内口在房角镜下是通畅的（图 6-12-15）。闭塞的原因可以是未剪除虹膜、巩膜瓣下角膜缘组织块切除口有残留组织、大的睫状突堵塞、炎症致滤过内口粘连、局部虹膜前粘连等（图 6-12-16、图 6-12-17）。如果及时发现，采用激光切断不失是一个好的办法（图 6-12-18）。

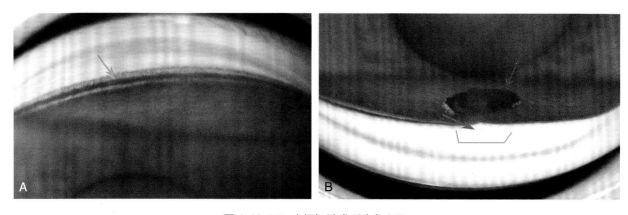

图 6-12-15　小梁切除术后房角所见

A：色素性青光眼小梁切除术后下方房角镜所见，小梁网色素呈现酱油色（绿箭头）；B：房角镜下可以看到上方周切口通畅（红箭头），滤过内口存在（蓝箭头），绿色方框示意深层巩膜切除口

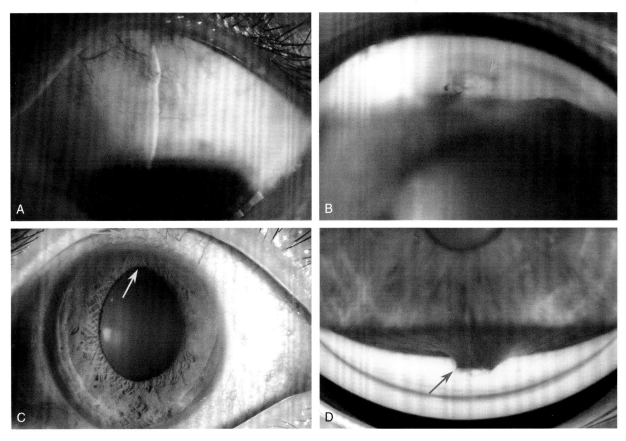

图 6-12-16　小梁切除术滤过道内口阻塞典型病例 1

A、B：小梁切除术后滤过道瘢痕化（A），房角镜下可见滤过道已完全闭合（B，绿箭头）；C、D：小梁切除术后瞳孔上移（C，绿箭头示意小梁切除区域滤过泡平坦，黄箭头示意瞳孔上移），房角镜下可见滤过内口被前粘连的虹膜堵塞。图片 A、B 由叶天才教授提供

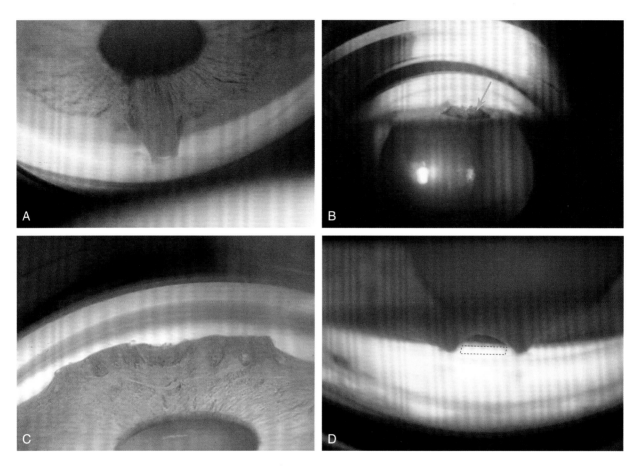

图 6-12-17　小梁切除术滤过道内口阻塞典型病例 2

A：前粘连虹膜阻塞小梁切除术后滤过内口；B：粗大的睫状突堵塞内口；C：滤过区大范围虹膜前粘连；D：滤过区（蓝色虚线）两旁见虹膜前粘连。图片 B 由叶天才教授提供

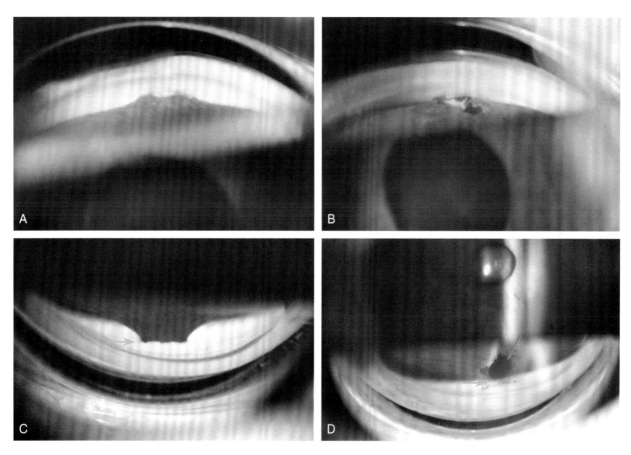

图 6-12-18　激光治疗重建滤过道

A:小梁切除术后虹膜阻塞滤过内口;B:激光击射、再造口;C:小梁切除术后 2 周复诊,眼压增高,房角镜检查发现滤过内口被虹膜堵塞(绿箭头),虹膜周切口不见。D:给予 Nd:YAG 激光治疗,切断粘连的虹膜后,滤过内口(绿箭头)和虹膜周切口(蓝箭头)都显露出来。图片 A、B 由叶天才教授提供

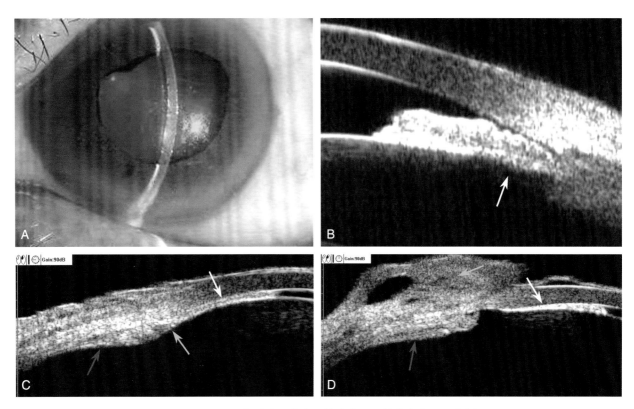

图 6-12-19 小梁切除术后发生恶性青光眼眼前节改变典型病例 1

A：高眼压、浅前房，周边部及中央部均变浅，对缩瞳剂治疗无反应或反而加重病情，对扩瞳睫状肌麻痹剂有效，保守治疗后前房出现裂隙状；B：晶状体 - 虹膜隔前移，后房消失（白箭头）；C：晶状体 - 虹膜隔前移，虹膜紧贴角膜（白箭头），前房消失，睫状突、晶状体、玻璃体前界膜相贴（红箭头），后房消失（绿箭头）；D：虹膜紧贴角膜（白箭头），睫状突与晶状体相贴，后房消失（红箭头），小梁切除术后滤过泡（绿箭头）

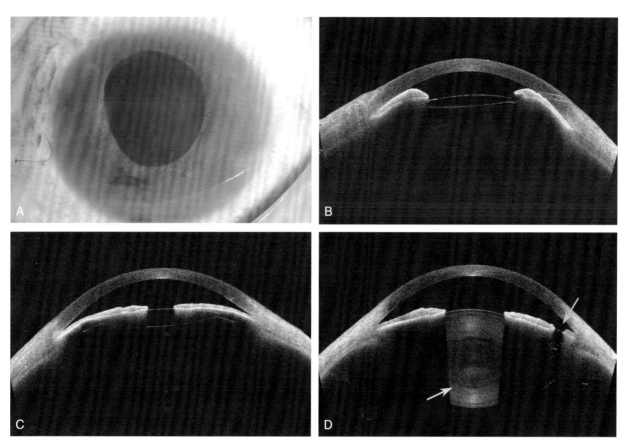

图 6-12-20　小梁切除术后发生恶性青光眼眼前节改变典型病例 2

A、B：患者一，小梁切除术后前房浅、眼压高，行超声乳化白内障吸除术后前房仍浅（A）。AS-OCT 提示晶状体摘除术后前房仍浅，人工晶状体虹膜隔前移，虹膜紧贴在人工晶状体上（B）；C、D：患者二，原发性闭角型青光眼，右眼行白内障摘除术后前房浅、眼压高。AS-OCT 提示人工晶状体虹膜隔前移，虹膜紧贴在人工晶状体上（C）。对侧眼行周边虹膜切除术后外观（绿箭头示意周切口）。黄箭头示意晶状体

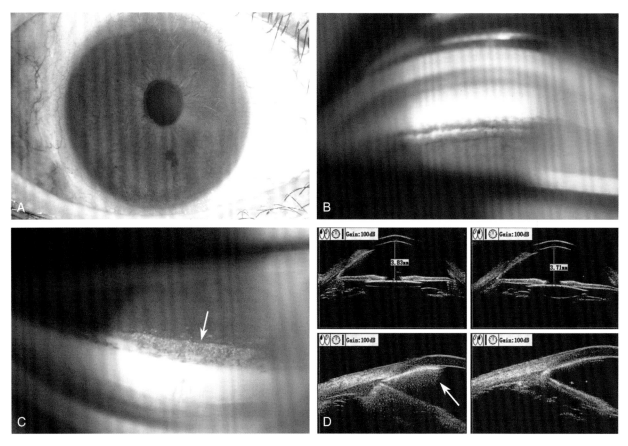

图 6-12-21　玻璃体视网膜多次手术后继发性青光眼

A:患者,男,16 岁,双眼高度近视,因打篮球受钝挫伤,双眼行视网膜脱离复位术、PPV+气液交换 + 激光视网膜光凝 + 硅油填充、硅油取出、白内障等先后 6 次手术。因双眼眼压用最大剂量降低眼压药物下都无法控制,视杯逐渐增大,视野有损害,为防止视功能进一步恶化,收入院行抗青光眼手术。图示右眼,外观角膜透明,前房正常,人工晶状体在位;B:房角镜下房角宽、开放,大量褐色色素沉着;C:上方房角见多量颗粒状硅油滴沉积(白箭头);D:UBM 亦提示房角内有较多填充物(硅油)附着(白箭头)。硅油颗粒对小梁网的损害可能是眼压不降的原因

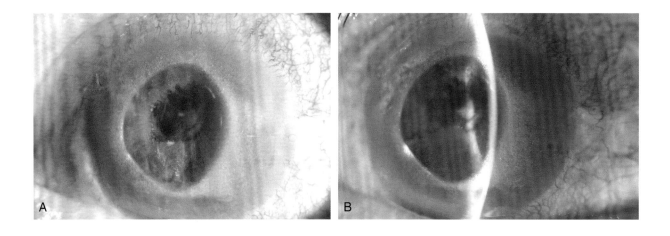

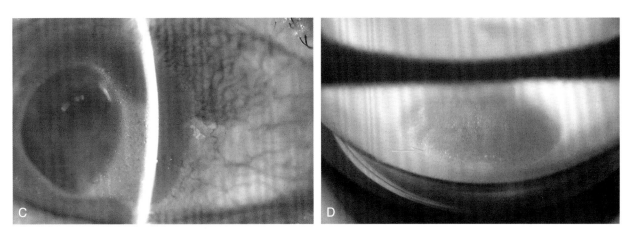

图 6-12-22 硅油眼继发性青光眼典型病例 1

A、B:前房内充满大量硅油颗粒;C:周边前房消失;D:房角内见大量的硅油结晶颗粒(绿箭头)。硅油颗粒是小梁网功能受损的证据

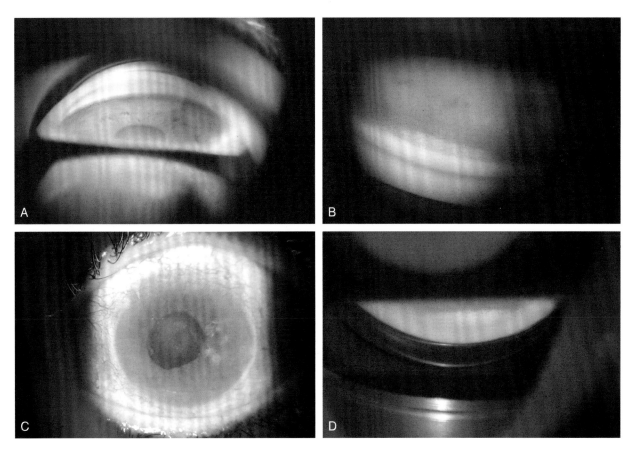

图 6-12-23 硅油眼继发性青光眼典型病例 2

A、B:患者一,下方房角干净(A),上方房角充满白砂糖样硅油结晶(B);C、D:患者二,硅油眼,前房看似干净(C),但房角镜下上方房角见白砂糖样硅油结晶(D)

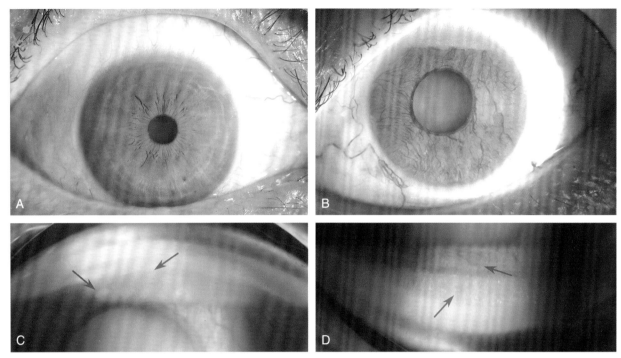

图 6-12-24　新生血管性青光眼和硅油眼继发性青光眼

A:右眼为正常眼;B:左眼新生血管性青光眼,上方见硅油滴;C:下方房角见大量新生血管(红箭头)、房角粘连(蓝箭头);
D:上方房角见大量新生血管(红箭头)和白砂糖样的硅油结晶(蓝箭头)

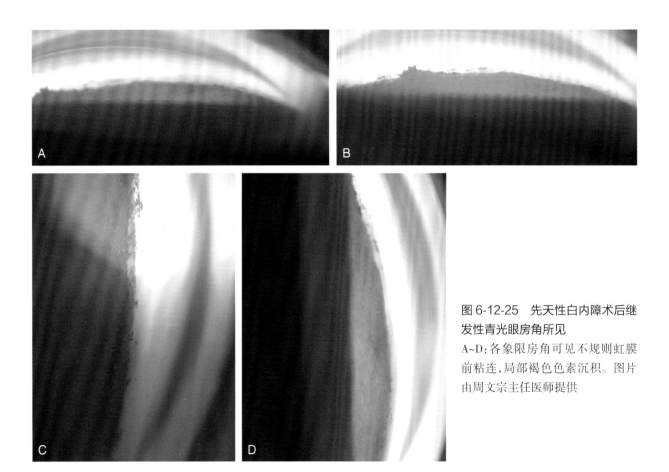

图 6-12-25　先天性白内障术后继发性青光眼房角所见

A~D:各象限房角可见不规则虹膜前粘连,局部褐色色素沉积。图片由周文宗主任医师提供

第十三节　其　他

如图 6-13-1~ 图 6-13-7。

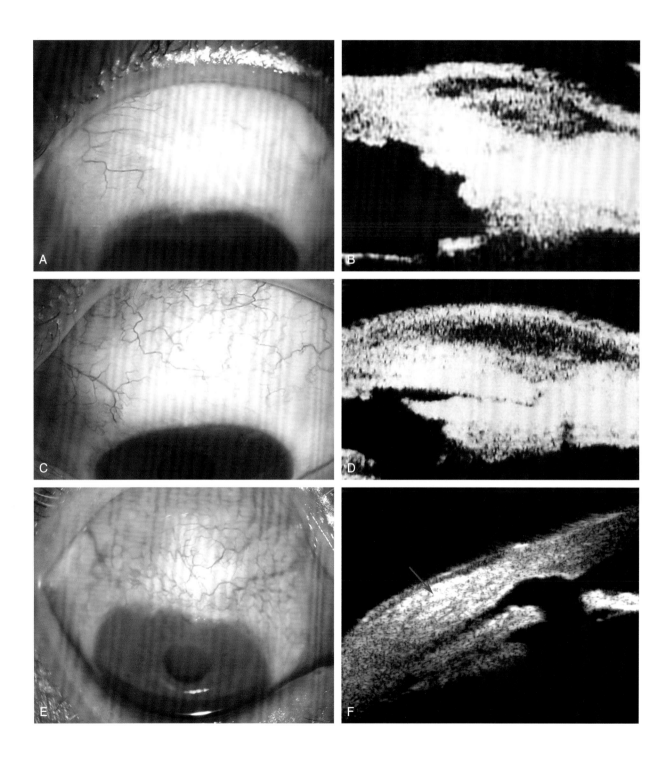

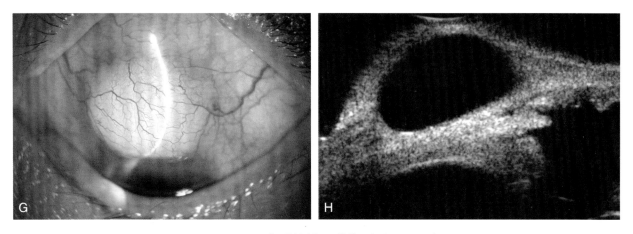

图 6-13-1　不同类型滤过泡眼前节照相和 UBM 表现

A、B：Ⅰ型滤过泡,扁平、局限、有功能滤过泡;C、D：Ⅱ型滤过泡,弥散、扁平、有功能滤过泡;E、F：Ⅲ型滤过泡,瘢痕滤过泡(F,红箭头),无功能滤过泡;G、H：Ⅳ型滤过泡,包裹性囊状泡,无功能滤过泡

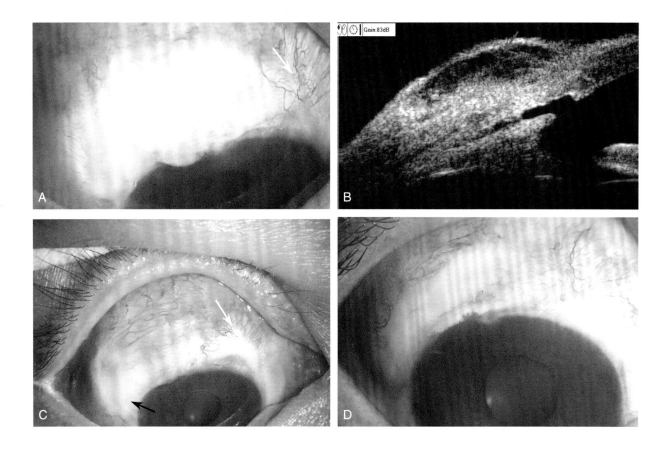

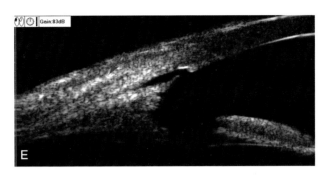

图6-13-2　炎症对滤过泡的影响

A、B:年轻男性POAG患者,第一次小梁切除手术滤过泡瘢痕化(鼻上方白箭头),在颞上方行第二次小梁切除术,由于应用MMC浓度范围大且过高,术后后期形成的滤过泡大且苍白,但前房维持稳定、眼压10~12mmHg、视力无下降,持续1年多。UBM显示有功能的滤过泡(B,红箭头);C:一次感冒后,发现视力下降来诊,检查发现滤过泡无渗漏、无感染征,但角膜雾状水肿,前房轻度炎症反应,考虑病毒感染所致,给予局部全身抗病毒、抗炎治疗好转,但1个月后眼压逐渐升高,滤过泡明显缩小、扁平(C,黑箭头);D、E:2个月后滤过区扁平,滤过泡完全消失(D,对比图A),UBM可见滤过区已是致密的结缔组织,滤过区瘢痕化(E,红箭头,对比图B)

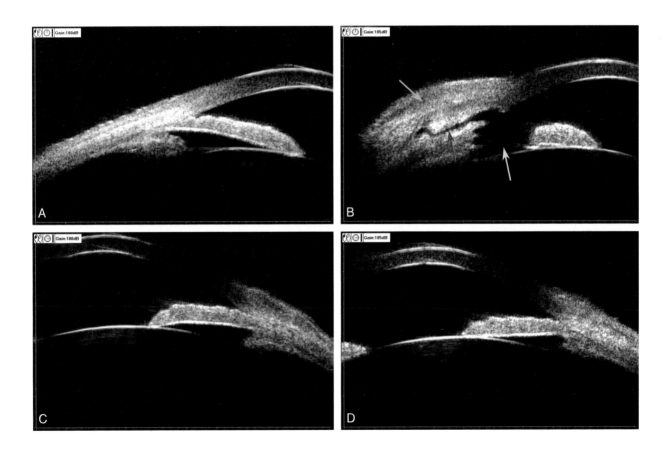

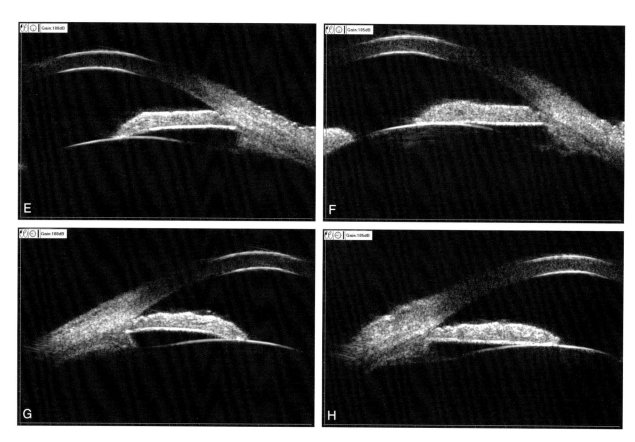

图 6-13-3 小梁切除术前术后房角改变

A、C、E、G:右眼小梁切除术前 12 点钟、3 点钟、6 点钟、9 点钟 UBM 所示房角形态;B、D、F、H:同一只眼小梁切除术后 12 点钟、3 点钟、6 点钟、9 点钟 UBM 所示房角形态,对比术前,前房未见明显变化,B 图绿箭头示意功能的滤过泡,红箭头示意巩膜瓣下滤过通道,黄箭头示意周边虹膜切除口

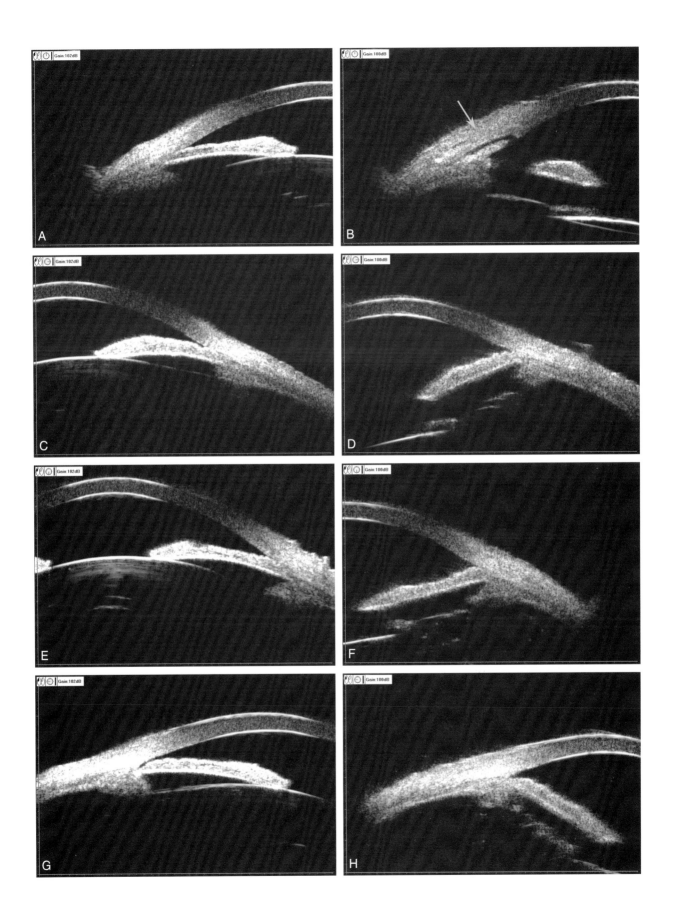

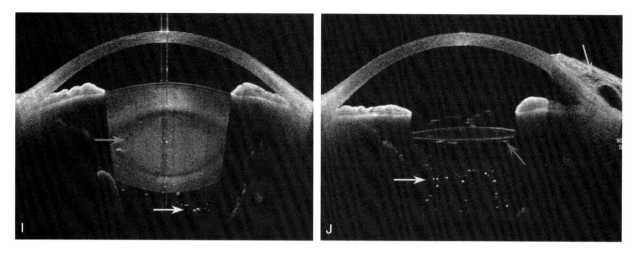

图 6-13-4　小梁切除联合超声乳化白内障摘除＋人工晶状体植入术前术后房角改变典型病例 1

A、C、E、G:右眼小梁切除联合超声乳化白内障摘除＋人工晶状体植入术前 12 点钟、3 点钟、6 点钟、9 点钟 UBM 所示房角形态;B、D、F、H:同一只眼小梁切除术后 12 点钟、3 点钟、6 点钟、9 点钟 UBM 所示房角形态,对比术前,前房明显加深,房角开放,B 图绿箭头示意扁平的滤过泡;I:术前 CASIA2 OCT 所见。蓝箭头示意晶状体,黄箭头示意玻璃体腔混浊回声;J:术后 CASIA2 OCT 所见,可见前房加深,绿箭头示意有疏松组织、有液腔的滤过泡,红箭头示意人工晶状体,黄箭头示意玻璃体混浊回声,裂隙灯下证实为星状玻璃体混浊

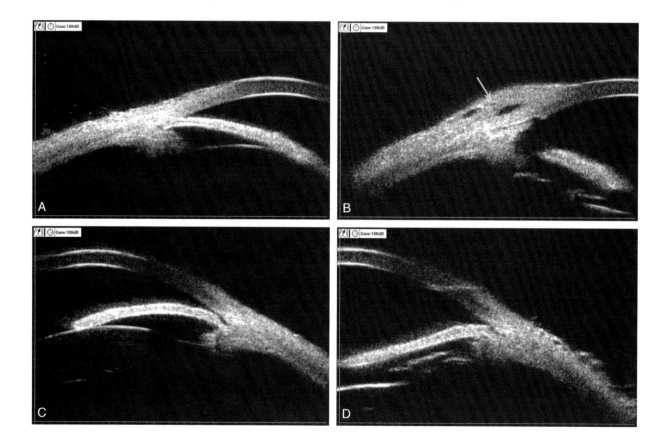

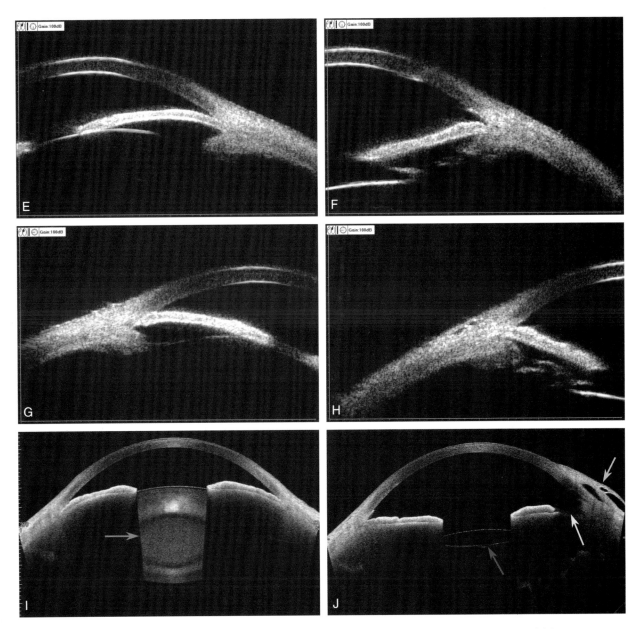

图 6-13-5 小梁切除联合超声乳化白内障摘除 + 人工晶状体植入术前术后房角改变典型病例 2

A、C、E、G：左眼小梁切除联合超声乳化白内障摘除 + 人工晶状体植入术前 12 点钟、3 点钟、6 点钟、9 点钟 UBM 所示房角形态；B、D、F、H：同一只眼小梁切除术后 12 点钟、3 点钟、6 点钟、9 点钟 UBM 所示房角形态，对比术前，前房明显加深，房角开放，B 图绿箭头示意滤过泡；I：术前 CASIA2 OCT 所见。蓝箭头示意晶状体；J：术后 CASIA2 OCT 所见，可见前房加深，绿箭头示意有多个液腔的滤过泡，红箭头示意人工晶状体，黄箭头示意周边虹膜切除口

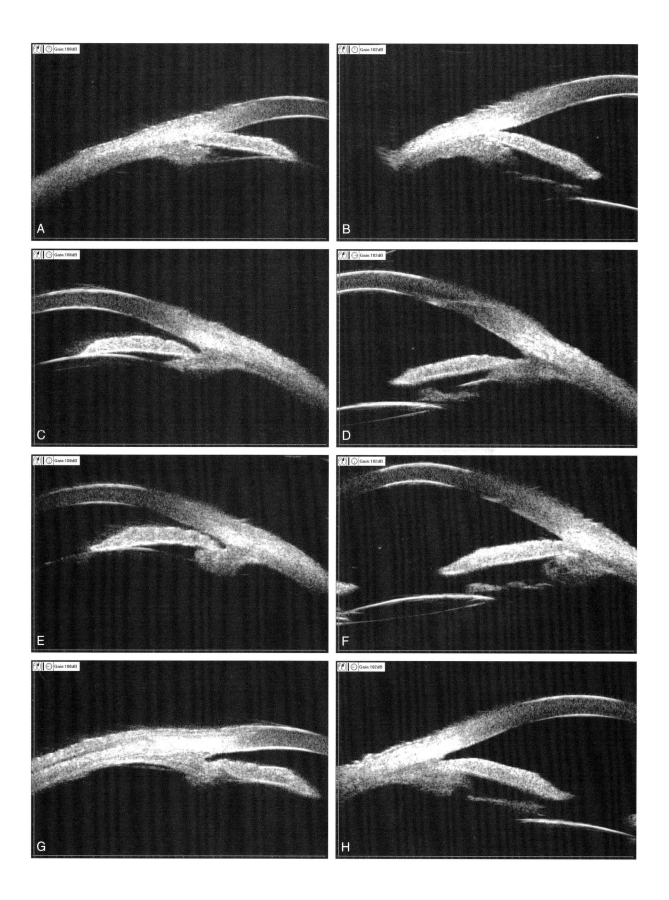

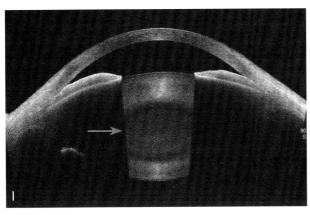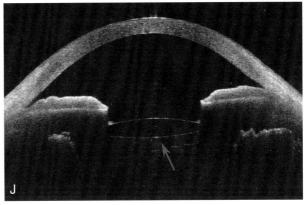

图 6-13-6　单纯超声乳化白内障摘除 + 人工晶状体植入术前术后房角改变

A、C、E、G：左眼超声乳化白内障摘除 + 人工晶状体植入术前 12 点钟、3 点钟、6 点钟、9 点钟 UBM 所示房角形态；B、D、F、H：同一只眼超声乳化白内障摘除 + 人工晶状体植入术后 12 点钟、3 点钟、6 点钟、9 点钟 UBM 所示房角形态，对比术前，前房明显加深，房角开放；I：术前 CASIA2 OCT 所见。蓝箭头示意晶状体；J：术后 CASIA2 OCT 所见，红箭头示意人工晶状体

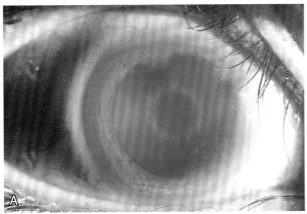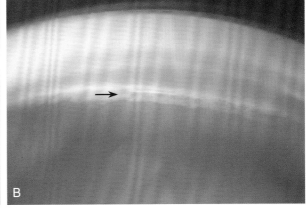

图 6-13-7　肝豆状核变性继发性青光眼

A：患眼（右眼）角膜周边及晶状体表面可见环形棕色 K-F 环；B：房角镜下可见小梁网上覆盖一层灰色物质（黑箭头），仅见发生青光眼的患眼，对侧眼无

参 考 文 献

1. Karbassi M，Raizman MB，Schuman JS. Herpes zoster ophthalmicus. Survey of ophthalmology，1992，36：395-410.

2. Okhravi N，Odufuwa B，McCluskey P，et al. Scleritis. Survey of ophthalmology，2005，50：351-363.

3. Rhee D. J. 青光眼 - 美国威尔斯眼科医院临床眼科图谱与精要 . 上海：上海科学技术出版社，2005：127-131.

4. Howard GM，Hutchinson BT，Frederick AR. Hyphema resulting from blunt ocular trauma：gonioscopic，tonographic，and ophthalmoscopic observations following resolution of hemorrhage. Trans Am Acad Ophthalmol Otolaryngol，1965，69：294-305.

5. David Mooney. Anterior chamber angle tears after non-perforating injury. Br J Ophthalmol，2015，56：418.

6. Weinreb，RN. 儿童青光眼（世界青光眼学会联合会共识系列）. 张秀兰，吴仁毅，译 . 北京：人民卫生出版社，2015：138-176.

7. Hu C，Ye C，Liang YB，et al. Modified canaloplasty in the treatment of neovascular glaucoma coexisting angle-closure.Clin Surg，2017，2：1369.

8. 程欢欢，胡城，孟京亚，等 . 穿透性黏小管成形术治疗原发性闭角型青光眼的初步疗效观察 . 中华眼科杂志，2019，55（6）：448-453.

9. 杜绍林，张秀兰，杨华胜，等 . 颈动脉海绵窦瘘合并原发性急性闭角型青光眼一例 . 中国实用眼科杂志，2006，24（11）：1224-1225

10. Ton Y，Geffen N，Kidron D，et al. CO2 laser-assisted sclerectomy surgery part I：concept and experimental models. J Glaucoma，2012，21（2）：135-140.

11. Ton Y，Geffen N，Kidron D，et al. Performing accurate CO2 laser-assisted sclerectomy surgery. Expert Rev Ophthalmol，2014，10（1）：5-11.

12. Shaarawy T. Glaucoma surgery：Taking the sub-conjunctival route. Glaucoma Surg Update，2015，22（1）：53-58.

13. Wu H，Chen TC.Angle and non-penetrating glaucoma surgery//Feldman RM，Bell NP.Complications of glaucoma surgery：Oxford University Press，2013：21-23.

52检